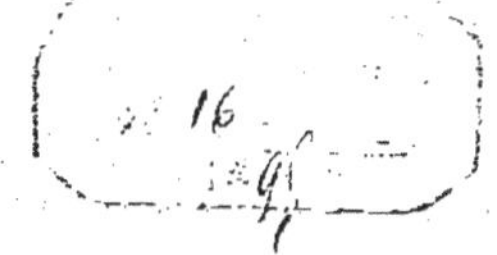

RECHERCHES

SUR

LES LOIS DE LA CIRCULATION PULMONAIRE

SUR

LA FONCTION HÉMODYNAMIQUE DE LA RESPIRATION

ET

L'ASPHYXIE

SUIVIES D'UNE ÉTUDE SUR

LE MAL DE MONTAGNE ET DE BALLON

PAR

Le Dr Léon GERME

Ancien professeur à l'École de Médecine d'Arras.

OUVRAGE ACCOMPAGNÉ DE 13 PLANCHES

ET

PRÉCÉDÉ D'UNE PRÉFACE

PAR

M. le Professeur POTAIN

MEMBRE DE L'INSTITUT

PARIS

G. MASSON, Éditeur

LIBRAIRE DE L'ACADÉMIE DE MÉDECINE

120, Boulevard Saint-Germain

—

1895

LOIS DE LA CIRCULATION PULMONAIRE

FONCTION HÉMODYNAMIQUE DE LA RESPIRATION

ASPHYXIE

MAL DE MONTAGNE ET DE BALLON

RECHERCHES

SUR

LES LOIS DE LA CIRCULATION PULMONAIRE

SUR

LA FONCTION HÉMODYNAMIQUE DE LA RESPIRATION

ET

L'ASPHYXIE

SUIVIES D'UNE ÉTUDE SUR

LE MAL DE MONTAGNE ET DE BALLON

PAR

Le Dr Léon GERME

Ancien professeur à l'École de Médecine d'Arras.

OUVRAGE ACCOMPAGNÉ DE 13 PLANCHES

ET

PRÉCÉDÉ D'UNE PRÉFACE

PAR

M. le Professeur POTAIN

MEMBRE DE L'INSTITUT

PARIS

G. MASSON, Éditeur

LIBRAIRE DE L'ACADÉMIE DE MÉDECINE

120, Boulevard Saint-Germain

1895

PRÉFACE

———

L'association intime de toutes les fonctions et les influences multiples que, par les voies les plus diverses, elles exercent incessamment les unes sur les autres, deviennent en physiologie la source de problèmes singulièrement compliqués et des plus difficiles à résoudre d'une façon complète et définitive.

Ces problèmes pourtant, la médecine ne saurait s'en désintéresser ; leur solution, la plupart du temps, étant indispensable pour édifier une pathogénie rationelle, quand surtout il s'agit des maladies chroniques, dont le cours prolongé permet à ces influences réciproques d'apparaître et de prendre tout leur développement.

La circulation et la respiration, par exemple, sont liées si indissolublement l'une à l'autre, qu'on ne les saurait concevoir isolées. Elles réagissent l'une sur l'autre de mille façons et s'influencent l'une l'autre incessamment. De toutes les grandes fonctions, elles sont aujourd'hui les mieux connues. Et leurs relations néanmoins sont encore environnées de mystères. Car, pour ne parler que des influences que la respiration peut exercer sur les phénomènes circulatoires et ne les considérer qu'au point de vue purement mécanique, on sait notamment que le sang sort du ventricule droit avec une pression qui peut équivaloir à environ 4 à 5 centimètres de mercure. Il arrive dans l'oreillette gauche avec une pression qui normalement ne dépasse guère la pression atmosphérique ou lui est même un peu inférieure, ayant ainsi perdu dans son parcours à travers le poumon une grande partie de sa force propulsive.

Puis, dans quelle mesure peut varier la résistance opposée au cours du sang par les capillaires du poumon? Quelle part, entre autres, revient parmi les causes de ces variations à cette vaso-motricité pulmonaire, que d'instinct nous ne pouvons nous empêcher d'admettre, que les faits pathologiques semblent rendre évidente et que les physiologistes pourtant ont été jusqu'ici dans l'impossibilité de mesurer ni même de démontrer? Quelle influence appartient à l'action mécanique des mouvements respiratoires? De quelle façon ces mouvements, pour produire de telles modifications, agissent-ils ou sur le poumon ou sur le cœur lui-même, ou sur les gros vaisseaux qui en partent et qui s'y rendent?

Voilà autant de questions fatalement liées les unes aux autres. Pour aucune d'elles, nous ne possédons de solution définitive et n'en pourrons sans doute avoir avant que tout le problème ne soit à la fois résolu. Force est donc de procéder par étapes et par analyses partielles, en attendant la synthèse souhaitée qui peut-être est loin de nous.

M. le Dr Germe a voulu, dans cet ouvrage, considérer exclusivement, parmi les influences que la respiration exerce sur les phénomènes circulatoires, celle seulement des mouvements respiratoires sur le passage du sang à travers les vaisseaux du poumon. Cette influence lui est apparue considérable, prédominante même, relativement à toutes les autres. Il s'est attaché à en donner la preuve et à en fournir l'interprétation.

L'ampliation du poumon, même quand on la produit en insufflant, augmente la capacité du réseau capillaire de cet organe: son affaissement par simple rétraction au contraire la diminue. Voilà le point capital des faits exposés par M. Germe. Tout le reste s'en déduit; mais ces déductions sont considérables. Comme du côté de l'oreillette gauche le sang trouve un accès toujours libre, tandis que du côté de l'artère pulmonaire il rencontre la résistance créée par la propulsion ventriculaire ou par la clôture sigmoidienne, les alternatives respiratoires d'expansion et d'affaissement contribuent nécessairement à faire progresser le sang du poumon vers les cavités gauches. Quelle est au juste la mesure de l'accélération ainsi produite? Dans quelle proportion arrive-t-elle à réduire la résistance opposée par les capillaires au passage du sang? M. Germe sans doute ne l'a pas rigoureusement et directement mesuré; ni personne autre, que je sache. En l'absence d'une telle mesure des actions retardantes ou accélératrices dont il s'agit, il s'est efforcé de montrer du moins qu'elles existent et de supputer l'importance qu'elles peuvent avoir à l'aide de considérations indirectes et d'observations ou d'expérimentations diverses et plus ou moins directement afférentes.

De l'idée fondamentale se déduit mainte application des plus intéressante surtout en ce qui concerne l'asphyxie et les conditions diverses où cette perturbation fonctionnelle si grave peut se produire.

Quelle que soit la part exacte que des études ultérieures pourront assigner aux influences mécaniques dans la constitution d'un élément morbide qui se retrouve en tant de circonstances, à M. Germe restera le mérite des efforts qu'il a faits pour les mettre en lumière et du soin qu'il a pris de signaler aux physiologistes la très grande importance de leur étude. Certes la médecine pratique ne se déduit pas directement de la physiologie, mais elle lui doit les plus précieux des éclaircissements dont elle puisse faire usage. Toute conquête nouvelle de sa rivale lui est donc un inestimable bienfait.

C. POTAIN,
Professeur de clinique médicale
à la Faculté de Paris.

Paris, 21 janvier 1895.

INTRODUCTION

Ce travail, ayant été d'abord rédigé pour démontrer comment l'arythmie respiratoire provoque la splénodiastolie, faisait partie d'une étude toujours en voie de préparation sur la physiologie de la rate. En raison de son étendue et de la nouveauté de la plupart des faits que je rapporte, j'ai pensé qu'il devait être séparé de mes études sur la rate et faire l'objet d'une publication spéciale.

Il peut paraître étrange et présomptueux de prétendre apporter des faits nouveaux pour éclairer un sujet tel que la circulation pulmonaire, qui a été tant étudié depuis des siècles par un grand nombre de physiologistes de la plus haute valeur. Cependant, malgré les nombreux travaux qui ont paru sur cette question, je n'hésite pas à affirmer, dès le début de ce travail, que la circulation pulmonaire est loin d'être élucidée ; que ses lois ne sont pas ou mal connues : et que la science moderne est moins avancée sur ce sujet que celle des anciens. Cette opinion sera, j'en suis convaincu, partagée par le lecteur en parcourant la présente étude.

§ I. — *Aperçu historique.*

La découverte de la circulation pulmonaire est généralement attribuée à Servet. Il est certain que ce fait physiologique est clairement signalé dans un passage d'un ouvrage de théologie *Christianismi Restitutio* publié par cet auteur en 1553 et dont

1.

voici le texte : *A dextro ventriculo, longo per pulmones ductu, agitatur sanguis a pulmonibus præparatur, flavus efficitur, et a venâ arteriosâ in arteriam venosam transfunditur. Ille itaque spiritus vitalis (sang artériel) a sinistro cordis ventriculo in arterias totius corporis deinde transfunditur.*

Ce passage, situé dans un travail consacré à des discussions théologiques, constitue-t-il un motif suffisant pour attribuer à Servet la gloire de la découverte de la circulation pulmonaire? D'ailleurs, est-il admissible que si Servet avait été l'auteur d'une découverte aussi importante, il se soit borné à l'exposer rapidement, sans s'en attribuer le mérite, au milieu d'un ouvrage de théologie? Je ne le pense pas. Dans sa philosophie théo-physiologique Servet, voulant prouver que l'âme vient des esprits et ceux-ci du sang, a été amené à parler de la formation du sang et de la circulation. A ce propos il écrit : « Pour que vous ayez, cher lecteur, une explication complète de l'âme et des esprits, je joindrai ici une divine philosophie, que vous entendrez facilement, pour peu que vous vous soyez appliqué à l'anatomie (1). » Ces réflexions, suivies de l'explication de la formation des esprits et de l'exposé de la circulation pulmonaire, indiquent assez qu'il ne va pas émettre une nouvelle théorie de la circulation ayant besoin d'être appuyée par des observations et des expériences. — S'il en était ainsi il ne dirait pas au lecteur que ses explications seront faciles à comprendre pour peu qu'il se soit appliqué à l'anatomie. Aussi, tout en avançant qu'il ne faut pas croire, comme on le dit communément, que le sang passe d'un ventricule à l'autre par leur cloison moyenne, Servet me paraît avoir parlé de la circulation pulmonaire comme d'un fait connu des physiologistes de son temps ; et, il devait l'être, attendu qu'il est signalé dans les œuvres de Galien que Servet, d'après Flourens, copie sans le citer. Aussi, je n'hésite pas à me séparer de l'opinion générale en

---

(1) *Histoire de la découverte de la circulation du sang*, par J. Flourens, p. 140, Paris, 1854.

attribuant à Galien le mérite d'avoir connu ce sujet et d'en avoir parlé d'une façon plus judicieuse que les modernes. Ce qui me détermine à m'exprimer ainsi, ce sont les citations empruntées à Galien par Harvey pour démontrer le passage du sang du ventricule droit dans les poumons, dans les veines pulmonaires et le ventricule gauche.

Dans son ouvrage, page 101 et suiv. (1), Harvey s'exprime ainsi : « Mais puisqu'il y a des gens qui n'admettent que l'autorité des auteurs, disons-leur que les paroles de Galien lui-même confirment cette vérité, à savoir que non seulement le sang peut passer de l'artère pulmonaire dans la veine pulmonaire et de là dans le ventricule gauche et les artères, mais que ce mouvement est dû aux contractions continuelles du cœur et aux mouvements respiratoires des poumons. »

Parlant des valvules sigmoïdes de l'artère pulmonaire qui empêche de revenir au cœur le sang qui a une fois pénétré dans cette artère, il s'écrie : « C'est là un fait bien connu, » et Galien explique ainsi les fonctions et les usages de ces valvules (2) : « Dans tout le corps, dit-il, les artères s'abouchent avec les veines et échangent entre elles l'air et le sang au moyen d'ouvertures invisibles et extrêmement fines. Si le grand orifice de la veine artérieuse eût été toujours également ouvert, et que la nature n'eût pas trouvé un moyen pour le fermer et l'ouvrir tour à tour dans le temps convenable, jamais le sang par les ouvertures invisibles, étroites, n'eût pénétré dans les artères (3) quand le thorax se contracte. Toutes choses n'ont pas la même propension à être attirées ou rejetées par toute espèce de corps. Si une substance légère plus facilement qu'une lourde est attirée par la dilatation des organes et rejetée par leur contraction, ce qui marche dans un conduit large est

(1) *La circulation du sang*, etc., traduction française, par Charles Riche, Paris, 1879.

(2) *De usu part.* lib. vi, cap. x.

(3) Par ce mot *artères*, Galien entend, ainsi qu'on le verra plus bas, parler des veines pulmonaires.

plus facilement renvoyé que ce qui chemine dans un conduit étroit. Quand le thorax se contracte, les artères du poumon à tunique de veine (veines pulmonaires), intérieurement repoussées et refoulées avec force de toutes parts, expriment à l'instant le pneuma qu'elles renferment, et en échange, s'imprègnent par ces étroits conduits de particules de sang, ce qui n'eût pas été possible si le sang eût pu rebrousser chemin par le grand orifice (auriculo-ventriculaire droit) qui existe à cette veine du côté du cœur. Quand le sang est comprimé de toutes parts, trouvant le passage fermé à travers le grand orifice, il pénètre en gouttes fines dans les artères par ces étroits conduits ».

Dans le chapitre qui suit : « Plus le thorax se contracte pour chasser le sang, plus ces membranes (c'est-à-dire les valvules sygmoïdes) en ferment exactement l'entrée et ne laissent rien revenir ». Dans ce même chapitre x il avait dit : « S'il n'y avait pas de valvules il en serait résulté un triple inconvénient. D'abord le sang exécuterait inutilement et sans fin un double voyage ; au moment de la dilatation du poumon, le sang en remplirait toutes les veines, et au moment de la contraction du poumon, il s'opèrerait comme un reflux incessant, ainsi que pour les flots de l'Euripe, reflux donnant au sang un mouvement de va-et-vient qui ne lui est nullement propice. Ce désagrément est peut-être léger en lui-même, mais la gêne qui en résulterait pour l'utilité de la respiration ne serait pas un inconvénient médiocre, etc. ». Un peu plus loin il ajoute : « Un troisième inconvénient eût accompagné le retour en arrière du sang dans l'expiration, si notre créateur n'eût imaginé les épiphyses membraneuses ». D'où il conclut au chapitre xi : « Il y a pour toutes les valvules une utilité commune, qui consiste à s'opposer au retour des matières et pour chacune une utilité spéciale ; les unes font sortir les matières du cœur, de manière qu'elles n'y rentrent pas ; les autres l'y introduisent de façon qu'elles n'en puissent sortir. La nature ne voulait pas imposer au cœur un travail inutile, en le condamnant à envoyer le sang à une partie d'où il était préférable de le tirer, et au contraire à le tirer souvent d'un endroit où il fallait l'envoyer ».

Un peu après il s'exprime ainsi : « Il y a, dit-il, deux vaisseaux qui se rendent au cœur, l'un qui y va et qui a une seule tunique, l'autre qui en sort et qui a une double tunique. Il semblait nécessaire qu'ils eussent un diverticulum commum, soit le ventricule droit. (Galien entend le ventricule droit ; mais pour la même raison, j'entends aussi le ventricule gauche). C'est en ce point qu'ils convergent tous les deux ; par l'un arrive le sang ; par l'autre il s'éloigne ».

Après avoir cité ces extraits de Galien, Harvey les fait suivre, page 104, des réflexions suivantes : « Le même raisonnement que faisait Galien pour le passage du sang de la veine cave dans les poumons à travers le ventricule droit, s'applique aussi avec plus de raison encore, au passage du sang des veines dans les artères à travers le cœur. Les paroles de Galien, ce divin père de la médecine, nous apprennent clairement que le sang passe par les poumons de la veine artérieuse dans les ramuscules de l'artère veineuse, tant par les contractions du cœur que par les mouvements des poumons et du thorax ».

Par la lecture des extraits que je viens de citer il est facile de se convaincre que Galien a connu la circulation pulmonaire et qu'Harvey n'hésite pas à s'appuyer sur son autorité pour soutenir le même fait.

Si j'ai tenu à reproduire en entier ces longs passages, c'est non-seulement pour rétablir une vérité historique, mais surtout pour montrer que Galien, ce médecin si extraordinaire par ses vastes connaissances, a connu aussi les causes de la circulation pulmonaire en l'attribuant aux contractions du cœur et *aux mouvements des poumons et du thorax.* Par cette dernière opinion il a montré plus de sagacité que d'illustres physiologistes modernes.

Vésale n'ignorait pas l'influence des mouvements du poumon sur la circulation pulmonaire. Il passe pour être le premier expérimentateur ayant rappelé à la vie des animaux, dont la poitrine était ouverte, en leur insufflant de l'air dans les poumons. C'est aussi par ce moyen qu'il démontrait à ses élèves les mouvements circulatoires (1).

Harvey expliquait déjà de son temps par l'absence des mouvements du poumon pourquoi on trouve, en ouvrant des cadavres, tant de sang dans le cœur droit et les veines et si peu dans le cœur gauche et les artères : « Cela (2), dit-il, avait fait réfléchir les anciens et leur avait fait croire que pendant la vie, il n'y a que des esprits dans le ventricule gauche. En réalité, cela tient à ce que le sang des veines ne peut passer dans les artères qu'en traversant le cœur et les poumons. Alors, l'animal ayant expiré, et les poumons ayant cessé de se mouvoir, le sang ne peut passer des extrémités de l'artère pulmonaire dans la veine pulmonaire, et de là dans le ventricule gauche du cœur. Nous avons vu qu'il en est de même pour le fœtus, et que le sang ne peut passer par les poumons : car chez le fœtus ces organes sont immobiles et ne peuvent fermer et rouvrir les pores invisibles qui font communiquer la veine et l'artère pulmonaires. De plus, comme le cœur ne cesse de battre après que les poumons ont cessé leurs mouvements, mais qu'il leur survit pendant quelque temps, le ventricule gauche et les artères envoient encore le sang dans toutes les parties du corps et dans les veines; mais ne recevant plus de sang des poumons, elles se vident rapidement. »

Dans la suite, Hocke voulant constater les rapports de la respiration avec la circulation, ouvrit (22 octobre 1664) largement la poitrine et l'abdomen d'un chien. Par l'insufflation pulmonaire il rétablissait les mouvements du cœur et les conserva pendant une heure. En cessant la respiration artificielle, l'animal tombait dans un état de mort apparente, et le sang

(1) Voir Bérard, *Cours de physiologie*, t. III, p. 384.
(2) Loc. cit., p. 116.

stagnait dans les vaisseaux. Il suffisait d'insuffler de nouveau pour ranimer les mouvements du cœur et lui rendre la vie. Ces expériences ont été renouvelées par nombre de physiologistes (1).

Cette influence des mouvements des poumons sur la circulation pulmonaire est un fait qui, pour les anciens, reposait surtout sur ce qui se passe chez le fœtus où cette circulation est très faible, et sur les phénomènes cadavériques de l'asphyxie : congestion des poumons, dilatation des cavités du cœur droit et vacuité du cœur gauche. Ce rôle des poumons, bien qu'il n'ait pas été, du moins que je sache, établi sur des expériences démonstratives, fut accepté par les iatro-mécaniciens avec d'autant plus d'empressement qu'il leur donnait une théorie toute faite de la respiration.

Outre *l'action de la réfrigération du sang par l'air*, déjà admise bien avant Aristote, ils soutinrent que les mouvements respiratoires avaient pour but de faciliter la circulation pulmonaire, en dilatant et en rétrécissant alternativement les filières sans nombre des poumons.

Dans son traité de la respiration (sect. ii, cap. 3, § 1) Swammerdam écrit : « Si la poitrine n'est pas dilatée et les poumons gonflés, ainsi que leurs vaisseaux, par l'air expiré et inspiré, le sang ne peut se mouvoir en eux et à travers eux. »

Sur le même sujet Sénac dit : « Le cœur est une sorte de pendule; il est agité par des oscillations alternatives, l'inspiration ni l'expiration ne suffiraient pas séparément pour soutenir la circulation et pour animer le cœur; c'est en se succédant l'une à l'autre, qu'elles portent le sang dans le ventricule gauche (2). »

Dans sa dix-neuvième lettre sur *la suffocation et la toux*, Morgagni parle de l'arrêt de la circulation pulmonaire consé-

(1) Bérard, loc. cit., p. 382 et suiv.
(2) *Traité de la structure du cœur*, t. ii, liv. iii, chap. 8, p. 238).

cutif à l'interception de la respiration, comme d'une chose connue et admise couramment de son temps (1).

Haller (2), qui résume les travaux de ses prédécesseurs, soutient que pendant l'inspiration le poumon devient plus perméable au sang qui sort du cœur droit. Il attribue ce fait à ce que pendant l'inspiration, une grande quantité d'un élément très léger s'introduisant entre les vaisseaux voisins et autour de la périphérie des vaisseaux, ceux-ci n'ont plus à supporter la pression que les parois thoraciques exerçaient sur eux, ni celle qu'ils exerçaient les uns sur les autres, et que l'air seul pèse sur eux.

Ce rôle des mouvements respiratoires, connu sous l'expression de *théorie mécanique* de la respiration, est exact ainsi que je le démontrerai dans le cours de ce travail. Seulement cette théorie, ne reposant pas sur des faits d'observation et d'expérience qui entraînent forcément la conviction, est restée à l'état d'hypothèse ; de plus, elle est incomplète en ce sens qu'elle ne tient pas compte de l'action de l'air sur le sang des poumons.

Avec Lavoisier 1780-1790 dont les recherches avaient déjà été précédées par celles de Mayow, de Black et de Priestley, la *théorie mécanique* de la respiration fit place à la *théorie chimique*. Les mouvements respiratoires n'ont plus d'autre but que de mettre en contact avec le fluide nourricier, l'air atmosphérique dont l'oxygène se combine avec le carbone et l'hydrogène du sang pour former de l'acide carbonique et de l'eau. La respiration n'est plus autre chose qu'une combustion, et la vie une *fonction chimique*. La plupart des physiologistes et des médecins ne tardèrent pas à accepter avec enthousiasme la théorie de Lavoisier et à rejeter avec dédain celle si ancienne des iatro-mécaniciens. Il en est souvent ainsi dans l'évolution des sciences biologiques : l'adoption d'une vérité

(1) *Recherches sur le siège et les causes des maladies*, t. i, p. 429. Delahays, Paris, 1855.

(2) *Elem. physiol.*, t. III, lib. viii, sect, iv, § 2, p. 245, Lausanne, 1859.

nouvelle marche fréquemment de pair avec une erreur qui consiste à méconnaître les découvertes de nos devanciers. La nouveauté exerce facilement sur beaucoup d'hommes de science, ou soi-disant tels, une action suggestive qui obscurcit l'esprit scientifique.

Les recherches de Lavoisier ne tardèrent pas à servir de base à une autre théorie de l'asphyxie. L'on sait, ainsi que je l'ai dit plus haut, que pour les anciens la cause de la mort par asphyxie est due à l'arrêt du sang dans les poumons. Quant à la cause prochaine de cet arrêt, ils la trouvaient, *pendant l'expiration*, dans les plis des vaisseaux du poumon affaissé.

L'asphyxie qui se produit en état *d'inspiration prolongée* non suivie d'expiration était plus difficile à interpréter. De toutes les explications données aucune n'est acceptable si ce n'est l'immobilité du poumon signalée par Boerhaave. Haller, qui les discute, n'en accepte aucune et en donne une autre qui ne mérite guère d'être citée.

En 1789 Goodwin publia un ouvrage où, tout en reconnaissant que la mort par asphyxie est due à un arrêt de la circulation, il attribue cet arrêt à la cessation des battements du cœur gauche par défaut d'artérialisation du sang. D'après lui, le sang artériel est l'agent qui excite les contractions du cœur gauche ; quand la respiration est suspendue le sang veineux traverse les poumons sans s'artérialiser et arrive au cœur gauche dans un état qui le rend impropre à exciter l'endocarde et à provoquer les contractions auriculo-ventriculaires ; d'où arrêt du cœur.

Dans *ses recherches sur la vie et la mort*, Bichat, séduit par la théorie de Lavoisier, rejette la doctrine des iatro-mécaniciens et attribue la mort par asphyxie à la suspension des phénomènes chimiques de la respiration. Pour lui la mort arrive parce que le sang noir est impropre à entretenir les propriétés des systèmes nerveux et musculaire ; et l'embarras de la circulation pulmonaire n'est que la conséquence du défaut d'oxygénation du sang et d'excitation des cellules pulmonaires par l'air vital.

Le génie de Bichat exerça une telle influence sur ses contemporains et ses successeurs que sa théorie fut généralement adoptée, et que physiologistes et médecins continuent à écrire et à enseigner que, dans l'asphyxie par obstacle aux mouvements respiratoires, la mort et les lésions cadavériques sont dues au défaut d'hématose.

Cependant la théorie de Bichat, étant loin de pouvoir expliquer tous les faits, souleva de temps en temps des objections. Avec elle, comment interpréter la survie des fœtus contenus dans le sein de leurs mères, et celle des fœtus après leur naissance ? Comment expliquer que la survie d'un fœtus qui a déjà respiré est moins longue que celle de celui qui n'a pas encore respiré ? Il est évident que si le défaut d'oxygénation du sang était la cause de la mort prompte que l'on observe dans l'asphyxie, il en serait de même pour les fœtus privés d'air. Comme il en est autrement, et que leur survie ne peut s'expliquer que par la présence du trou de Botal et du canal artériel qui permettent la circulation du sang du cœur droit au cœur gauche sans passer par le poumon, il faut donc en conclure que la cause de la mort, si prompte dans l'asphyxie, est due à l'arrêt de la circulation pulmonaire ainsi que le démontrent les lésions cadavériques.

Les faits que je signale n'ont point échappé aux physiologistes ; quelques-uns, entre autres Philips Kay, ont combattu la théorie de Bichat, sans toutefois la remplacer par une meilleure. Malgré la valeur des objections soulevées contre sa doctrine, elle fait tellement autorité dans la science que ceux mêmes qui en reconnaissent les points faibles finissent par l'accepter.

Actuellement, les questions qui se rattachent à la circulation pulmonaire et à l'asphyxie par obstacle à la respiration sont loin d'être élucidées ; je dirai même que, par suite de la profonde impression que la théorie de Bichat a faite dans le monde savant, leur solution est moins avancée que du temps d'Harvey. Aussi, est-ce le doute et le sentiment de quelque chose d'inconnu que l'on rencontre dans l'esprit des physiologistes à l'égard de ces questions.

Ainsi, Longet, après avoir exposé les opinions émises par divers physiologistes pour expliquer comment la suspension de la respiration cause la congestion des poumons et exprimé des doutes, écrit : « En somme, ce sujet ne saurait être élucidé que par l'étude expérimentale ; sa haute importance pratique le recommande à l'attention des physiologistes (1). »

Beaunis, à propos de l'influence des deux états du poumon, *inspiration* et *expiration*, sur la circulation pulmonaire, dit que cette question a été étudiée expérimentalement par un grand nombre d'auteurs, sans qu'on ait encore pu arriver à des résultats positifs (2).

Marey et Carlet (3), parlant de l'engorgement des capillaires du poumon qui suit l'arrêt de la respiration, citent Haller, Bichat, Magendie, Alison et Reid, sans faire connaître leur opinion. Ils terminent en disant : « Enfin, Milne Edwards croit que les petits vaisseaux du poumon se dilatent sous l'influence des mouvements inspiratoires ; mais il avoue que de nouvelles recherches expérimentales sont nécessaires pour éclairer ce sujet difficile. »

Alfred Luton (4) en traitant de la circulation pulmonaire, dit qu'il est d'observation journalière que l'arrêt des mouvements respiratoires empêche en même temps le passage du sang par les voies pulmonaires. Après avoir exposé l'opinion de quelques auteurs sur les causes de cet embarras, il écrit : « S'il est difficile de conclure sur une matière qui n'est pas encore suffisamment élucidée, une chose reste pourtant acquise et sur laquelle nous avons déjà quelques notions : c'est que la fréquence des obstacles physiologiques ou pathologiques à la

(1) *Traité de physiologie*, t. i, p. 888, Paris 1861.
(2) *Éléments de physiologie humaine*, t. ii, p. 1061, Paris 1881.
(3) *Dʳ ency. des sc. médicales*, ch. circulation, p. 478, Paris 1875.
(4) *Dʳ de médecine pratique*, t. vii, p. 725, Paris 1867.

circulation pulmonaire est une cause énergique de dilatation pour le cœur droit et qu'elle trouve une sorte de compensation dans l'insuffisance, facile à produire, de la valvule tricuspide. »

D'après Luton, J. Wardrop a présenté sur la circulation pulmonaire des considérations très ingénieuses. Suivant cet auteur « l'inspiration provoque un afflux rapide du sang dans le poumon, l'y retient et retarde un instant sa sortie par les veines ; l'expiration au contraire expulse le sang vers les cavités gauches du cœur et accélère son passage dans l'aorte ; le premier temps fait l'office d'une pompe aspirante, et le second celui d'une pompe foulante ».

Je ne sais sur quels faits sont basées les considérations émises par Wardrop, ou si elles ne sont que des vues de l'esprit ; mais, ce que je puis assurer c'est qu'elles sont fondées, et qu'il y a plus de 30 ans que j'ai reconnu qu'il en est ainsi, à la suite de nombreuses expériences de divers ordres.

Au moment de livrer cet ouvrage à l'impression j'ai eu en mains la thèse de d'Arsonval (1). J'en suis d'autant plus heureux que je puis signaler dans cet aperçu historique un travail contenant, sur la circulation pulmonaire, des expériences intéressantes sur lesquelles je reviendrai et bien de nature à faire présager que son auteur serait devenu un habile physiologiste.

§ II. — *Objet et plan de ce travail.*

Lorsque j'ai commencé à le rédiger j'étais loin de penser devoir lui donner autant de développements. C'est en exposant les faits que j'ai découverts depuis longtemps et en y réfléchissant, que j'ai été amené à douter de théories scientifiques admises comme des vérités bien établies, à les examiner, à faire des hypothèses, à vérifier le tout par l'observation et

(1) *Recherches théoriques et expérimentales sur le rôle de l'élasticité du poumon dans les phénomènes de la circulation.* Thèse de Paris 1877.

l'expérience, et finalement à présenter la respiration, l'asphyxie, le mal de montagne et de ballon sous des points de vue nouveaux, qui, malgré la surprise que leur opposition aux idées reçues m'a causée et que le lecteur éprouvera certainement, s'imposent à la conviction par leur évidence.

Ce travail est divisé en neuf chapitres :

Dans le *premier*, pour l'intelligence des faits physiologiques et pathologiques relatifs à la circulation pulmonaire, j'expose quelques considérations anatomiques sur les canaux aérifères et sanguins du poumon ; sur la disposition et les communications de l'artère pulmonaire avec le cœur droit et les veines caves ; sur celle des veines pulmonaires, de l'oreillette et de l'orifice auriculo-ventriculaire gauches et enfin sur l'abouchement de ces veines avec cette oreillette. Ces dernières dispositions anatomiques sont tout à fait intéressantes à constater par le mode de préparation que je signale.

Le *deuxième* a pour objet de donner les moyens de s'assurer, par la percussion, de la situation des cavités cardiaques par rapport aux parois thoraciques, de leurs dimensions et des variations qu'elles peuvent subir.

Après quelques considérations sur le plessimétrisme, sur sa haute importance comme mode d'exploration des viscères et comme moyen de diagnostic, et le récit des expériences publiques que j'ai faites sur le cadavre en 1863 dans plusieurs hôpitaux de Paris, je traite des plessimètres et je fais la description d'un instrument qui permet d'arriver plus facilement à une précision mathématique et que j'appelle *plesselimite*.

J'établis ensuite les rapports que les limites du cœur, de ses cavités et des gros vaisseaux affectent avec les parois du thorax, et je trace les règles à suivre pour trouver la place du cœur, limiter exactement ses cavités, juger de leur changement de volume ; j'en fais autant pour la crosse de l'aorte et la veine cave supérieure.

Dans le *troisième* je compare, au point de vue des analogies, des différences, et des suppléances corrélatives, le rôle joué

par les conduits aérifères du poumon et celui des canaux
sanguins, et je signale le contraste qui existe entre la circulation de l'artère et celle des veines pulmonaires.

Ce chapitre contient l'exposé des lois de la circulation pulmonaire.

Le *quatrième*, très important et très étendu, renferme la
démonstration de ces lois et de leur subordination aux mouvements des poumons.

D'abord, j'y expose dans un premier article les faits plessimétriques qui m'ont conduit à la découverte de ces lois ; je
montre quelle est l'influence de la course sur le volume des
cavités cardiaques et sur les battements du cœur ; celles de la
suspension de la respiration, des inspirations profondes, des
expirations prolongées, de l'effort, de l'arythmie respiratoire,
etc. sur le même viscère ; j'interprète tous ces phénomènes et
explique l'action des mouvements respiratoires sur la circulation générale.

Le deuxième article est consacré au récit d'une curieuse
observation de rétrécissement mitral confirmant les lois de la
circulation pulmonaire par l'exactitude du diagnostic porté
pendant la vie, grâce à leur application.

Le troisième est un récit d'expériences pratiquées sur le
cadavre dans le but de démontrer l'action de la respiration artificielle par *aspiration* sur la circulation du poumon.

Le quatrième relate des expériences faites dans le même but
avec des poumons séparés du corps et contenus dans une
cloche pneumatique à trois tubulures dont l'une contient la trachée et les deux autres des tubes reliés, l'un à l'artère pulmonaire, l'autre aux veines. Cette cloche communique avec une
soufflerie au moyen de laquelle on peut, en aspirant ou en y
foulant de l'air, imprimer au poumon des mouvements de dilatation et de resserrement et juger leurs effets sur la circulation
pulmonaire.

Dans le cinquième je rapporte des expériences prouvant
l'action de la respiration artificielle par *insufflation* sur la

petite circulation, et j'explique cette action en démontrant que l'insufflation du poumon provoque une dilatation des vaisseaux pulmonaires suivie de l'aspiration du sang dans ces canaux.

Dans l'article sixième les lois de la circulation du sang dans les poumons sont démontrées par la circulation fœtale, par les lésions cadavériques des asphyxiés, par la submersion expérimentale et par les expériences sur les animaux.

Enfin, le septième est destiné à confirmer les mêmes lois par les diverses influences que les mouvements respiratoires exercent sur le pouls.

Au *cinquième* chapitre j'expose une nouvelle théorie de la respiration, c'est-à-dire qu'outre l'hématose, je démontre que cette fonction a un rôle hémodynamique tellement prédominant que la circulation ne tarde pas à s'arrêter lorsque les mouvements respiratoires sont suspendus ou grandement entravés. Ce rôle hémodynamique consiste dans l'*hémospasie* thoraco-pulmonaire et dans l'*hémopulsion* pneumo-thoracique.

Je fais voir que cette fonction hémodynamique de la respiration prime celles de l'hématose et du cœur, et qu'elle est la plus importante de toutes celles de l'économie.

J'y démontre aussi que le besoin de respirer est le cri du centre respiratoire qui a soif de sang et non d'oxygène, et que ce centre est une sentinelle vigilante chargée d'assurer la circulation par les mouvements respiratoires.

Enfin je termine par la fonction aérodynamique de la respiration en étudiant surtout le rôle physique de la circulation de l'air dans les poumons.

Les thèses que je soutiens dans ce chapitre sont tellement en opposition avec les idées reçues que j'ai dû, pour porter la conviction dans les esprits, les appuyer sur des expériences et des faits nombreux et intéressants : aussi je le recommande à l'attention du lecteur.

Le *sixième* traite de l'asphyxie telle qu'elle a été considérée jusqu'à ce jour d'après les divers rôles successivement attribués à la respiration par les physiologistes. Dans un premier

article j'énumère les divers modes d'asphyxie par *aérostasie* ;
je rappelle ses principaux phénomènes morbides chez l'homme ;
je signale ceux observés chez les animaux à double circulation
asphyxiés expérimentalement, et je relate les lésions cadavériques constatées chez les uns et les autres.

Dans le second je fais l'examen critique des diverses
théories de l'asphyxie ; je montre que celle des iatro-mécaniciens repose sur des faits d'anatomie et de physiologie pathologiques incontestables, et qu'elle n'a péché que par l'insuffisance et l'inanité des interprétations sur lesquelles elle a été
édifiée.

Vient la théorie de Goodwin qui, après avoir joui d'un court
moment de faveur, a été avec raison totalement abandonnée.

J'examine ensuite celle de Bichat qui règne encore aujour-
d'hui dans les écoles. En raison de sa vitalité qui ne repose
que sur l'autorité que le nom de son auteur a laissé dans la
science, je la soumets à une critique approfondie.

Je démontre que Bichat se trompe en n'admettant pas, dans
l'asphyxie, l'existence d'un obstacle mécanique réel à la circulation pulmonaire ; qu'il a tort de soutenir que l'arrêt du
cœur et les autres phénomènes de l'asphyxie sont dus à l'interruption des phénomènes chimiques du poumon ; et que pour
soutenir sa théorie il commet des erreurs, se livre à des contradictions et éprouve des embarras qu'il est forcé d'avouer en
présence de l'évidence des faits.

Enfin je prouve que la mort, qui se produit en moyenne après
4 minutes chez les animaux à double circulation complètement
aérostasiés, est due à un arrêt de la circulation pulmonaire et
non à un défaut d'hématose, attendu qu'il est possible d'entretenir la vie avec du sang veineux pendant un temps beaucoup
plus long, une demi-heure et plus, et même de ranimer avec
du sang noir les animaux asphyxiés. ainsi que je le démontre
par une expérience remarquable.

Dans le *septième* j'étudie l'asphyxie en la considérant comme
étant l'expression d'obstacles à la fonction hémodynamique des

mouvements respiratoires et à l'accomplissement des lois de la circulation pulmonaire. Ainsi considérée, l'asphyxie, bien qu'aboutissant à un phénomène morbide constant, *l'absence de pouls*, n'en a pas moins des modes d'origine divers dont l'interprétation est subordonnée, non à une théorie, mais à plusieurs : d'où le titre de ce chapitre.

Il est divisé en trois articles dont le premier comprend l'étude des causes qui provoquent l'asphyxie en entravant l'hémospasie thoraco-pulmonaire et a pour titre : *Asphyxie par anhémospasie thoraco-pulmonaire.*

Le deuxième a pour objet l'asphyxie telle qu'on l'entend généralement, c'est-à-dire celle due à un obstacle à l'entrée de l'air dans les poumons. En raison du siège de l'obstacle circulatoire dans les capillaires du champ respiratoire et de sa cause due à la raréfaction de l'air contenu dans les conduits aérifères, je la qualifie : *Asphyxie par hémostase pulmonaire due à une hyperhémospasie provoquée par l'aérohypotasie des conduits aérifères.*

Dans le troisième qui a pour titre : *Asphyxie par anémopulsion pneumo-cardiaque*, j'étudie les obstacles qui s'opposent à la propulsion, dans le ventricule gauche et l'aorte, du sang contenu dans les veines pulmonaires ou sortant de ces vaisseaux.

Le *huitième* chapitre consacré à l'étude du *mal de montagne* est divisé en deux articles. Dans le premier, après avoir jeté un coup d'œil historique sur les principaux ascensionnistes, je décris les symptômes qui constituent le mal de montagne ; je passe en revue les diverses interprétations émises pour l'expliquer, notamment la théorie de Jourdanet et Paul Bert ; je démontre et réfute les erreurs funestes de ce physiologiste ; j'explique les symptômes éprouvés par les ascensionnistes et fais voir leur analogie avec ceux observés dans l'épidiaphratopie.

Le deuxième contient l'exposé et les modes d'action des causes du mal de montagne ainsi que l'explication de sa con-

2.

tingence. On y voit que l'abaissement de la pression atmosphérique agit sur l'organisme de plusieurs façons : d'abord en
causant directement de l'hyphémie cérébrale ; ensuite en provoquant une expansion gazeuse abdominale suivie de thoracosténosie et d'anhémospasie; enfin en déterminant un ralentissement de la circulation veineuse.

Outre les effets de la décompression de l'air j'étudie ceux des
efforts ascensionnels et sur place, et du froid. Je finis en expliquant la contingence du mal de montagne et en montrant que
cette contingence confirme ma théorie de l'expansion gazeuse
abdominale.

Le *neuvième* et dernier chapitre traite du *mal de ballon*.
Après avoir relaté quelques-unes des hautes ascensions en
ballon les plus marquantes et raconté la catastrophe du *Zénith*,
je décris les symptômes du mal de ballon ainsi que les causes
de ses phénomènes morbides et de la mort de Crocé-Spinelli et
Sivel; je démontre l'inanité décevante de l'oxygène conseillé
par Paul Bert contre le mal de ballon et de montagne, et j'indique les conditions que doivent remplir les aéronautes et les
ascensionnistes pour prévenir autant que possible le mal
auquel ils s'exposent.

Parmi les recherches que je publie aujourd'hui plusieurs
datent de plus de trente ans ; elles ont été faites en 1859, 1860,
1861 et 1862. Depuis, je les ai bien méditées et souvent contrô-
lées tout en les utilisant par d'heureuses applications dans
nombre de maladies.

Ces recherches m'ont inspiré, sous bien des rapports, des
doutes à éclaircir et suggéré des hypothèses à vérifier; ce qui
entraînait de nouvelles observations et de nouvelles expériences nécessitant une suite de travaux, que je n'ai pu exécuter
aussi tôt que je l'aurais voulu, en raison des exigences du pro-
fessorat et des labeurs d'une grande clientèle. D'autre part,
comme il s'agit de questions physiologiques importantes et
difficiles, sur lesquelles on a beaucoup erré et que j'espère

résoudre conformément à la réalité, je n'étais pas fâché de les étudier longtemps et d'en mûrir longuement les solutions : c'est dire que ce travail qui n'a rien de hâtif est l'œuvre du temps.

Je me suis efforcé, dans mes recherches, de me conformer aux règles de la méthode expérimentale tout en n'ignorant pas que le précepte est plus facile à formuler qu'à suivre. Bien que je n'admette, dans les sciences, d'autre autorité que le *contrôle de l'expérience* je me suis cependant attaché à connaître — du mieux qu'il m'a été possible vu l'étendue de la littérature médicale — ce qui a été fait et dit sur le sujet qui m'occupe, sous la réserve de ne rien accepter qu'à la lumière de la critique expérimentale, et sans perdre de vue ce précepte de Roger Bacon : « L'autorité n'a de valeur que si l'on en rend compte, *non sapit nisi datur ejus ratio.* »

Interrogée et consultée avec un esprit scientifique, la tradition médicale tient en réserve nombre de faits et de théories au milieu desquels on peut avantageusement puiser. Malheureusement ce dépôt reste fermé pour la plupart des médecins. On écoute et on étudie les auteurs contemporains avec cette illusion que la science est née d'hier et qu'elle se développe progressivement comme nos connaissances personnelles. Quant au passé, ou on ne s'en occupe pas, ou on le dédaigne comme entaché d'erreurs. Et, chose singulière, ce dédain, loin d'être inspiré par un manque de respect et de confiance à l'égard de l'autorité des savants, est la conséquence d'une soumission aveugle à leur doctrine. Seulement, cette soumission va aux vivants et l'oubli reste aux morts !

Cette manière d'agir est funeste à l'avancement des sciences attendu qu'elle fait accepter comme vraies des théories fausses émises par des contemporains, et reléguer au nombre des erreurs les théories vraies de leurs devanciers. Aussi, quand on jette un coup d'œil sur l'évolution des sciences médicales on ne peut faire sans constater avec tristesse qu'elles sont, par la faute de quelques savants, un mélange d'erreurs, d'incertitudes et de vérités.

Comme preuve du fondement de ces réflexions je dirai que, d'après les extraits précités empruntés à Harvey, il est certain que Galien a connu la circulation pulmonaire et l'influence des mouvements respiratoires sur cette circulation, sans fournir la preuve de ses énonciations. L'autorité de ce médecin a régné dans les écoles pendant des siècles; les iatro-mécaniciens ont accepté sa théorie des mouvements respiratoires sur la circulation pulmonaire, et ils ont attribué, avec raison, l'asphyxie à l'arrêt de cette circulation, sans toutefois pouvoir expliquer facilement cet arrêt.

Arrive Lavoisier qui donne une nouvelle théorie de la respiration : puis Bichat qui s'en empare et imagine une nouvelle théorie de l'asphyxie qui, bien que complètement fausse, a supplanté celle des iatro-mécaniciens pour régner, presque sans conteste, jusqu'à ce jour dans la science.

Vient ensuite Paul Bert qui, à propos du mal de montagne et de ballon, considère la théorie de l'action physique de la décompression de l'air comme une puérilité et lui oppose celle de l'*anoxhémie*.

Cette dernière, bien qu'étant aussi, considérée comme cause du mal de montagne et de ballon, complètement fausse, et bien qu'elle ait causé indirectement la mort de Crocé-Spinelli et de Sivel, n'en a pas moins été acceptée avec enthousiasme et présentée comme une des belles découvertes des temps modernes.

Si nous nous reportons à la fin du siècle dernier et au commencement de celui-ci, qu'observons-nous en physiologie? Nous voyons, par suite des exagérations des iatro-mécaniciens et sous l'influence des travaux de Bichat, les physiologistes soutenir que chez les êtres animés les phénomènes physiques sont en opposition constante avec ceux de la vie. Dans les ouvrages de physiologie parus dans le premier tiers de ce siècle et même après, il est toujours question de cette lutte ridicule entre les forces physiques et la force vitale. L'un d'eux, Richerand, écrit au début de sa préface (1) : *où le physicien s'arrête, là le médecin commence.* Outre cette sentence vaine empruntée à Aristote on lit dans ses prolégomènes, p. 102 : « La force vitale soutient une lutte perpétuelle avec les forces auxquelles obéissent les corps inanimés. Les lois de la nature individuelle sont, comme le disait l'antiquité, dans une lutte constante avec celles de la nature universelle ; et la vie, qui n'est que ce combat prolongé tout entier à l'avantage des forces vitales dans l'état de santé mais dont l'issue est souvent incertaine dans la maladie, cesse à l'instant où les corps qui en ont joui rentrent dans la classe des corps inorganiques ».

Aujourd'hui un tel langage nous fait sourire, et cependant il est écrit dans les livres de physiologie qui se trouvaient encore entre les mains des étudiants en médecine il y a moins de cinquante ans. Heureusement que des physiologistes comme W. F. Edwards, Magendie, Cl. Bernard, Chauveau et surtout Marey, pour ne citer que ceux-là, sont venus restaurer l'étude des phénomènes physiques dans celle des phénomènes de la vie.

Ces quelques remarques qu'il serait facile d'étendre suffisent pour faire voir les reculs que nos connaissances ont subis en physiologie et par suite en médecine, et montrer combien l'esprit scientifique est nécessaire aux médecins pour les mettre à l'abri de ces défaillances intellectuelles qui, tout en leur faisant abandonner des vérités pour accepter en place des erreurs, nuisent gravement au développement de la science et à son autorité, qui ne s'impose qu'autant que, dans l'ordre de choses qu'elle représente, elle est et reste un tableau fidèle des faits et de leurs rapports.

En rédigeant ce que j'appellerai la partie physiologique de ces recherches, j'avais l'intention bien arrêtée d'en consacrer une autre à l'étude de leurs applications pathologiques. Ce sujet est d'autant plus tentant qu'il est fécond en résultats

(1) *Nouveaux éléments de physiologie*, 10ᵉ édition, Paris, 1835.

pratiques. Seulement j'ai dû renoncer à ce projet qui aurait retardé la publication de ce travail, avec l'espérance que beaucoup de ces applications, qui découlent forcément des données physiologiques émises, seront faites facilement par les médecins.

Je me suis borné à signaler dans le cours de cet ouvrage le puissant parti que l'on peut tirer de la plessimétrie appliquée au diagnostic de la tuberculose commençante des poumons, et les résultats que l'on peut obtenir par ce mode d'exploration associé aux lois de la circulation pulmonaire dans le diagnostic des maladies du cœur. J'ai aussi, à propos de l'assassinat du président Carnot, montré les avantages que la plessimétrie et le rôle hémospasique de la respiration peuvent fournir dans le diagnostic et le traitement des blessures des gros troncs veineux abdominaux ; enfin je termine par l'application de ces recherches au mal de montagne et de ballon.

Je ne sais quel sera l'accueil réservé à ce travail ; mais je puis assurer que c'est une œuvre qui a exigé nombre de recherches, de méditations, d'observations et d'expériences dirigées par un amour ardent de la vérité ; aussi, c'est avec une certaine confiance que je le soumets au jugement des physiologistes.

Arras, 20 août 1894.

L. G.

CHAPITRE I.

CONSIDÉRATIONS ANATOMIQUES SUR LES CANAUX AÉRIFÈRES ET
SANGUINS DES POUMONS, ET SUR LES CAVITÉS CARDIAQUES
AVEC LESQUELLES LES VAISSEAUX PULMONAIRES SONT EN
COMMUNICATION.

Pour bien comprendre les lois de la circulation pulmonaire
il me paraît nécessaire d'arrêter l'attention du lecteur sur la
disposition des canaux qui sillonnent les poumons, et sur celle
des cavités cardiaques considérées dans leurs communications
avec les vaisseaux pulmonaires.

Parmi ces canaux, les uns servent à la circulation de l'air,
d'où le nom de canaux ou conduits aérifères ; les autres, à la
circulation du sang, d'où la dénomination de canaux sanguins
divisés en artère et en veines pulmonaires.

§ I. — *Conduits aérifères.*

Les conduits aérifères qui sillonnent les poumons sont
connus sous les noms de *bronches* et de *divisions bronchiques*.
A leur entrée dans les poumons les bronches se divisent en
autant de branches qu'il y a de lobes, c'est-à-dire trois pour
le poumon droit et deux pour le gauche. Ces branches principales donnent naissance à des divisions bronchiques secondaires : celles-ci à des divisions de troisième et successivement
de quatrième, cinquième et sixième ordre. Le mode des
divisions bronchiques varie selon qu'on l'observe dans le

voisinage de la racine des poumons ou vers les lobules. A la racine la ramescence se fait d'une façon irrégulière, tantôt à angle droit, tantôt par bifurcation ; de plus, d'une bronche principale se détachent à la fois des bronches secondaires et des bronches de troisième et quatrième ordre. Il en est de même pour les divisions qui naissent des bronches secondaires et de celles qui leur succèdent. A mesure que les divisions bronchiques avancent vers les lobules, elles affectent de plus en plus la forme dichotomique.

Le calibre de ces divisions diminue graduellement ; toutefois les dernières conservent en moyenne, à leur entrée dans les lobules, un diamètre de 1 millimètre.

Les ramuscules bronchiques qui pénètrent dans chaque lobule prennent le nom de *bronches lobulaires* ou *bronchioles*. Chaque bronche lobulaire présente une partie libre qui concourt à former le pédicule du lobule ou *bronche sus-lobulaire*; l'autre partie qui pénètre dans l'intérieur du lobule est appelée *bronche intra-lobulaire*.

La bronche *intra-lobulaire* suit l'axe du lobule en fournissant sur son pourtour, à angles plus ou moins ouverts, un certain nombre de rameaux très courts et se termine par bifurcation en donnant naissance à deux ou trois rameaux analogues aux précédents. A chacun de ces rameaux désignés sous le nom de *bronchioles terminales*, fait suite, peu après leur détachement de la bronche *intra-lobulaire*, un conduit à parois très minces avec bosselures à saillies extérieures appelé *conduit alvéolaire*.

Dans chaque lobule on compte environ 10 à 14 de ces *conduits* que l'on a appelés aussi *segments lobulaires, lobulettes, acini pulmonaires* ou *lobules primitifs*. Leur volume varie, chez l'adulte entre 1 et 2 millimètres cubes. Ils ont une forme ovoïde ou conoïde qui permet de leur considérer une base, et un sommet présentant une ouverture circulaire par laquelle ils communiquent avec les bronchioles terminales. Les lobules primitifs présentent une surface externe bosselée par laquelle ils adhèrent intimement avec leurs voisins. Sur leur surface interne s'élèvent des cloisons qui, par l'union de leurs bords, circonscrivent de petites cavités répondant aux petits renflements externes rappelant en partie les alvéoles d'une ruche d'abeilles. Ces cloisons, qui constituent un artifice de structure destiné à développer l'étendue de la surface respiratoire, n'arrivent pas jusqu'au centre des lobules primitifs ; elles limitent des *alvéoles* ou *vésicules respiratoires* représentant des prismes de quatre à cinq pans ; leur diamètre est chez l'adulte d'un quart de millimètre, et leur nombre varie de douze à quinze dans chaque lobule primitif. Indépendants les uns des autres, les alvéoles ne communiquent entre eux que par le centre du lobule dans lequel ils s'ouvrent.

Les parois des lobules primitifs sont formées par une mince couche de tissu conjonctif hyalin lequel se trouve soutenu par un mince réseau de fibres élastiques abondantes. Leur face interne est tapissée par des cellules épithéliales ayant la forme de plaques minces dépourvues de noyaux, connues sous le nom d'*épithélium respiratoire* qui fait suite, sans transition brusque, aux cellules cubiques et aux vibratiles qui tapissent les bronchioles à leur origine.

§ II. — *Artère pulmonaire.*

L'artère pulmonaire se divise en deux branches qui se dirigent, l'une vers le poumon droit et l'autre vers le gauche. Arrivée à la racine des poumons, chaque branche se partage, comme les bronches, en branches secondaires dont une pour chaque lobe. En pénétrant dans les poumons ces branches suivent un mode de division et de distribution identique à celui des divisions bronchiques, de sorte que les unes et les autres, divisions artérielles et divisions bronchiques, restent toujours accolées. « Ce rapport intime, écrit Sappey, des canaux qui apportent l'air avec les canaux qui apportent le sang mérite d'autant plus de fixer l'attention qu'il est constant, invariable,

non seulement chez l'homme mais chez tous les mammifères (1). »

Les divisions de l'artère pulmonaire cheminent le long des
divisions bronchiques sans leur fournir aucun ramuscule. Par-
venues aux lobules, elles prennent le nom d'*artères lobulaires*.
Chaque lobule a son artère qui se comporte exactement, au
point de vue de la direction et des divisions, comme la bronche
intra-lobulaire.

Arrivée aux dernières divisions bronchiques, chaque branche
de l'artère lobulaire se divise en autant de ramuscules qu'il y a
de lobules primitifs faisant suite à celles-ci.

« Chacun de ces ramuscules terminaux se ramifie sur la
périphérie du lobule correspondant et le couvre d'un réseau
dont les mailles irrégulières encadrent la base des alvéoles.
Les mailles de ce réseau périphérique communiquent avec celles
des réseaux voisins et, par l'intermédiaire de ces derniers, avec
tous les autres.

Du réseau périphérique des lobules primitifs émanent des
artérioles qui se répandent en grand nombre sur les parois des
alvéoles et qui se divisent, se subdivisent, s'anastomosent pour
former un second réseau extrêmement délié. C'est dans ce
réseau capillaire que s'accomplit le phénomène de l'hématose ;
c'est de ce réseau aussi que naissent les premières radicules
des veines pulmonaires (2) », (Sappey).

Suivant d'autres anatomistes l'artère pulmonaire fournit
aussi des rameaux aux bronchioles et même à la plèvre.

§ III. — *Veines pulmonaires.*

Les veines pulmonaires ont une double origine, elles naissent : 1º des divisions bronchiques succédant à celles du troisième ou du quatrième ordre ; 2º des lobules.

---

(1) *Traité d'anatomie* t. iv, p. 471, Paris, 1877.
(2) Loc. cit., p. 486.

Les veinules qui sortent des parois des dernières divisions bronchiques ont été bien étudiées par Le Fort qui les a désignées sous le nom *broncho-pulmonaires*. Elles se réunissent à celles qui, émanant des lobules environnants, constituent les premières radicules des veines pulmonaires. Ces veinules broncho-pulmonaires communiquent par de nombreuses anastomoses avec la veine bronchique.

Les veinules lobulaires viennent de la bronche intra-lobulaire, de ses divisions et des lobules primitifs, par des radicules qui s'unissent entre elles.

Les radicules des lobules prennent naissance dans le réseau capillaire des alvéoles, cheminent dans les cloisons interalvéolaires et dans les angles formés par la réunion de ces cloisons, en se dirigeant vers la périphérie des lobules primitifs où elles s'unissent à celles des lobules voisins pour former des ramuscules qui émergent sur les facettes des lobules-pulmonaires. En sortant de ces lobules, les veinules correspondantes s'anastomosent entre elles, forment un petit tronc qui suit les espaces interlobulaires et va s'ouvrir dans une branche plus volumineuse des veines pulmonaires.

Ces veinules proviennent de la moitié du lobule opposé au pédicule. Il en est d'autres qui naissent de la moitié qui lui est adhérente. Celles-ci convergent vers le pédicule en formant un rameau qui tantôt se joint à l'artère pour renforcer le pédicule, ou s'en écarte pour s'ouvrir dans un rameau voisin.

En résumé, ces diverses radicules se fusionnent pour former des ramuscules, ceux-ci des rameaux qui à leur tour forment des branches de plus en plus volumineuses, lesquelles se réunissent vers la racine de chaque poumon pour constituer les deux veines pulmonaires qui s'abouchent dans l'oreillette gauche.

Les rameaux et les branches de divers ordres qui concourent à former ces vaisseaux cheminent dans le poumon, ou en s'accolant aux divisions bronchiques sur un côté opposé à l'artère, ou en passant entre elles sans y adhérer, ou, ce qui est le cas le plus fréquent, en suivant un trajet indépendant dans lequel elles ne sont en contact qu'avec des lobules.

A propos de la distribution des canaux aérifères des lobules pulmonaires et de leurs canaux sanguins, Sappey a fait la remarque suivante : « Les cavités aérifères des lobules restent indépendantes les unes des autres et indépendantes aussi de celles des lobules voisins. — Les divisions terminales de l'artère pulmonaire, en s'anastomosant, unissent entre elles toutes les parties d'un même lobule, mais restent indépendantes aussi des lobules voisins. — Les veines pulmonaires sur la périphérie des lobules s'unissent les unes aux autres et ne forment en réalité qu'un seul grand réseau embrassant le poumon tout entier (1) ».

Une autre remarque qui a aussi son importance, c'est que le calibre de l'ensemble des veines pulmonaires est au-dessous de celui de l'arbre artériel ce qui occasionnerait une circulation plus rapide dans les veines.

Je ne parlerai des artères bronchiques que pour rappeler qu'elles suivent, par leurs branches, leurs rameaux et ramuscules, toutes les divisions bronchiques dont elles sont les artères nourricières et qu'elles s'étendent jusqu'aux lobules où elles se terminent.

Les capillaires qui font suite aux ramifications qui se rendent dans les parois des petites divisions bronchiques, s'ouvrent dans des veinules qui font partie des origines des veines pulmonaires. Il en résulte que le sang de ces veines vient, non seulement de l'artère pulmonaire, mais aussi en partie des dernières ramifications des artères bronchiques qui fournissent également, malgré leur rôle nutritif, un sang oxygéné en raison de la minceur des parois des petites divisions bronchiques.

Par ce fait, les veines bronchiques ne ramènent pas dans le système veineux tout le sang qui circule dans les artères bronchiques ; les radicules qui leur donnent naissance émanent seulement des trois ou quatre premières divisions bronchiques.

(1) Sappey, loc. cit. p. 487.

§ IV.—*Disposition de l'artère pulmonaire; ses communications avec le cœur droit et le système veineux.*

Des notions qui précèdent il résulte que les poumons sont sillonnés par de nombreux canaux. Les uns sont des conduits aérifères en communication avec l'air atmosphérique ; les autres sont des vaisseaux sanguins en communication avec les cavités cardiaques. Les poumons sont contenus dans une cavité appelée cage thoracique qui possède la faculté de s'agrandir ou de se rétrécir. Quand elle s'agrandit elle fait subir aux poumons un mouvement de dilatation en entraînant les surfaces de ces viscères qui restent accolées à sa surface interne. Ce mouvement d'expansion des poumons ne peut s'opérer que par la dilatation de l'ensemble de leurs canaux ; et ces canaux ne peuvent se dilater qu'autant qu'il entrera dans les uns de l'air, dans les autres du sang.

Quand la cavité thoracique se rétrécit les poumons reviennent sur eux-mêmes et leur canaux se rétrécissent. Ce rétrécissement ne peut se faire qu'avec la sortie d'une partie des fluides contenus dans ces canaux.

Pour les conduits aérifères l'air qui y entre au moment de leur dilatation est puisé dans l'atmosphère ; celui qui en sort, pendant leur rétrécissement, est rendu au même milieu. La chose est vulgaire et appelée *respiration*.

Ce qui se passe dans les canaux sanguins du poumon est loin d'être ainsi connu et doit surtout faire l'objet de ce travail. Mais, comme avant, il importe d'étudier leurs dispositions et leurs communications avec le cœur, je commence par l'artère pulmonaire. Tandis que la trachée descend de haut en bas pour se diviser en deux branches, l'artère pulmonaire sort du ventricule droit en se dirigeant de bas en haut et en se divisant aussi en deux branches. Située derrière le sternum et entre les deux poumons dont l'élasticité entretient une tendance au vide, elle ne subit pas de compression.

Cette artère communique largement avec le ventricule droit ; mais cette communication n'a lieu que du ventricule vers l'artère. Par ce ventricule elle communique avec l'oreillette droite, et par celle-ci avec les veines caves.

De cette disposition il appert que pendant le mouvement de dilatation des poumons, les divisions de l'artère pulmonaire ne peuvent se dilater que par un afflux de sang venant du ventricule droit, de l'oreillette et des veines caves. Ce sang représente pour la dilatation des divisions de cette artère ce qu'est le milieu atmosphérique à la dilatation des conduits aérifères. C'est précisément, ainsi que je le démontrerai, ce qu'apprennent l'observation et l'expérience. Il suffit de faire faire quelques inspirations profondes pour diminuer le volume du cœur droit et accélérer la circulation des veines caves.

Quand les poumons reviennent sur eux-mêmes le mouvement de resserrement des divisions de l'artère pulmonaire ne peut se faire qu'autant qu'il s'écoule une partie du sang qu'elles contiennent et qu'elles en reçoivent moins. Cet écoulement ne pouvant avoir lieu dans le ventricle droit à cause des valvules sygmoïdes, se fait nécessairement, ainsi que l'a dit Galien, dans les veines pulmonaires.

Ce mouvement de resserrement élève aussi la tension de l'artère pulmonaire ; consécutivement le ventricule droit, éprouvant plus de résistance à soulever les valvules sygmoïdes, se vide incomplètement. Aussi, une expiration forcée est-elle suivie de la dilatation du cœur droit.

Il y a donc entre les conduits aérifères et les canaux sanguins une différence, non-seulement dans la nature des fluides qui y circulent, mais aussi dans leur mode de circulation. Au moment du resserrement des conduits aérifères l'air sort par les voies où il est entré, tandis qu'au même instant le sang qui s'est introduit dans les divisions de l'artère pulmonaire en sort par d'autres voies, celles des veines pulmonaires.

§ V. — *Disposition des veines pulmonaires, de l'oreillette et de l'orifice auriculo-ventriculaire gauches. — Leur abouchement dans l'oreillette.*

S'il importe au fonctionnement des poumons que l'air puisse entrer et sortir facilement des conduits aérifères, il n'importe pas moins que le sang puisse entrer facilement dans les canaux sanguins et en sortir de même.

Je viens de dire que dans un mouvement inspirateur, la dilatation des divisions de l'artère pulmonaire se fait par l'afflux du sang contenu dans le cœur droit et les veines caves. Dans un mouvement expirateur le sang sort des poumons par les veines pulmonaires et tombe dans l'oreillette et le ventricule gauches.

Cette sortie du sang est facilitée par une disposition anatomique de ces organes qu'il importe de faire connaître, et dont on ne peut avoir une idée en les étudiant de la manière dont on le fait habituellement sur les cadavres.

Ayant eu besoin, pour d'autres recherches, de bien m'assurer de la disposition des cavités du cœur gauche sur le vivant, et convaincu qu'après l'ouverture de la poitrine, la base du cœur tombant sur la colonne vertébrale, il n'est pas possible de se faire une image exacte de cette disposition, j'ai eu recours au procédé suivant qui m'a donné les meilleurs résultats.

Je lie la trachée d'un cadavre, lui serre le ventre avec un bandage de corps afin qu'après l'ouverture de la poitrine le poids des viscères abdominaux ne fasse pas baisser le diaphragme, et je le suspends par la tête au moyen d'un piton fixé dans le crâne. Ensuite, j'enlève le bras droit avec l'omoplate et la clavicule, et je fais sur ce côté du thorax une large fenêtre en réséquant les trois quarts postérieurs des cinq côtes qui suivent la troisième, de sorte que le sternum, restant fixé par les premières, neuvième et dixième côtes, ne change pas de situation. Cela fait, je lie la bronche droite et j'enlève le poumon droit en sectionnant ses canaux le plus près possible de sa racine. Toutes ces opérations s'exécutent sans apporter le moindre changement dans la situation du cœur : le poumon gauche ne pouvant revenir sur lui-même n'a aucune tendance à entraîner le cœur de son côté ; le péricarde, restant intact et adhérent au sternum, permet à la pression atmosphérique d'agir à travers ses parois pour maintenir le cœur en contact médiat avec la face interne du sternum ; enfin le bandage placé autour du ventre s'oppose à l'abaissement du diaphragme. Si, après l'ablation du poumon, on enlève la portion de plèvre droite qui concourt à former les médiastins, voici ce que l'on remarque au-dessus des oreillettes, en allant d'avant en arrière : c'est d'abord l'aorte, puis la veine cave supérieure qui descend verticalement vers l'oreillette ; en arrière, de nouveau l'aorte, continuée par le tronc brachio-céphalique, le nerf vague ; ensuite la trachée qui, en bas, s'écarte de la veine cave supérieure de manière à former un triangle, dont la base répond à la paroi supérieure de l'oreillette gauche, enfin l'œsophage et la face antérieure de la colonne vertébrale.

Au-dessus de la paroi supérieure de l'oreillette gauche on voit la branche droite de l'artère pulmonaire, et en arrière la bronche sur laquelle passe la veine azygos qui, venant du niveau de la cinquième vertèbre dorsale, se jette dans la veine cave supérieure par sa face postérieure.

Plus bas, on aperçoit en avant l'oreillette droite, derrière l'oreillette gauche et ensuite l'œsophage qui est en contact avec sa face postérieure.

Alors il suffit de réunir, par une incision, les deux orifices des veines pulmonaires droites en une seule ouverture que l'on agrandit un peu, en ayant soin de ne pas intéresser le péricarde et d'en maintenir les bords écartés au moyen d'érignes. Aussitôt on voit, après avoir enlevé le sang et lavé, que la cavité de l'oreillette gauche forme *un beau et large canal parfaitement béant et dont les parois sont lisses et tendues de tous côtés.*

Ce canal se dirige d'arrière en avant, de droite à gauche et de haut en bas ; dans le fond on remarque l'orifice auriculo-ventriculaire gauche qui termine cette cavité dont il regarde le centre. En haut et à gauche on voit les deux orifices béants des veines pulmonaires gauches, et un peu en avant l'orifice de l'auricule ; en haut et à droite sont les orifices des veines pulmonaires réunies en une seule ouverture pour permettre de bien examiner la cavité de l'oreillette.

La configuration de cette cavité avec l'abouchement des veines pulmonaires et son ouverture dans le ventricule gauche, paraît tellement belle qu'on ne se lasse pas de la considérer, et qu'on juge combien est incomplète et inexacte l'idée qu'on s'en forme par l'examen ordinaire.

En présence de cette configuration il est facile de constater que l'oreillette gauche est on ne peut mieux disposée pour recevoir le sang qui sort des poumons pendant l'expiration, et le conduire dans le ventricule gauche.

En outre, on voit qu'avec cette disposition anatomique il est impossible que pendant une inspiration profonde, il n'y ait pas dans les veines pulmonaires un mouvement rétrograde d'une portion du sang contenu dans l'oreillette gauche. Ce fait n'est pas douteux pour moi et se trouve confirmé par la diminution du cœur gauche que j'ai nombre de fois constatée pendant une inspiration profonde, et par l'arrêt des battements du cœur observé quelquefois à la suite de violents efforts d'inspiration.

Enfin, avec la même disposition on s'explique pourquoi le pouls est plus rapide dans la station verticale, et pourquoi aussi les individus atteints de maladie de cœur respirent mieux dans la situation assise. Dans les deux cas, la circulation du sang des veines pulmonaires dans l'oreillette et le ventricule gauches est favorisée par l'action de la pesanteur ; dans le premier, elle augmente les battements cardiaques par l'accélération qu'elle imprime au mouvement du sang ; dans le second, elle rend la respiration plus facile en favorisant la circulation des poumons et le dégorgement des veines pulmonaires.

3.

CHAPITRE II.

Les lois de la circulation pulmonaire m'ayant été connues à
la suite d'une étude approfondie de la plessimétrie du cœur et
des changements apportés, par les mouvements respiratoires,
dans le volume de ses diverses cavités, il est nécessaire, avant
d'aller plus loin, d'exposer ce qui a trait à la plessimétrie
cardiaque.

Ce chapitre sera divisé en trois articles dont le premier est
consacré à quelques considérations générales sur le plessimétrisme.

ARTICLE I.

§ 1. — *Considérations sur le Plessimétrisme.*

Aujourd'hui il n'est plus besoin de faire ressortir l'importance de la belle découverte d'Avenbrugger ; tous les praticiens
utilisent le mode d'exploration que nous a légué le médecin de
Vienne. Cependant, malgré les nombreux travaux de Piorry,
il en est peu qui soient convaincus de l'ensemble des notions
que l'on peut acquérir par le plessimétrisme, et surtout qui
sachent s'en servir avantageusement.

Cela tient à deux principales raisons : la première, c'est que
dans son enthousiasme Piorry, en demandant à cette méthode

plus qu'elle ne peut fournir, et en s'en servant pour défendre des hypothèses erronées, a fait plus d'incrédules que d'adeptes. La seconde, c'est que ce mode d'investigation exige, pour donner des résultats précis, une grande habitude et une longue éducation des sens de l'ouïe, du toucher, et du sens musculaire.

Je considère que c'est chose bien regrettable que de s'arrêter devant de semblables motifs pour négliger la culture d'un mode d'exploration qui permet au médecin, qui sait en user avec habileté, de voir les organes à travers les parois du corps. Cette expression, qu'on le sache bien, n'est pas une simple métaphore. En effet, n'est-ce pas voir un organe que d'apprendre par la percussion, quelle est sa situation, sa forme, son volume, son contenu, son degré de résistance, sa mobilité ; de savoir quels sont ses rapports et de juger quels sont les changements de volume, de son, de forme, ou les déplacements qu'il peut subir sous l'influence de telle ou telle cause.

Que dis-je ? le sens de la vue, même dans les vivisections, ne peut nous fournir autant de notions ; tandis qu'avec la percussion nous pouvons, sans pratiquer aucune lésion, analyser un grand nombre de phénomènes vitaux qui se passent dans la profondeur de nos organes, avec cet autre avantage que le jeu n'en est pas altéré par les opérations que nécessitent les vivisections. Les preuves de ce que j'avance seront fournies par la lecture de ce travail.

Toutefois, si le plessimétrisme peut livrer tant de données aux médecins qui savent s'en servir, et leur devenir un précieux moyen de diagnostic, il faut convenir que pour bien d'autres qui n'ont pas cultivé ce mode d'exploration, il est la source d'une foule d'erreurs grossières dont ils ne se doutent pas. Que de fois n'ai-je pas vu la limite du cœur gauche placée 4 ou 5 ctm. en dehors ou en dedans de sa situation réelle, et diagnostiquer une dilatation ou une hyperthrophie du cœur alors qu'il était à l'état normal, ou méconnaître ces lésions lorsqu'elles existaient.

Je pourrais en citer bien d'autres : mais, comme je ne veux pas trop médire de la pratique médicale, je me bornerai à raconter que j'ai vu souvent limiter la rate sur une partie de l'hypochondre gauche sous laquelle elle ne se trouve pas, ou la faire, suivant l'idée préconçue qui guidait le médecin, grande ou petite, alors qu'elle était dans un état contraire.

Si je m'arrête sur les difficultés du plessimétrisme, c'est surtout pour prévenir les médecins qui voudront contrôler les faits que j'expose dans ce travail, qu'ils doivent se mettre en garde contre des erreurs faciles à commettre. Ceux qui ne percutent que sur le vivant n'en croient rien et surtout ne doutent pas d'eux-mêmes. Aussi tout médecin, qui veut s'assurer s'il possède l'art de bien percuter, doit recourir à la *pierre de touche* qui est le cadavre. Après avoir limité les organes sur la peau et enfoncé au niveau des limites des carrelets dans les cavités thoraciques et abdominales, il lui sera facile à l'ouverture du cadavre « et souvent désagréable au début » de constater si les carrelets entourent exactement l'organe limité ou s'ils s'en écartent.

Les médecins qui se livreront à cet exercice apprendront à douter d'eux-mêmes ; mais en le répétant suffisamment, ils seront convaincus qu'il est possible d'arriver à une précision mathématique.

Je n'hésite pas à me laisser aller à ces réflexions, d'abord parce que je crois avoir en cette matière une certaine autorité pour parler ainsi ; ensuite, parce qu'elles m'amènent à faire connaître sur quoi repose la compétence dont je me prévaux ; choses qui ne sont pas indifférentes, en se plaçant au point de vue de la confiance que ce travail peut inspirer.

Je dirai en quelques mots qu'étant interne à l'hôpital d'Arras, je me suis beaucoup livré à la pratique de la percussion sur le vivant et sur le cadavre. Quelques diagnostics exacts, portés par ce moyen dans des cas difficiles et confirmés par l'autopsie, stimulèrent mon ardeur. Aussi, je ne laissais guère passer un cadavre sans limiter les organes sur la peau

et sans enfoncer au niveau des limites des aiguilles à tricoter
pointues afin de pouvoir juger à l'autopsie du plus ou moins
de précision apportée dans le tracé des limites. A force de
m'exercer dans l'étude de ce mode d'exploration, j'ai fini par
acquérir un degré de précision qui m'a déterminé à aborder
avec confiance les expériences publiques de plessimétrisme.

Ces expériences, je les ai faites nombre de fois à Arras
en présence des professeurs et des élèves, qui, chaque fois,
ont été frappés de l'exactitude apportée dans la délimitation
des organes. Je les ai renouvelées à diverses reprises dans
plusieurs hôpitaux de Paris, en présence des professeurs
Natalis Guyot, Nélaton, Piorry, Axenfeld, Parrot, Proust, et
d'un grand nombre de médecins et d'élèves. Toujours, malgré
des lésions anatomiques et malgré les pièges tendant à me
prendre en défaut et que j'ai déjoués, je suis arrivé à délimiter
sur la peau, le cœur, ses cavités, l'aorte et son orifice, le foie,
la rate avec une précision qui a jeté la stupéfaction parmi les
assistants et m'a valu les félicitations des maîtres précités.

Pour qu'on ne soit pas tenté de m'accuser d'exagération au
sujet de ces expériences dont plusieurs médecins doivent avoir
conservé le souvenir (1), je vais reproduire les articles publiés

(1) Je ne me suis pas trompé en exprimant cette pensée. En effet, le
docteur Paquelin, ce savant et profond penseur qui rédige les cause-
ries scientifiques toujours si originales et si intéressantes de la *Libre
Parole*, a rappelé dernièrement, à propos de la plessimétrie, mes expériences. Il en a si bien conservé le souvenir qu'il s'exprime ainsi dans
le numéro du 15 mai 1894 : « Piorry a beaucoup contribué aux progrès
de la percussion. C'est à son école que se sont formés les plessimétristes
de marque : Léon Germe, Henri Favre, Cros, Zambaco, Peter. J'ai vu
Léon Germe, à la Charité et à l'hôpital des cliniques, délimitant le cœur
et dessinant ses gros vaisseaux et ses cavités comme si les organes
avaient été à nu. Nélaton l'avait attaché à son service et se plaisait à le
suivre dans ses démonstrations. » Le docteur Paquelin ne se borne pas
à cultiver la plessimétrie ; sa muse a voulu aussi, dans ce journal, en célé-
brer l'origine dans des vers charmants que nous ne pouvons résister au
plaisir de citer :

« Voici, d'après la Fable, l'origine de la percussion dans son application
à la médecine :

en 1864, dans la *France médicale* et dans la *Gazette des hôpitaux*.

RÉCIT D'EXPÉRIENCES PLESSIMÉTRIQUES PRATIQUÉES EN 1863 ET 1864, SUR LE VIVANT ET SUR LE CADAVRE DANS LES HOPITAUX DE PARIS.

Extrait du n° 6 de la *France Médicale*, 20 janvier 1864 (page 44).

Expériences sur le cadavre.
Pratique précise de la percussion plessimétrique.

« Tous les médecins reconnaissent l'utilité de la percussion digitale et la pratiquent avec confiance. Quant à la percussion

> Quand Sémélé périt portant dans ses entrailles
> Le futur Dieu du vin, Vulcan de ses cisailles
> Opéra la mourante et, sans perdre un instant,
> Dans la cuisse du père il enferma l'enfant.
> Là, déjà l'embryon, fait d'humeur tapageuse,
> Se dressait aux ébats d'une vie orageuse.
> Il cognait comme un sourd aux murs de sa prison
> De la tête, du poing, du pied, de l'ischion,
> Et faisait à huis clos si belle gymnastique
> Que son céleste père en eut la sciatique.
> De son côté le drôle en était en sueur
> Et si fort altéré que sa seule clameur
> Au sortir de sa gaine était : « A boire, à boire ! »
> « Evohé ! » répondait Jupin empli de gloire ;
> Et tous deux échangeaient leurs bruyantes gaîtés,
> Sans cesse, en se portant de nombreuses santés.
> Bacchus y contracta le tremblement vinique ;
> Quand il était assis sur sa chère barrique
> Ses pelviens agités en percutaient le bois
> Et ses mains en délire accompagnaient des doigts.
> Suivant qu'il en heurtait ou le haut ou la base
> En des sons différents lui répliquait le vase.
> Ici, c'était le vide, et là c'était le plein ;
> Ici, le chant de l'air ; là, le verbe du vin.
> Bacchus apprit bientôt du son dit aérique
> A discerner le sens de celui dit hydrique ;
> Il sut en même temps tracer sur son tonneau
> Exactement la ligne où siégeait le niveau.
> L'homme imita Bacchus, et le grand Hippocrate
> Au principe eut recours pour mesurer la rate.
> Le procédé grandit, et la percussion
> A travers temps reçut mainte application. »
>
> Dr PAQUELIN.

plessimétrique, beaucoup, au contraire, la considèrent comme douteuse dans ses résultats. L'hésitation des praticiens paraît tenir surtout à l'incertitude qui semble régner dans la délimitation des organes. Est-il possible, à l'aide du plessimétrisme, de ramener la percussion à la détermination des limites organiques rigoureuses? Les uns regardent la chose comme très difficile, sinon impraticable; d'autres aiment mieux la tenir pour inutile. En pareille matière, le seul critérium indéniable c'est l'expérience. Vis-à-vis de ceux qui nient que l'on puisse obtenir des résultats tout à fait exacts par la percussion plessimétrique, cette note a pour but de les porter à la juger sur les faits les plus certains.

Dans le courant de l'été dernier, et à plusieurs reprises différentes, nous avons vu en effet M. Germe, ancien interne de l'hôpital d'Arras, percuter sur le cadavre en présence de M. le professeur Nélaton, de MM. Houel et Giraud-Teulon, et d'un grand nombre de médecins et d'élèves. Guidé par le plessimètre, il traça sur la peau la projection du pourtour du cœur, celle de la cloison interventriculaire, des ventricules eux-mêmes, de l'orifice et de la crosse aortiques; il limita encore les parties supérieure et inférieure du foie et de la rate. Des carrelets furent enfoncés sur les lignes marquées; puis, la paroi thoracique antérieure fut renversée comme dans les autopsies ordinaires, en ayant soin d'appuyer avec le doigt sur les carrelets pour qu'ils ne fussent pas déplacés. — Le cœur étant à découvert, on put alors suivre de l'œil chaque carrelet rasant (c'est à la lettre) le contour de l'organe qui avait été préalablement limité. Il en était de même de chacun des carrelets qui délimitaient la base des ventricules et la crosse de l'aorte. — « Voici une aiguille, dit M. Germe, qui est dans la cloison interventriculaire. » M. Nélaton demande alors d'ouvrir le ventricule gauche; ce ventricule ouvert, l'aiguille ne paraissait pas. « Ouvrez le ventricule droit, ajoute l'éminent professeur. » Le ventricule droit étant aussitôt ouvert, l'aiguille ne s'y laissait pas voir davantage; elle était précisément, et depuis son entrée jusqu'à la pointe, dans l'épaisseur même de la cloison. Avouons que le hasard avait bien pu se mêler de la partie, car, en définitive, sur le cœur mis à nu, on réussirait souvent plus mal.

Même précision dans les limites du foie et de la rate.

M. Germe a fait, en outre, deux autres séances d'application plessimétrique à l'hôpital de la Charité, il y a quelques jours, l'une entre autres à laquelle voulurent bien assister M. le professeur Natalis Guillot ainsi que M. le professeur Piorry, auquel la percussion est redevable de tout le perfectionnement que le plessimètre a rendu possible depuis son invention. MM. les docteurs Proust et Lemaire, chefs de clinique de la Faculté, étaient aussi présents. Les résultats prouvèrent que le cœur et ses compartiments, le foie, la rate, avaient été limités sur la peau avec la plus grande précision. Et ce n'est pas sans éprouver une vive satisfaction que nous avons entendu M. Natalis Guillot faire dans son cours l'éloge de M. Germe. Le savant professeur, toujours disposé à encourager ceux qui travaillent, avoue qu'avant d'être témoin de ces expériences, il ne pensait pas que l'on pouvait arriver à des résultats aussi précis ; mais qu'en présence de ce qu'il a vu, il fallait nécessairement se rendre à l'évidence des faits.

Nous étions déjà habitués du reste à ce degré d'exactitude de la part de M. Germe ; nous l'avons vu souvent, pendant son internat à Arras, faire des expériences dans divers cas de pathologie. Pour en citer un entre mille, nous l'avons vu diagnostiquer, trois jours avant la mort, un épanchement d'environ 50 grammes de sérosité dans le péricarde, et cette quantité de liquide fut trouvée à l'autopsie.

Enfin dans sa thèse pour le doctorat du 16 janvier 1864. M. Germe (1) fait voir que la percussion lui permit de reconnaître une oblitération de la veine iliaque externe du côté droit,

(1) M. Léon Germe, lauréat de la Faculté, vient d'être reçu au grade de docteur avec la note *extrêmement satisfait*.

chez un sujet atteint d'hémorragie cérébrale, et dont le membre inférieur droit s'était fortement infiltré. Pour établir son diagnostic, il traça sur la peau les limites de l'oreillette droite, le malade étant couché sur le dos ; faisant alors lever assez haut le membre inférieur gauche, il trouve qu'immédiatement, la limite de l'oreillette passait à deux centimètres au-delà de la première, à cause de l'afflux du sang veineux dans cette cavité ; en laissant retomber le membre, l'oreillette revenait aussitôt à son volume primitif et en prenait même un moindre ; levant alors le membre droit, l'oreillette n'augmentait pas du tout, c'est donc qu'elle ne recevait plus le sang veineux provenant de ce membre, il y avait par conséquent obstacle à la circulation veineuse, et cet obstacle ne devait pas siéger dans la veine iliaque interne puisque les bourses n'étaient pas infiltrées ; restait à le trouver dans la veine iliaque externe ou dans l'une de ses branches ; l'autopsie fit voir que c'était le tronc même de l'iliaque qui contenait le caillot obturateur.

Nous laisserons au reste à **M.** Germe le soin de publier lui-même les cas où la percussion, comme il sait la faire, lui ont été le plus utile. Puisqu'il a su si bien se frayer la route, il pourra nous indiquer les nombreuses pierres d'achoppement qu'il faut savoir éviter pour arriver au but d'une manière certaine.

M. Germe affirme que c'est en s'exerçant souvent sur le cadavre et en n'ayant de confiance dans les résultats obtenus que si l'on est parvenu à les vérifier souvent, en mettant à découvert les organes limités. Il est utile aux praticiens de savoir qu'ils peuvent, dans la percussion plessimétrique, arriver par un travail persévérant à une précision pour ainsi dire mathématique sans qu'il soit besoin pour cela, comme on se l'imaginait, d'être doué d'une aptitude tout exceptionnelle à percevoir la résistance et le son fournis par le doigt qui percute sur la plaque d'ivoire. »

L. Stopin, externe des hôpitaux.

Extrait du n° 22 de la *France Médicale*, 16 mars 1864 (page 171).

« Nous ne pouvons suivre M. Germe dans tous les développements qu'il donne à son étude ; tout intéressant que serait ce travail, il nous entraînerait bien vite hors des limites que nous devons nous imposer.

Cependant, nous ne pouvons passer sans nous arrêter sur quelques points. Au chapitre de l'albuminurie et de l'hydropisie déterminées par un obstacle à la circulation veineuse, nous avons remarqué plusieurs faits nouveaux et qui ne manquent pas d'importance. L'auteur, qui s'est beaucoup occupé de plessimétrisme, et qui, sous ce rapport, est l'élève de M. Piorry, nous donne le moyen de reconnaître des obstacles à la circulation veineuse d'après les variations amenées dans le volume de l'oreillette droite par la position des membres. D'après lui, si l'on détermine exactement la limite extrême de la cavité auriculaire droite sur un sujet placé dans le décubitus dorsal, et qu'ensuite on fasse lever les membres en l'air, presque aussitôt le sang afflue en plus grande quantité dans l'oreillette qui augmente de 2 à 3 ctm. Si la veine principale d'un membre est oblitérée, l'élévation du membre auquel elle appartient ne produira rien de semblable. Il en est de même de la veine cave inférieure qui, oblitérée ou comprimée, soit par le foie, soit artificiellement, s'oppose à l'afflux du sang dans l'oreillette, qui alors n'augmente pas par l'élévation des membres inférieurs. Nous n'entrerons pas dans tous les détails qui se rattachent à ces faits, disons seulement qu'ils peuvent donner des résultats pratiques très importants, ainsi que l'auteur l'a démontré par des observations.

Les phénomènes signalés par M. Germe se comprennent parfaitement ; seulement la grande précision qu'il faut apporter dans le plessimétrisme pour saisir ces faits peut faire naître du doute dans quelques esprits ; mais hâtons-nous d'ajouter que ce doute se dissipe lorsque celui qui avance ces données a prouvé, par des expériences publiques faites sur le cadavre qu'il était à même de limiter exactement le pourtour des organes. Or, c'est ce qui a été fait publiquement et à diverses reprises par M. Germe, en présence de plusieurs professeurs de clinique de la Faculté de Paris, MM. Nélaton, Natalis Guillot, Piorry dont le nom est désormais attaché au plessimétrisme, comme celui de Laënnec à l'auscultation.

Plusieurs journaux ont rendu compte des expériences publiques de M. Germe. M. le professeur Natalis Guillot en a parlé dans son cours de pathologie, et toutes les personnes qui en ont été témoins, ont été convaincues qu'une main exercée pouvait, au moyen du plessimètre, limiter avec une exactitude parfaite les organes internes. Il est donc permis d'accorder une grande confiance aux moyens plessimétriques que M. Germe a décrits dans sa thèse; ils méritent à tous égards d'entrer dans la pratique ».

J. DE GAULEJAC.

Le docteur Henri Favre dont les articles si spirituellement pensés et bien écrits rendaient attachante la lecture de la *France Médicale*, alors qu'il en était le rédacteur, a rendu compte dans le n° 66 de ce journal. 17 août 1864, (page 522), des expériences que j'ai faites dans le service d'Axenfeld.

Le Plessimétrisme. — Son avenir.

... « Pour qu'on ne nous accuse point d'imagination ou d'enthousiasme, nous rapporterons la communication suivante, que nous devons au docteur Germe, d'Arras, qui nous en fit part lors de l'expérience plessimétrique qu'il fit au commencement de cette année dans les hôpitaux de Paris.

« Le 14 janvier, écrivit M. Germe, M. Axenfeld, agrégé de la Faculté, eut l'obligeance d'assister à quelques expériences plessimétriques que j'ai exécutées dans son service de l'hôpital Saint-Antoine, et qui avaient pour but de démontrer l'effet de l'élévation des membres, et de la compression des veines sur le volume de l'oreillette droite. Il y eut, entre autres, une expé-

rience curieuse faite pour convaincre les plus incrédules. Je
limitai la partie gauche du ventricule gauche sur la peau, puis
on couvrit la ligne de limite avec la chemise sur laquelle je
percutai pendant que M. Axenfeld et l'un de ses élèves com-
primaient les artères fémorales. Au bout de quelques minutes
de compression, je traçai la même limite sur la chemise ; elle
fut trouvée deux centimètres en dehors de celle tracée sur la
peau. Cela indiquait une augmentation de deux centimètres
dans le volume du cœur gauche. M. Axenfeld, paraissant
étonné de cette augmentation, me pria de recommencer, en
m'annonçant qu'il comprimait de nouveau les artères fémorales.
Je repris donc la percussion du cœur gauche ; je m'aperçus
immédiatement que l'augmentation du volume n'avait plus lieu,
et que le cœur était revenu à son état primitif. Je dis aussitôt
à M. Axenfeld que les artères étaient mal comprimées. Il me
répondit que, voulant me tendre un piège, il avait fait semblant
d'établir une compression que, par le fait, il ne faisait pas ».

Docteur Henri FAVRE.

Extrait du n° 21 de la *Gazette des Hôpitaux* civils et militaires, 20 février 1864 (page 82).

*Expériences de plessimétrie. Détermination précise des limites
du cœur, des ventricules, de la cloison ventriculaire et des
oreillettes.*

« On sait à quel degré de précision M. Piorry et ses élèves
ont porté la percussion médiate ou plessimétrique. Il n'est
aucun médecin aujourd'hui qui ne soit convaincu de la possibilité de reconnaître, avec le secours du plessimètre, l'existence d'un épanchement dans la plèvre ou dans le péritoine,
de gaz ou de matières dans les intestins ; mais beaucoup
doutent encore quand on leur parle des limites rigoureuses des
organes, du foie, du cœur et des reins. Il est certain que pour
obtenir ce résultat il faut une main habile et exercée. Nous en

connaissons peu, après l'inventeur de la plessimétrie, qui possèdent ces qualités au même point que M. Germe, ancien interne de l'hôpital d'Arras.

Voici en quels termes on nous a rendu compte d'expériences qui ont été faites à plusieurs reprises dans divers hôpitaux de Paris, en présence de plusieurs professeurs et d'un grand nombre d'élèves. Nous rappellerons d'abord que le seul moyen irrécusable de prouver la possibilité de limiter exactement les organes à l'aide du plessimétrisme est de les limiter sur le cadavre, d'enfoncer des carrelets dans ces limites, et ensuite de faire l'autopsie.

C'est ainsi que procède M. Germe.

Voici, entre autres, une des expériences qu'il a faites à l'hôpital de la Charité, en présence de MM. Natalis Guillot, Piorry, Proust, et d'un grand nombre de médecins et d'élèves. C'était sur le cadavre d'une jeune femme qui était morte phtisique, et dont le poumon gauche tout entier était induré.

M. Germe dessina exactement par la percussion les limites du cœur, les ventricules et la cloison des ventricules, l'oreillette droite du cœur et l'aorte, le foie et la rate ; puis lorsque ces lignes furent tracées il enfonça des carrelets tout autour, et procédant à l'autopsie, il put faire constater aux assistants leur position et montrer qu'ils entouraient exactement le cœur, et que l'un d'eux, malgré l'induration du poumon, avait perforé la lame indurée qui recouvrait cet organe et se trouvait exactement tangent à son bord. Un autre carrelet se trouvait placé entre lui et le diaphragme. Un carrelet se trouvait exactement planté dans l'épaisseur de la cloison des ventricules. Pour l'orifice aortique, en introduisant le doigt dans l'aorte, on sentait le carrelet dans son milieu, et en ouvrant cette artère, on voyait qu'il traversait les valvules sigmoïdes. »

Dans son traité de plessimétrisme, Piorry a bien voulu parler de mes expériences de plessimétrie dans les hôpitaux, de leur précision et de l'étonnement qu'elles avaient causé. Il l'a fait en homme préoccupé de garder le mérite de découvertes que nul n'a jamais songé à lui ravir. Ainsi, page 349, après avoir parlé de ses expériences plessimétriques sur le cœur faites en 1843, il ajoute en renvoi : « M. Germe n'est donc pas le premier qui ait limité et dessiné la cloison du cœur, puisque je le faisais en 1842, mais il a le mérite de le faire avec habileté. » Plus loin, page 364, parlant de nouveau de la cloison du cœur, il ajoute encore en renvoi : « C'est encore une fois l'espace dont il s'agit dans lequel j'ai maintes fois, depuis dix ans, introduit sur le cadavre une aiguille à emballeur, pour prouver que l'on reconnaissait, au moyen du plessimétrisme, les points de jonction des deux ventricules que M. Germe appelle la cloison du cœur. Cet élève distingué n'a donc fait ici rien de nouveau, mais au grand étonnement des personnes qui avaient jugé convenable de rester sourdes et aveugles quand il s'agissait de médio-percussion, il a fait publiquement, sur mes ouvrages, des expériences qui ont utilement vulgarisé le fait dont il est question. »

Le sentiment qui perce dans ces citations s'explique par des faits qui ne sont pas sans intérêt au point de vue anecdotique.

Pendant mon séjour à Paris, je suivais quelquefois la clinique de Piorry. Comme j'étais sûr des résultats que j'obtenais par la plessimétrie, je crus être agréable à ce professeur en lui proposant de faire, dans son service, des expériences publiques sur le cadavre. Je me rappelle encore que je lui fis cette proposition dans la cour de l'hôpital de la Charité. Il m'écouta, et tout en gravissant les escaliers conduisant à sa clinique, il me répondit avec une voix de stentor : « Des expériences publiques sur le cadavre ! mais vous n'y pensez pas, mon ami ! si vous ne réussissez pas, c'est sur moi que votre échec retombera ; c'est ma méthode compromise ! Sur le vivant bien ! les erreurs que l'on commet n'ont rien de compromettant, elles n'apparaissent pas, mais sur le cadavre !!!... »

Voyant que Piorry ne consentait pas à ces expériences je proposai au professeur Nélaton de les faire dans son service où j'étais attaché. Elles donnèrent les résultats que l'on sait.

Nombre de médecins et d'élèves ne manquèrent pas de les rapporter à Piorry, avec d'autant plus d'empressement — probablement assaisonné d'une pointe de malice — que l'on savait qu'il n'avait pas consenti à m'en laisser faire dans son service et qu'il les redoutait.

Plus tard, j'en fis à la Charité dans celui de Natalis Guillot. Piorry qui y assistait chercha à me prendre en défaut en m'invitant à limiter, à travers les parois de la poitrine, tel organe soi-disant placé artificiellement sous telle région. Je déjouai facilement les pièges qui m'étaient tendus par ce professeur qui finit par se rendre à l'évidence des résultats. Seulement, il hésita à me les certifier par écrit. La raison qu'il donnait à ses internes mérite d'être signalée. Piorry plaçait la cause de la fièvre intermittente dans le volume de la rate. Comme on lui objectait qu'il existe des fièvres intermittentes avec des rates non dilatées, ce médecin, qui d'abord trouvait à la rate un diamètre longitudinal de 9 ctm. en moyenne, avait fini pour les besoins de sa théorie par le diminuer à 4 ctm. 1/2, de sorte qu'en la fixant arbitrairement à ce chiffre, il devait au besoin toujours la trouver trop grosse. En percutant des malades de son service, j'avais constaté que des rates côtées à 4 ctm. 1/2 par le maître en mesuraient 9. Piorry le savait ; aussi, il répondait à ses internes : « Je donnerais volontiers un certificat à M. Germe, mais je crains qu'il n'en use contre moi ; car il trouve à la rate 9 ctm. » L'évidence des faits résultant de mes expériences ne tarda pas à l'emporter sur des motifs d'autant plus puérils qu'en souscrivant à une erreur de fait, je ne l'aurais pas changée en vérité.

Aussi, Piorry finit par me donner le certificat que voici :

Administration générale de l'assistance publique à Paris.

Je, soussigné, professeur de clinique, membre de l'Académie impériale de médecine, chevalier de la légion d'honneur, certifie que M. Germe, ancien interne de l'hôpital d'Arras, s'est livré dans mon service à des expériences plessimétriques sur le cadavre.

Il limita le cœur, ses divers compartiments, l'orifice aortique, le foie et la rate. Il enfonça ensuite des carrelets sur les limites tracées sur la peau et ouvrit le cadavre, en laissant les carrelets en place, et en présence de MM. le professeur Natalis Guillot, Proust, Lemaire et d'un grand nombre de médecins et d'élèves.

Alors il me fut facile de constater, ainsi qu'à tous les assistants, que les carrelets entouraient le cœur avec la plus grande précision ; l'un d'eux était situé exactement dans l'épaisseur de la cloison, un autre traversait de part en part l'orifice aortique.

Les limites du foie et de la rate, avaient été déterminées avec la même précision.

En foi de quoi, je lui ai délivré le présent certificat.

Paris, le 14 Décembre 1863.

PIORRY.

§ II. — *Des Plessimètres.*

Avenbrugger, inventeur du procédé de la percussion, l'appliquait au diagnostic des maladies internes de la poitrine. Sa méthode consistait à frapper les parois du thorax avec l'extrémité des cinq doigts rapprochés en cône, à apprécier les différences de son et à déterminer à quels états physiques des organes de la poitrine elles correspondaient. *C'est la percussion immédiate.*

Piorry, qui adopta et cultiva avec enthousiasme ce mode d'investigation, ne tarda pas à remarquer que la percussion, s'exerçant sur un corps appliqué contre la paroi percutée, donnait des sensations plus nettes. Il qualifia son procédé de *percussion médiate.*

Cette addition à la découverte d'Avenbrugger en constitue une seconde dont la science est redevable à Piorry, et sans laquelle on ne serait jamais arrivé à connaître nombre de phénomènes qui se passent dans la profondeur de nos organes, et dont la constatation exige une percussion d'une rigoureuse précision.

Au premier appartient l'honneur d'avoir découvert le procédé; au second celui de l'avoir perfectionné.

Les corps interposés entre la paroi percutée et l'agent percuteur ont bien varié de nature, de forme et de noms, dont plusieurs assez baroques. Les passer en revue serait perdre son temps ; aussi, je n'en citerai que quelques-uns.

D'abord, de tous les plessimètres il en est un que l'on a toujours à sa portée, c'est le doigt. Cet organe conduit très bien les vibrations au doigt percuteur; il peut être appliqué partout et permet d'obtenir une certaine précision.

La plupart des médecins qui ont cultivé la plessimétrie ne se sont pas contentés du doigt; ils ont inventé ou se sont servis d'instruments appelés, en raison de leur destination. *plessimètres*. Ce sont en général des plaques d'ivoire elliptiques ou rectangulaires, offrant à leurs extrémités deux oreilles qui servent à les maintenir appliquées sur la peau.

Quand il s'agit d'apprécier l'état physique d'un organe, le doigt est préférable à ces instruments, dont le son fourni par les vibrations de la plaque masque en partie celui qui est donné par les viscères.

Lorsque l'on se propose de les délimiter, ces instruments offrent un autre inconvénient. En effet, on ne parvient à tracer la limite d'un organe que par la comparaison des degrés de sonorité et de résistance qu'il donne à la percussion, avec ceux fournis par les organes contigus. Plus sont tranchées les différences entre les sensations rendues par l'organe percuté et celles de ceux qui l'entourent, mieux on est assuré de le limiter avec précision.

La netteté des changements de sensation que donne le passage de la percussion d'un organe à celui qui le touche, ne peut s'obtenir qu'autant que le choc percuteur qui s'exerce sur la limite d'un viscère porte ensuite, sans transition, sur le viscère voisin. Or, comme les organes se touchent et que leurs limites répondent à leurs lignes de contact, il en résulte que pour passer entièrement de la percussion de l'un à l'autre — chose indispensable pour avoir des sensations nettement tranchées — il faut nécessairement percuter sur une surface étroite.

Ces résultats sont difficiles à obtenir avec les plessimètres ordinaires dont la plaque fournit des sensations mixtes lorsqu'elle est placée au niveau de l'intersection des organes. Pour obvier à cet inconvénient j'avais pris l'habitude de percuter près de l'un des bords du plessimètre sur un léger relief que j'avais fait ménager. Par suite de cette disposition, l'on arrive à plus de précision; mais elle présente l'inconvénient d'incliner, à chaque choc, le plessimètre du côté percuté et de causer de la douleur au sujet.

Pour corriger ce défaut je fis construire en 1861 un plessimètre en ivoire, ayant à sa partie moyenne une fenêtre longitudinale allant d'une oreille à l'autre et mesurant 3 millimètres de largeur. Sur l'un des côtés de cette fenêtre existe un léger relief, large de 2 millimètres, faisant saillie de 1/2 millimètre au-dessus du niveau de la plaque. C'est sur ce petit relief que l'on percute et la fenêtre sert à tracer les limites.

Cette modification offre plusieurs avantages : 1° de percuter sur une surface très étroite de sorte que quand le son et la résistance changent, on peut dire, en raison de l'étroitesse de la surface percutée, que l'on est sur l'organe que l'on veut limiter; 2° de pouvoir, sans déplacer le plessimètre, comparer parfaitement le son et la résistance fournis par deux organes contigus, en frappant alternativement sur l'un ou l'autre côté de la fenêtre du plessimètre; 3° de tracer les limites avec sûreté en passant le crayon dans cette fenêtre.

Ayant remarqué que l'ivoire rendait moins bien les vibrations que le buis, j'en fis construire de même forme avec cette substance.

Ce plessimètre, qui, d'après les dires du fabricant, était de plus en plus recherché par les médecins qui s'occupent de plessimétrie, laisse cependant bien à désirer. En raison de l'étroitesse du relief sur lequel frappe le doigt il en résulte qu'il n'y a qu'une partie très limitée de la pulpe digitale qui concourt à la sensation tactile et qu'elle ne tarde pas à devenir douloureuse; ensuite le relief sur lequel on percute faisant partie de la plaque ne vibre pas isolément, et ne rend sans doute pas les vibrations d'une portion d'organe aussi étroite qu'il l'est lui-même.

Pour éviter ces désavantages j'en fis construire un d'une

autre forme par Guéride. Ce plessimètre en buis a 4 ctm. 1/2 de longueur sur 3 de largeur ; la plaque est percée de deux ouvertures ou fenêtres longitudinales et parallèles de 6 millimètres de largeur ; ces fenêtres sont séparées par une cloison allant d'une oreille à l'autre et faisant relief bien au-dessus de la plaque. Cette cloison qui est en réalité le plessimètre a 1 ctm. de hauteur ; elle présente quatre faces ; la supérieure quasi-elliptique offre à sa partie moyenne qui est légèrement excavée une largeur de 12 millimètres, c'est dans cette excavation que frappe l'extrémité du doigt. Les faces latérales vont en s'inclinant vers le plan médian de la cloison de manière à ne laisser à l'inférieure qu'une largeur d'un millimètre et demi.

Ce plessimètre qui figure dans l'*Arsenal du diagnostic médical* du docteur Maurice Jeannel, page 47, a, entre autres avantages, celui de présenter une cloison dont la face percutée est assez large pour recevoir le choc de l'extrémité du doigt sans causer de douleur, et la face appliquée assez étroite pour permettre de ne percuter à la fois qu'une mince portion d'organe, de sorte que quand le plessimètre, que l'on glisse peu à peu sur la peau, arrive au-dessus d'un organe contigu à celui préalablement percuté, le son et la résistance changeant brusquement, indiquent la ligne d'intersection qui sépare les deux organes.

L'inconvénient des plessimètres ordinaires de donner, au point de jonction des organes, un son *mixte* qui rend difficile le tracé de leur intersection, n'a point échappé aux médecins qui ont cultivé la plessimétrie. C'est pour l'éviter que le regretté professeur Peter a inventé dès 1865 son plessigraphe. En faisant l'éloge de cet instrument dans une de ses leçons cliniques, Trousseau a dit avec raison : « L'idéal de la percussion eût donc été de percuter sur la plus petite surface possible, afin de n'ébranler que la plus petite partie possible d'un organe, de telle sorte que, à quelques millimètres de distance, les points non percutés n'entrassent point en vibration et ne mêlassent pas leur son à celui des points percutés. Il est bien évident qu'alors, aussitôt que le son change, c'est qu'on est, à quelques millimètres près, sur la limite d'un nouvel organe. »

Le plessigraphe de Peter a la forme d'un porte crayon, d'une longueur de 10 ctm., dont l'extrémité percutée est renflée en forme de cachet. L'extrémité appliquée a un diamètre de 6 millimètres et présente une ouverture circulaire par où, grâce à une coulisse, sort ou rentre un crayon dermographique logé dans l'instrument. Ce plessigraphe permet de percuter une surface très limitée et a le grand avantage, en raison de son petit diamètre qui est près de 1 centimètre, de transmettre facilement, au doigt qui percute, les vibrations qui indiquent le plus ou moins de résistance de l'organe percuté. Toutefois, je dois dire que, par suite de l'étroitesse de son extrémité appliquée, on est exposé à causer de la douleur lorsqu'il faut, pour déterminer les limites de parties d'organes profondément situées, appuyer fortement le plessigraphe sur la peau et percuter avec une certaine force.

Cet inconvénient m'a donné l'idée de modifier l'instrument de l'éminent clinicien. Je lui ai emprunté la tige que je considère comme une heureuse innovation, attendu qu'un corps long et étroit transmet mieux les vibrations qu'un corps plat. Seulement, pour éviter la douleur causée par la pression sur la peau de l'extrémité inférieure de la tige, celle-ci se termine par une petite plaque. Voici d'ailleurs, la description de ce plessimètre (Voir pl. I) que je désigne sous le nom de *plesselimite*, attendu qu'il est construit dans le but d'arriver facilement par la percussion à limiter sur la peau la plupart des viscères.

Il est formé d'une tige cylindrique en acier haute de 8 ctm. et mesurant 3 millimètres de diamètre; elle présente à sa partie moyenne un renflement olivaire quadrillé destiné à saisir le *plesselimite* et à le maintenir appliqué sur la peau.

Cette tige offre à son extrémité supérieure un renflement plus considérable à surface culminante légèrement excavée et

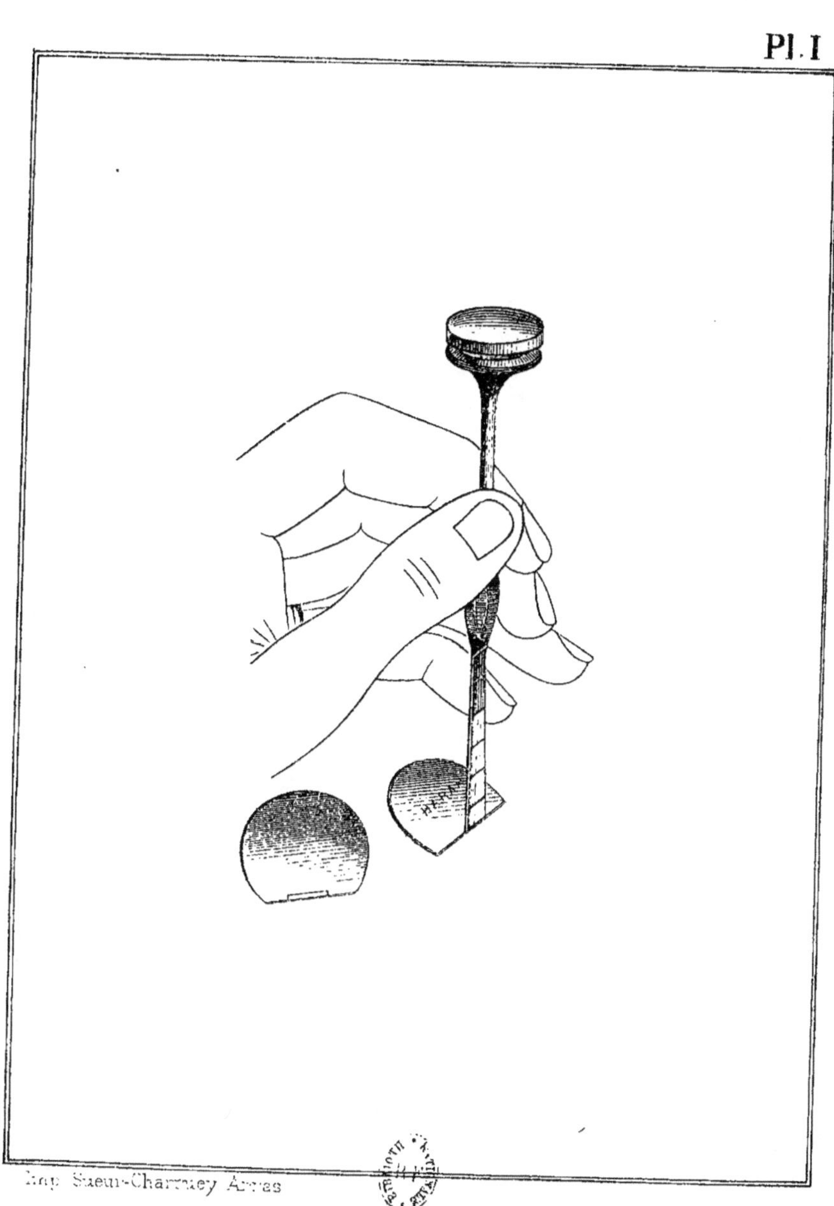

Ce plessélimile a été construit par Mᵣ J. Haran
12, Rue Lacépède, Paris.

sur laquelle frappe la pulpe du doigt ; c'est la tête du plesse-limite ou *extrémité percutée*.

Inférieurement, la tige est soudée sur le bord d'une plaque en acier de la forme, de la grandeur et de l'épaisseur d'une pièce de 0,50 centimes. Cette plaque qui constitue la base de l'instrument ou *extrémité appliquée*, forme avec la tige un angle de 80°. Du côté de cet angle la plaque est limitée par un bord droit que j'appelle *bord-limite* puisque c'est contre ce bord que l'on doit conduire le crayon destiné à tracer la limite des organes.

La tige est aplatie dans le voisinage de la plaque et mesure 5 millimètres au point où elle y adhère. Son extrémité inférieure déborde un peu la face inférieure de la plaque de près d'un millimètre, de manière à former un petit talon large d'un millimètre et long de cinq. J'ai choisi l'acier parce que c'est la substance qui conduit le mieux les vibrations.

Il résulte de ces dispositions, surtout de la légère inclinaison de la plaque sur la tige et de la légère saillie de l'extrémité inférieure de celle-ci que quand le plesselimite est appliqué et appuyé sur la peau, il ne cause pas de douleurs, bien que la pression s'exerce principalement sur une surface étroite large d'un millimètre et longue de cinq.

On comprend qu'avec cet instrument le choc percuteur n'a lieu que sur une portion d'organe fort petite ; aussi, lorsque l'on passe d'un viscère à un autre les différences de sonorité et de résistance sont tranchées avec une netteté évidente.

Pour se servir de ce plesselimite, voici les règles à observer :

1° On saisit la tige entre le pouce et l'index de la main gauche au niveau de la partie renflée, et l'on applique la plaque sur la région de la peau située au-dessus de l'organe que l'on veut percuter, ou dans le voisinage de son pourtour, en ayant soin d'appuyer plus ou moins fort selon qu'il se trouve plus ou moins profondément situé. Lorsqu'il est nécessaire de bien déprimer les parties molles il suffit d'appuyer aussi sur la face supérieure de la plaque avec l'annulaire de la même main.

2° Le bord limite de la plaque doit toujours être tourné du côté opposé à l'organe que l'on se propose de limiter et avoir une direction parallèle, ou à peu près, à celle de cette limite.

3° Il est important de percuter en commençant par l'organe le moins dense et le plus sonore pour se diriger, peu à peu, vers celui qui offre plus de résistance et moins de sonorité. En procédant de cette manière on sent mieux les différences parce que l'on passe par des sensations qui augmentent d'intensité, tandis qu'il n'en serait pas de même si l'on procédait en sens inverse.

4° La percussion doit s'exercer perpendiculairement sur la tête du plesselimite avec l'extrémité du médius de la main droite, et par des mouvements d'abaissement et d'élévation de la main en arc de cercle dont le centre se trouve dans l'articulation du poignet. Il importe que l'instrument soit tenu fermement appliqué par la main gauche et que la direction donnée au doigt-percuteur soit exactement sur le prolongement de celle de la tige. Sans ces précautions on imprime au plesselimite des mouvements qui nuisent à la netteté des sensations. Je préfère le médius comme organe percuteur parce que se trouvant dans l'axe de la main il est mieux disposé pour transmettre la résultante des contractions musculaires. Un autre précepte, c'est de porter court l'ongle de ce doigt afin d'éviter le bruit qu'il causerait en frappant sur la tête du plesselimite.

5° Tout en percutant on déplace peu à peu le plesselimite, et aussitôt que le son et la résistance changent brusquement, ce changement indique que l'on est au-dessus de l'organe que l'on veut limiter. Il est nécessaire de s'y reprendre à plusieurs fois afin de bien juger de la différence des sensations perçues, et d'être certain que l'on est sur la limite de l'organe que l'on explore. Une autre remarque importante c'est d'éviter les glissements de la peau par les déplacements de la plaque ou par toute autre cause.

Une fois que la netteté des sensations fournies par l'ouïe, la

pulpe du doigt et les muscles de l'avant-bras ne laisse plus de
doutes, on trace contre le bord de la plaque un trait sur la
peau, ou l'on fait un point avec un petit crayon Faber. On
procède de la même façon pour limiter divers points du pourtour de l'organe exploré.

ARTICLE II.

DES RAPPORTS QUE LES LIMITES DU CŒUR, DE SES CAVITÉS ET DE SES GROS VAISSEAUX, AFFECTENT AVEC LES PAROIS DU THORAX.

Pour le cœur, comme pour tous les organes dont on veut
tracer, au moyen de la percussion, les limites sur la peau, la
première condition c'est de savoir exactement à quelle partie
du tronc correspond l'organe que l'on se propose de limiter.
Ce précepte, qui sera peut-être considéré d'une banalité à faire
sourire, est cependant d'une importance capitale. Que de fois
n'ai-je pas vu des médecins délimiter gravement sur la peau
des organes à côté de leur situation réelle !

Le cœur, malgré ses battements qui indiquent son siège, est
généralement mal limité. Cela tient à ce que l'on ne connaît pas
assez exactement la région de la paroi antérieure de la poitrine
à laquelle il correspond. Que de fois aussi n'ai-je pas étonné
des médecins en traçant la limite de l'oreillette droite 2 ctm.
et plus en dehors du bord droit du sternum ? *Comment, me
disaient-ils, le cœur va jusque là ? Cela n'est pas possible !*

Piorry lui-même, malgré ses nombreux travaux sur le plessimétrisme, a fait figurer le cœur sur la paroi antérieure de la
poitrine dans une situation inexacte. Il suffit, pour s'en convaincre, de jeter un coup d'œil sur son atlas de plessimétrie
qui contient beaucoup de planches de fantaisie et de s'arrêter,
par exemple, aux planches XI, XVII et XXX, pour voir que cet
auteur a placé le cœur beaucoup trop bas et à une distance
considérable du mamelon gauche, alors qu'à l'état normal la
limite du ventricule gauche passe par cette éminence.

A force de me livrer à la plessimétrie du cœur sur le vivant et sur le cadavre, j'ai fini par remarquer que normalement les limites de ce viscère, tracées sur la région antérieure de la poitrine, passent ordinairement par les mêmes points ou s'en écartent à peine. Ainsi, la limite du ventricule gauche se confond, dans une partie de son étendue, avec une ligne oblique passant par le centre du mamelon gauche et la partie de l'extrémité interne de la clavicule droite qui fait saillie au-dessus de la fourchette du sternum. Je la désigne sous les noms de *ligne mamelo-claviculaire droite.* (Voir la ligne AC sur la pl. II).

Celle du ventricule droit se confond aussi en grande partie, avec une ligne partant du centre du mamelon droit, se dirigeant vers l'extrémité antérieure de la sixième côte gauche et passant par un point situé *chez l'adulte,* 6 ctm. 1/2 à 7 ctm., verticalement au-dessous du mamelon gauche. Je l'appelle la *ligne mamelo-costale gauche.* (Voir ligne FA, pl. II).

Enfin la partie la plus saillante de la courbe formant la limite de l'oreillette droite a pour tangente une ligne verticale, parallèle à la *ligne médio-sternale* et située ordinairement chez l'adulte, de 4 ctm. 1/2 à 5 de cette dernière. Je la qualifie sous les noms de *ligne vertico-auriculaire droite.* (Voir la ligne CB, pl. II).

Pour indiquer la limite de l'oreillette droite, il m'est arrivé fréquemment de mesurer la distance qui la sépare du bord du sternum et qui est en général de 2 ctm. Seulement, ce mode de procéder offre des inconvénients en ce sens qu'il arrive assez souvent qu'il n'est pas possible de bien déterminer, à travers la peau, les bords du sternum. Aussi, ai-je préféré prendre pour point de repère une ligne verticale partant du milieu de la fourchette vers l'apendice xiphoïde en divisant le sternum en deux parties égales. C'est la ligne *médio-sternale.* (Voir la ligne MS, pl. II).

En jetant un coup d'œil sur cette planche faite d'après nature sur un adulte et avec une réduction de grandeur de 3/5, il est facile de voir que les lignes que je viens de signaler for-

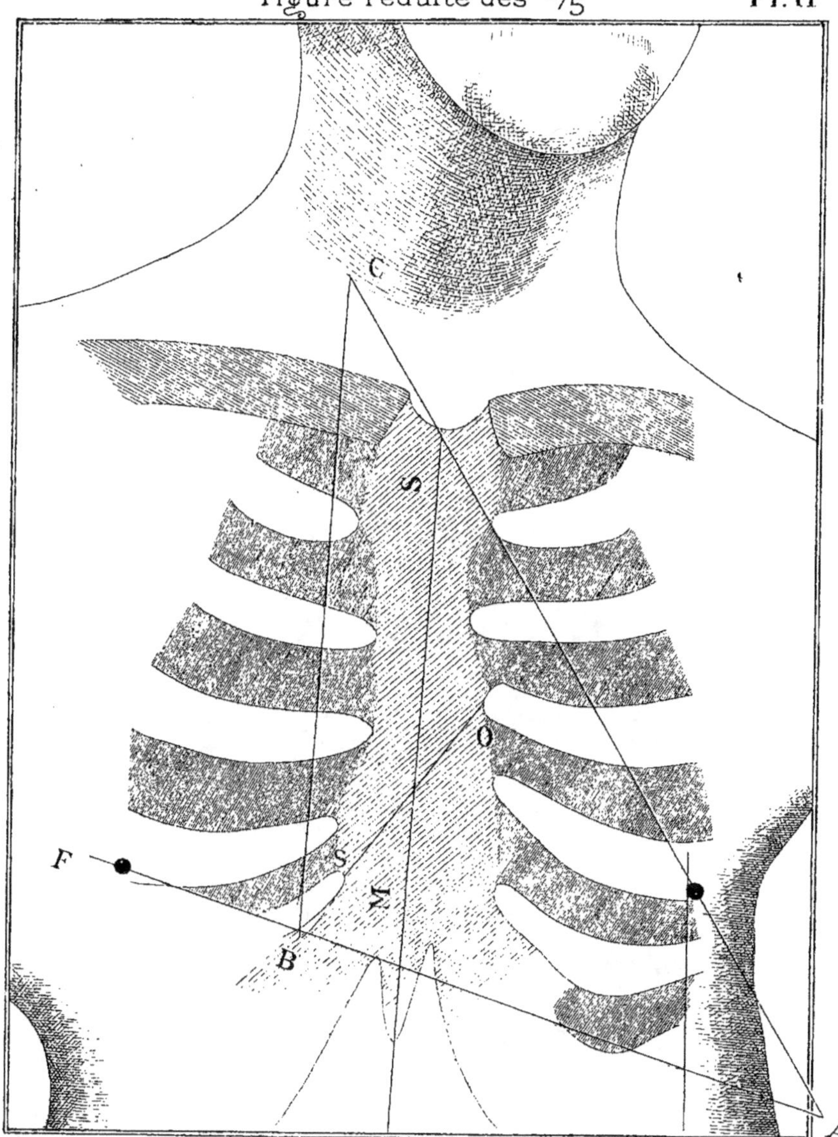

AC — Ligne mamelo-claviculaire droite.   MS — Ligne médio-sternale.
FA — Ligne mamelo-costale gauche.   SO — Ligne sternale oblique
CB — Ligne vertico-auriculaire droite   ABC — Triangle cardiaque.

ment un triangle dont la base répond à la *ligne mamelo-clari-culaire droite.*

En raison du peu de différence qui existe entre la longueur des côtés AB et CB, ce triangle peut être considéré comme presque isocèle.

Sur la pl. II l'angle A se trouve en dehors du tronc ; mais sur le sujet, en faisant suivre aux lignes la courbe du thorax, il est situé en avant de la paroi latérale gauche.

C'est sous ce triangle que se trouvent le cœur et les gros vaisseaux ; les ventricules répondent à la plus grande partie de l'angle BAC ; les oreillettes et les gros vaisseaux à l'angle BCA.

Pour se convaincre de ces faits, il suffit de regarder la pl. III où l'on voit les ventricules situés dans la partie infé-rieure du triangle, et les oreillettes et les gros vaisseaux dans la partie supérieure. Il n'y a que l'auricule gauche qui déborde la ligne *mamelo-claviculaire droite.*

En raison de l'importance de ce triangle au point de vue de la plessimétrie du cœur, je le nomme *triangle cardiaque.*

La base des ventricules offre une direction sensiblement analogue à celle d'une ligne réunissant les extrémités anté-rieures du troisième espace intercostal gauche et du cinquième droit. Je l'appelle la *ligne sternale oblique.*

L'oreillette gauche cachée par les gros vaisseaux ne répond à la partie antérieure du thorax que par son auricule. Mais en revanche, il est facile de la trouver dans le dos où elle est située au niveau de la septième vertèbre dorsale, dans une étendue dont la hauteur est en moyenne de 5 ctm.

ARTICLE III.

DE LA PLESSIMÉTRIE DU CŒUR OU CARDIOMÉTRIE.

Avec les indications que je viens de donner et les tracés de la pl. II, il est facile de trouver le cœur. La première chose à faire pour le médecin qui n'est pas bien familiarisé avec la plessimétrie, c'est de tracer sur le sujet le *triangle cardiaque.*

Le tracé fait, on commence par aller à la recherche de la limite du ventricule gauche. Pour cela on place le plesselimite un peu au-dessus du mamelon, à quelques centimètres de la ligne *mamelo-claviculaire droite*, en appuyant assez fort pour déprimer les muscles pectoraux, et l'on percute avec l'extrémité du médius droit perpendiculairement sur la tête du plesselimite dont la plaque est ramenée peu à peu vers la ligne précitée, jusqu'à ce que l'on rencontre à la percussion une sensation de résistance qui est fournie par l'extrémité du doigt et par les muscles de l'avant-bras.

Si le cœur est à l'état normal, la limite du ventricule gauche correspond en grande partie à la ligne de base du *triangle cardiaque* ; si le ventricule est dilaté ou rétréci, sa limite se trouve en dehors ou en dedans de cette ligne, à une distance variable suivant le degré de dilatation ou de rétrécissement. Il en est de même lorsqu'il y a déplacement du cœur. Alors la limite varie suivant que le cœur est déplacé dans un sens ou dans un autre.

Pour limiter le ventricule gauche il importe de percuter profondément à cause de la lame épaisse du poumon qui le recouvre.

Cette lame s'avance plus ou moins sur la face antérieure du cœur, suivant surtout le volume de ce viscère. On peut voir sur la pl. III qu'elle recouvre environ le tiers de cette face. Seulement, il est possible, dans de certaines limites, de faire varier l'étendue de ce recouvrement. Il suffit de faire faire une forte inspiration pour constater que le bord antérieur du poumon gauche s'avance vers le sternum et recouvre une grande partie de la face antérieure du cœur, tandis que dans une expiration prolongée, le poumon abandonne ce viscère et ne le recouvre plus qu'en faible partie.

Le précepte que je donne d'exercer une percussion profonde, est d'autant plus important que si l'on se bornait à une percussion superficielle, on placerait infailliblement, comme je l'ai vu faire souvent, la limite du ventricule gauche bien en dedans de sa limite réelle.

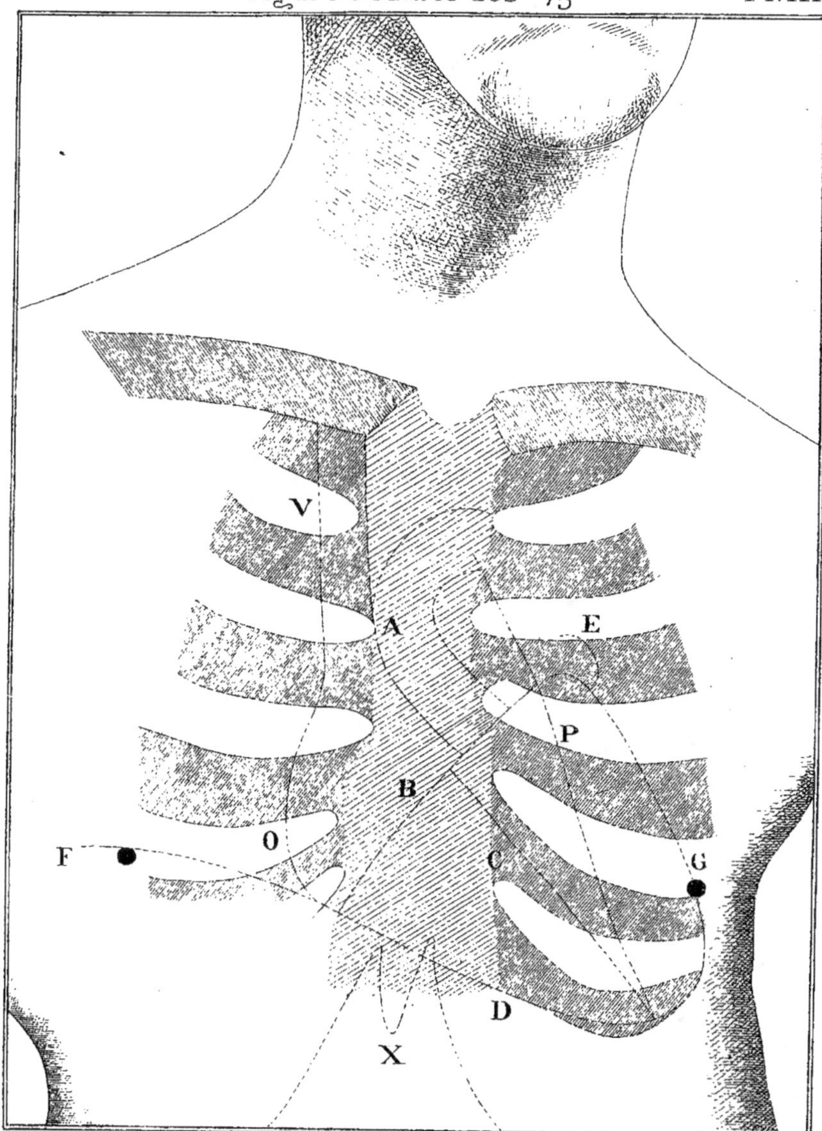

A _ Crosse de l'aorte.
B _ Base des ventricules.
C _ Cloison interventriculaire.
D _ Limite du ventricule droit.
F _ Limite supérieure du foie.
G _ Limite du ventricule gauche,
passant par le mamelon.

E _ Auricule gauche.
O _ Limite de l'oreillette droite.
P _ Limite du bord antérieur du
poumon gauche.
V _ Veine cave supérieure.
X _ Appendice xyphoïde du sternum.

Pour déterminer la limite de l'oreillette droite, il faut commencer par tracer celle de la face supérieure du foie. On y parvient en plaçant la plaque du plessimètre quelques centimètres au-dessus du mamelon droit, et en la descendant peu à peu, tout en percutant, vers cette éminence jusqu'au point où l'on rencontre de la résistance, ce qui indique que la plaque se trouve au niveau du foie. Après avoir marqué ce point sur la peau par un trait au crayon Faber, on recommence pour continuer à limiter l'organe hépatique jusque dans le voisinage du sternum.

La limite supérieure de ce viscère étant tracée, l'on sait que c'est au-dessus qu'il faut chercher celle de l'oreillette droite. Dans ce but on place la plaque du plessimètre 7 à 8 ctm. en dehors et à droite de la ligne médio-sternale, et l'on percute tout en ramenant peu à peu la plaque vers cette ligne jusqu'au moment où l'on rencontre par le doigt percutant une résistance qui est le signal de la présence de l'oreillette. L'on fait un trait sur la peau et l'on continue pour limiter tout le pourtour de la face externe de cette cavité.

Quand on a l'habitude de la plessimétrie, on se borne à tracer la limite tangente à la partie la plus saillante de la courbe auriculaire, saillie qui se trouve facilement en sachant qu'elle est située 2 à 3 ctm. au-dessus du foie. Cette limite suffit pour s'assurer de la capacité de l'oreillette. En effet, si elle est placée, chez l'adulte, de 4 ctm. 1/2 à 5 de la ligne médio-sternale, on juge qu'elle est à l'état normal ; tandis que si elle en est notablement éloignée ou rapprochée, on en conclut que cette cavité est dilatée ou rétrécie.

Comme pour le ventricule gauche, il faut, afin de tracer exactement la limite de l'oreillette droite, percuter assez fort à cause de la présence du poumon droit qui la recouvre en partie.

La détermination précise de la limite externe de cette oreillette est d'une grande importance en ce sens qu'elle permet de juger l'état de la circulation pulmonaire. Aussi je n'hésite pas à la considérer comme un *hémomètre vivant* qui nous avertit des variations de pression que subit le sang de l'artère pulmonaire. Ainsi, quand chez un adulte la limite de l'oreillette droite passe de 4 ctm. 1/2 à 5 de la ligne médio-sternale, on doit penser que la circulation pulmonaire se fait librement. Si elle est à 6 ctm. et que le sujet n'est ni pléthorique, ni grand buveur, ni coureur ou asthmatique, il est permis de soupçonner un léger embarras dans cette circulation. Lorsque la limite est à 7 ctm. de la ligne médio-sternale, l'embarras n'est pas douteux ; à 8 et 9 ctm. il est considérable et indique une forte élévation de la pression du sang de l'artère pulmonaire. Dans ces cas, quelques fortes inspirations provoquent une diminution de l'oreillette plus considérable que celle qui se manifeste par la même cause quand elle n'est pas dilatée.

Il arrive parfois qu'elle augmente par le fait d'une ou de plusieurs inspirations profondes. Ceci se produit lorsqu'il existe un obstacle à l'arrivée du sang veineux sous-diaphragmatique. Aussi, avant de s'appuyer sur son volume pour apprécier la pression du sang de l'artère pulmonaire, il faut d'abord s'assurer qu'il n'existe pas d'obstacle à la circulation de la veine cave inférieure et de la veine porte ; ce qui est facile à faire en procédant comme il suit.

Quand on soupçonne un de ces obstacles sur un individu, on le fait coucher horizontalement, et après avoir limité son oreillette droite, on lui fait lever par un aide les membres inférieurs en l'air. Si le sang de la veine cave inférieure arrive facilement dans la cavité auriculaire, presque aussitôt on constate par la percussion qu'elle s'est dilatée de plusieurs centimètres, et l'on conclut qu'il n'y a pas d'obstacle de ce côté-là. Pour celui qui consisterait dans un embarras de la circulation hépatique, il suffit de faire faire au sujet quelques inspirations profondes et d'observer ses effets sur l'oreillette. Si elle diminue on peut conclure hardiment que la circulation du foie se fait facilement ; le contraire indiquerait une congestion hépatique.

La fixation de la limite du ventricule droit se fait en prenant pour guide la *ligne mamelo-costale gauche*. On place la plaque du plesselimite au-dessous de cette ligne et l'on percute en s'en rapprochant peu à peu, et en la dépassant, s'il le faut, jusqu'à ce que l'on rencontre, au moyen du doigt percutant, un changement de sensation indiquant plus de résistance. Cette différence de résistance apprend que le plesselimite cesse d'être au niveau du foie et se trouve au-dessus du ventricule droit.

Comme il est, ainsi que le foie, en contact avec la paroi thoraco-abdominale, il suffit de percuter légèrement pour en déterminer la limite. Cependant, je dois dire que si cette détermination est facile lorsque l'on passe de l'estomac sur le ventricule droit, elle ne l'est pas toujours entre lui et le foie. Il faut quelquefois aller avec le plesselimite, à plusieurs reprises, d'un organe à l'autre pour bien sentir les différences qu'ils fournissent et tracer la ligne qui les sépare.

La base du cœur répond à peu près à une ligne oblique s'étendant de la partie du bord sternal correspondant au troisième espace intercostal gauche vers celle qui termine le cinquième espace intercostal droit. (Voir pl. II S O). Pour la déterminer il faut percuter en ramenant peu à peu, et parallèlement à cette ligne, la plaque du plesselimite vers le cœur et marquer d'un trait le point où l'on rencontre une résistance qui d'ordinaire est nettement tranchée.

La cloison n'est pas bien difficile à limiter. On la trouve en percutant du cœur droit vers le gauche. Aussitôt que la résistance augmente, on peut être certain que l'on est sur la cloison.

L'aorte se limite aussi assez facilement. Il suffit de regarder la pl. III pour savoir comment il faut procéder. En général, elle commence à partir de l'extrémité antérieure du troisième espace intercostal gauche ; toutefois, sur la pl. III elle est un peu au-dessous. Cela tient, ainsi qu'il est facile de le constater, à ce que sur le sujet qui a fourni cette figure le troisième espace intercostal gauche se trouve plus élevé que celui du côté opposé.

Il est aussi possible de limiter, ainsi qu'on peut le voir sur la

pl. III, la veine cave supérieure, le tronc de l'artère pulmonaire et l'auricule gauche.

Pour l'oreillette gauche il faut, comme je l'ai dit plus haut, la
percuter dans le dos. On compte d'abord les vertèbres dorsales
en commençant au-dessous de la proéminente et, arrivé au
niveau de la 7ᵉ, on fait une croix sur la peau indiquant son niveau.
Alors on détermine sa limite supérieure en dirigeant la plaque
du plesselimite, tout en percutant de haut en bas. Cette limite
se reconnaît à une résistance nettement tranchée. Pour la limite
inférieure on procède en sens inverse.

Les dimensions plessimétriques du cœur varient même chez
l'adulte bien portant, suivant un grand nombre de circonstances.
Ainsi, toutes choses étant égales d'ailleurs, l'homme qui se
livre à des travaux physiques a le cœur plus gros que l'homme
de bureau ; le pléthorique l'emporte aussi, à ce point de vue, sur
l'anémique ; il en est de même des grands buveurs et des
grands mangeurs. Cependant, malgré ces différences dont il
est facile de saisir la raison, je puis dire qu'en général le cœur
mesure 12 ctm. de la base des ventricules à la pointe et presque
autant à la base. L'oreillette gauche a 5 ctm. de hauteur.

Ces chiffres ont leur importance, surtout pour l'oreillette gauche ; mais je dois dire que c'est principalement par les rapports
que les limites du cœur affectent avec les côtés du *triangle cardiaque* qu'il est possible et facile de juger son état. Ce qui me fait
parler ainsi c'est que, sur les individus bien portants, j'ai toujours trouvé la limite du ventricule gauche en rapport avec la
ligne mamelo-claviculaire droite ; celle du droit en rapport avec
la *ligne mamelo-costale gauche* ; enfin celle de l'oreillette droite
en rapport avec la *ligne vertico-auriculaire droite*. Ces relations
se comprennent en sachant que, normalement, toutes les parties
du corps et tous les organes se développent d'une façon harmo-
nique. Aussi, quand je percute un cœur, ma préoccupation
n'est pas tant de chercher combien il mesure de centimètres
dans tel ou tel diamètre ; c'est surtout de savoir si les limites

des ventricules et de l'oreillette droite sont en rapport avec les côtés du triangle cardiaque. S'il en est ainsi je conclus que le cœur a son volume normal ; si au contraire la limite de l'une ou de plusieurs des cavités cardiaques passe en dehors ou en dedans des côtés de ce triangle, je conclus que cette ou ces cavités sont ou dilatées ou rétrécies.

Quant à l'oreillette gauche, sa dilatation ou son rétrécissement se traduisent à sa *partie supérieure* dont la limite s'élève ou s'abaisse, suivant que l'oreillette se dilate ou se rétrécit. Inférieurement, cet organe reposant sur le centre phrénique ne subit pas, dans sa limite inférieure, de changements bien appréciables. Les variations du volume de l'oreillette gauche se trahissent aussi en avant par des dilatations ou des resserrements de l'auricule, sensibles à la percussion.

Remarques.

Dans l'exposé qui précède je me suis appuyé pour tracer les limites du cœur sur la résistance plus grande que ce viscère imprime au doigt qui percute le thorax au niveau de ses cavités. Cela ne veut point dire qu'il ne fournit pas aussi des changements de son. Il est bien connu qu'il donne un son plus ou moins mat à l'endroit des régions qui ne sont pas recouvertes par les poumons. Ces changements dans les sensations fournies par le son s'unissent à ceux qui se manifestent dans les sensations du toucher et du sens musculaire pour concourir à renforcer un état de conscience qui permet à l'explorateur d'affirmer qu'il est bien sur les limites du cœur. Toutefois, en ce qui me concerne, je dirai que c'est surtout par le plus ou moins de résistance au doigt percutant que je détermine les limites des organes. Cela est si vrai que j'arrive à la même précision en me bouchant les oreilles avec de la ouate.

Pour la plessimétrie du cœur comme pour celle d'autres viscères, il est une précaution qu'il importe de ne pas méconnaître ni d'oublier : c'est d'éviter les déplacements de la peau, soit par des changements d'attitude du corps ou des membres, soit par le plesselimite. Pour montrer combien ces déplacements cutanés peuvent fausser les données plessimétriques, je prendrai comme exemple la limite du ventricule gauche. Si l'on détermine cette limite en faisant descendre la peau avec le plesselimite vers la *ligne mamelo-claviculaire droite* il arrivera qu'après l'enlèvement de l'instrument, le tracé cutané se trouvera porté, par suite de l'élasticité de la peau, bien en dehors de cette ligne et ne correspondra plus à la limite du ventricule gauche.

Si cet organe est limité, le bras gauche écarté du tronc, il se produira un effet inverse, c'est-à-dire qu'en le rapprochant, le tracé cutané se reportera vers la ligne médio-sternale et se trouvera en dedans de la limite réelle du ventricule.

Signes abréviatifs.

Pour abréger mon travail et éviter la réimpression des mêmes mots, je conviens à l'avance que sur la planche II,

1° Ligne M. C. D. veut dire ligne mamelo-claviculaire droite ;

2° Ligne M. S.　　　 »　　 » 　ligne médio-sternale ;

3° Ligne S. O.　　　 »　　 » 　ligne sternale oblique allant de l'extrémité antérieure du 5e espace intercostal droit à l'extrémité antérieure du 3e gauche.

4° ligne V. A. D. veut dire ligne vertico-auriculaire droite ;

5° ligne M. Cᵈˡ G.　　 »　　 ligne mamelo-costale gauche ;

Les lettres majuscules :

C. G. veulent dire : Cœur gauche ;

C. D.　　　　 » 　　　 Cœur droit ;

V. G.　　　　 » 　　　 Ventricule gauche ;

V. D.　　　　 » 　　　 Ventricule droit ;

O. G.　　　　 » 　　　 Oreillette gauche ;

A. G.　　　　 » 　　　 Auricule gauche ;

O. D.　　　　 » 　　　 Oreillette droite ;

Dans le cours de ce travail les mêmes lettres auront la même signification que ci-dessus.

CHAPITRE III.

DU RÔLE COMPARÉ DES CANAUX DES POUMONS ET DES LOIS
DE LA CIRCULATION PULMONAIRE.

ARTICLE I.

RÔLE COMPARÉ DES CANAUX PULMONAIRES.

L'anatomie nous montre :

1° Que les dernières divisions bronchiques arrivent aux lobules pulmonaires ;

2° Qu'elles s'y subdivisent et s'y distribuent pour aboutir aux lobules primitifs, en présentant sur leurs parois de petites évaginations, — les alvéoles, — qui deviennent d'autant plus nombreuses qu'on approche de la terminaison de ces lobules ;

3° Que les petites divisions de l'artère pulmonaire se capillarisent sous l'épithélium aplati des bronchioles terminales, des conduits alvéolaires ou lobulaires primitifs et des alvéoles ;

4° Que l'origine des veines pulmonaires a lieu par des veinules qui naissent des capillaires précités et de ceux qui proviennent de la capillarisation des artères bronchiques dans les dernières divisions des bronches et dans les bronchioles ;

5° Que par le fait de la minceur des plaques épithéliales qui recouvrent la face interne des bronchioles, des conduits alvéolaires et des alvéoles, ainsi que de celle des parois de leurs nombreux capillaires, l'air n'est séparé du sang que par une mince couche de tissu conjonctif :

6° Que par suite de ces dispositions, les lobules pulmonaires

5.

doivent être considérés comme les organes de l'hématose, en raison des échanges gazeux qui se font au niveau de la face interne de leurs canaux et alvéoles aérifères, entre l'air atmosphérique et le sang contenu dans le réseau capillaire de leurs parois. Pour la commodité du langage, je désignerai l'ensemble des surfaces des bronchioles et des alvéoles sous le nom de *champ respiratoire*.

La physiologie nous apprend que la respiration a pour objet de mettre dans les lobules pulmonaires l'air en contact médiat avec le sang noir dans le but de le changer en sang rouge en fournissant de l'oxygène aux hématies et en lui enlevant de l'acide carbonique.

Pour que cette opération s'accomplisse normalement, il faut une quadruple condition : 1° de l'air dans les canaux aérifères des lobules pulmonaires et du sang dans les capillaires de leurs parois ;

2° Le renouvellement de l'air entré dans ces canaux et du sang contenu dans leurs capillaires.

Ces conditions sont subordonnées aux mouvements respiratoires. D'abord, c'est l'*inspiration*. Sous l'influence de ce mouvement tous les canaux pulmonaires se dilatent ; et, en même temps que l'air s'introduit dans les canaux aérifères pour déplisser le *champ respiratoire* et baigner sa surface, le sang afflue dans le réseau capillaire qui le tapisse, de sorte que sous l'action d'un même mouvement et d'un même mécanisme, l'air et le sang vont réciproquement à leur rencontre. Il y a toutefois une première différence à signaler pour le moment ; c'est que l'air n'arrive sur le champ respiratoire que par une seule voie, tandis que le sang qui remplit les capillaires y afflue par une double source : il vient surtout de l'artère pulmonaire et du cœur droit ; mais aussi, en partie, des veines pulmonaires par un arrêt et même par un mouvement rétrograde, qui, dans les fortes inspirations, se fait sentir jusque dans le ventricule gauche.

Ce phénomène s'explique par l'action dilatatrice que l'inspiration exerce, sans distinction, sur tous les canaux des poumons. D'ailleurs, on en comprend la nécessité en pensant que si les capillaires respiratoires n'étaient pas distendus par le sang dont la circulation est par ce fait un court instant interrompue, comme celle de l'air, les phénomènes de l'hématose seraient entravés dans leur accomplissement.

En second lieu, c'est *l'expiration*. Par ce mouvement tous les canaux pulmonaires se resserrent et chassent leur contenu. Aussi, au moment même où l'air sort des poumons par les orifices extérieurs des voies respiratoires, le sang en sort également par les orifices des veines pulmonaires en même temps que la tension de l'artère pulmonaire s'élève, d'où augmentation de volume du cœur droit à la suite d'une forte expiration en même temps que du cœur gauche.

Contrairement à ce qui se passe dans l'inspiration, ce mouvement a pour effet d'éloigner les deux fluides qu'elle avait mis en contact médiat.

Le rapprochement que je viens de faire entre les canaux aérifères et sanguins montre qu'il y a entre eux, analogie de rôles lorsqu'il s'agit de mettre l'air et le sang en présence dans le *champ respiratoire* ou de les en éloigner. Mais cette analogie cesse quand on examine, je ne dis pas la nature des fluides qui y circulent — cela va de soi — mais leurs qualités considérées au point de vue physiologique. Ainsi, tandis que dans un mouvement d'inspiration les canaux aérifères conduisent sur le *champ respiratoire* un air pur, les divisions de l'artère pulmonaire transportent dans les capillaires du même champ un sang altéré dans ses propriétés vivifiantes par une perte d'oxygène et un excès d'acide carbonique.

Dans l'expiration, les rôles des canaux précités subissent un changement inverse. Par suite des échanges gazeux qui se font entre l'air et le sang à la surface du champ respiratoire, c'est l'air qui s'altère et le sang qui s'épure, de sorte qu'alors les conduits aérifères transportent au dehors un air vicié, tandis que les veines pulmonaires avec leurs divisions conduisent au cœur gauche un sang revivifié.

D'autres différences sont à signaler dans les circonstances qui concourent à l'exécution du rôle des canaux aérifères et sanguins. Au moment de la dilatation des premiers l'air y entre par le seul fait de la pression de l'atmosphère ; il en sort pendant leur resserrement pour être rendu au même milieu. Il n'en est pas complètement de même en ce qui concerne les vaisseaux. Il est bien vrai que dans un mouvement d'inspiration la pression atmosphérique intervient pour faire cheminer le sang dans les divisions et les capillaires de l'artère pulmonaire dilatés par ce mouvement ; mais il est également vrai qu'un autre facteur s'associe, dans le même but, à la pression atmosphérique : c'est la tension du sang de l'artère pulmonaire et les contractions du ventricule droit.

Pendant l'expiration le sang est chassé des capillaires *du champ respiratoire* dans les radicules, les ramuscules, les rameaux et les branches des veines pulmonaires pour être déversé par elles dans l'oreillette gauche qui forme une cavité bien préparée pour le recevoir ; de là le sang passe dans le ventricule.

La sortie du sang des poumons est due incontestablement au rétrécissement des vaisseaux. Toutefois elle est favorisée non seulement par la disposition de l'oreillette gauche que j'ai signalée, mais aussi par l'action aspiratrice du cœur gauche (1), et par ses contractions qui chassent le sang qu'il reçoit pour faire place à une autre ondée.

Aux analogies et aux différences que je viens d'exposer entre le rôle des canaux aérifères et sanguins, il faut ajouter encore une ressemblance négative qui mérite d'être signalée. Ainsi, de même que pendant l'immobilité des poumons, soit en expiration, soit en inspiration, l'air reste en repos dans les conduits aérifères, de même le sang ne tarde pas à s'immobiliser dans

---

(1) Cette action niée par les uns, admise par les autres, n'a jamais été démontrée. Pour moi je n'hésite pas à en admettre la réalité en me basant sur des expériences absolument convaincantes, mais qu'il serait trop long de comprendre dans cette étude.

les vaisseaux malgré les contractions du ventricule droit, d'où congestion des poumons et arrêt de la circulation pulmonaire.

Par contre, si au lieu d'un arrêt des mouvements respiratoires c'est une précipitation, alors la rapidité imprimée à la circulation du fluide aérien se fait également sentir sur le fluide sanguin, d'où accélération de la circulation pulmonaire et des battements du cœur.

Les rapports qui existent entre les conduits aérifères et les vaisseaux sanguins ne se bornent pas à des analogies et à des différences. Il existe aussi entre ces canaux des rapports de suppléance corrélative ; c'est-à-dire que si, dans un mouvement d'inspiration, il arrive que par suite d'un obstacle quelconque l'air ne puisse pas pénétrer ou difficilement, soit dans une partie, soit dans l'ensemble des conduits aérifères, alors c'est le sang qui afflue dans les vaisseaux pulmonaires là où l'air fait défaut, pour combler par la dilatation vasculaire, la tendance au vide produite dans l'arbre aérien.

De même si, par suite d'un obstacle à la circulation veineuse vers les poumons, le sang ne peut arriver en quantité suffisante pour remplir la tendance au vide qui s'est manifestée dans les divisions de l'artère pulmonaire pendant le mouvement d'inspiration, c'est l'air qui pénètre en plus grande quantité dans les canaux aérifères pour suppléer, à titre d'agent de remplissage, à l'insuffisance du sang.

Enfin, dans la circulation de l'artère et des veines pulmonaires, il existe un contraste constant qu'il importe de signaler. Le mouvement du sang dans ces deux ordres de vaisseaux peut être comparé aux plateaux d'une balance alternativement relevés et abaissés. En effet, quand le cours du sang s'accélère dans l'artère pulmonaire il se ralentit dans les veines et réciproquement. Ainsi, dans un mouvement d'inspiration le sang du cœur droit et de l'artère pulmonaire afflue dans ses divisions et les capillaires du *champ respiratoire*, tandis que le cours du sang des veines pulmonaires est ralenti, et peut même subir un mouvement rétrograde dans de fortes inspirations. C'est le contraire qui se passe dans l'expiration. Alors la marche du sang des veines pulmonaires est accélérée vers le cœur gauche, tandis que celle du sang du cœur droit est ralentie et même arrêtée, dans une forte expiration, par le resserrement que le mouvement expirateur imprime aux divisions de l'artère pulmonaire. Ceci explique les variations observées dans la tension sanguine de cette artère.

Les considérations qui précèdent méritent, vu leur importance, d'être condensées dans quelques propositions que je vais formuler sous le titre de *lois de la circulation pulmonaire*.

ARTICLE II.

LOIS DE LA CIRCULATION PULMONAIRE.

Ces lois sont au nombre de quatre :

PREMIÈRE LOI. — *Tout mouvement inspirateur cause, par la dilatation qu'il détermine dans l'ensemble des canaux pulmonaires, une diminution de pression qui provoque à la fois l'entrée de l'air dans les conduits aérifères et l'afflux du sang venant du cœur droit jusque dans les capillaires de l'artère pulmonaire, avec rétention et parfois même retour dans les rameaux et branches des veines pulmonaires de celui qui se dirige vers le cœur gauche.*

DEUXIÈME LOI. — *Tout mouvement expirateur provoque un rétrécissement des mêmes canaux qui force le sang à circuler et à sortir des vaisseaux des poumons, comme l'air sort de leurs conduits aérifères, avec cette différence que, ne pouvant repasser par son orifice d'entrée à cause des valvules sygmoïdes, il se rend dans les veines pulmonaires pour se déverser dans l'oreillette gauche.*

TROISIÈME LOI. — *La circulation de l'air dans les conduits aérifères et celle du sang dans les vaisseaux pulmonaires sont des faits dans un état de tendance constante de suppléance corrélative, c'est-à-dire que si, par une cause quelconque, l'air ne peut pénétrer facilement dans l'arbre aérien, le sang afflue en plus grande abondance dans l'ensemble des vaisseaux du poumon, et réciproquement.*

QUATRIÈME LOI. — *La circulation du sang dans les poumons est subordonnée, comme celle de l'air, aux mouvements respiratoires; elle se ralentit, s'arrête ou s'accélère suivant que ces mouvements s'affaiblissent, se suspendent ou se précipitent.*

Bien que ces lois aient été établies *a posteriori*, je les énonce comme si elles avaient été conçues *a priori*, en les faisant suivre de l'étude des faits sur lesquels elles reposent et dont elles sont l'expression des rapports constants de succession et de similitude qui les unissent.

Je procède ainsi pour bien mettre en lumière l'un des objets principaux de ce travail afin que le lecteur en soit pénétré, et qu'il lui serve de guide dans l'interprétation des observations et des expériences que je vais rapporter.

CHAPITRE IV.

DÉMONSTRATION DES LOIS DE LA CIRCULATION PULMONAIRE ET
DE LEUR SUBORDINATION AUX MOUVEMENTS DE DILATATION
ET DE RESSERREMENT DES POUMONS.

Comme cette démonstration repose sur une série de faits
anatomiques, physiologiques et pathologiques, et sur des observations et des expériences de diverses natures, ce chapitre sera
divisé en un grand nombre d'articles dont chacun comprendra
des faits spéciaux.

ARTICLE 1.

EXPOSÉ DES FAITS QUI M'ONT CONDUIT A LA DÉCOUVERTE DES LOIS
DE LA CIRCULATION PULMONAIRE. — EXPÉRIENCES PLESSIMÉ-
TRIQUES SUR LE CŒUR DE L'HOMME.

§ I. — *Influence de la course sur le volume des cavités cardiaques et sur les battements de cœur.*

Vers la fin de 1859, étant interne à l'hôpital d'Arras, je cher-
chais à découvrir la cause des battements de cœur occasionnés
par la course. Après avoir déterminé sur divers individus, par
la percussion, les limites du pourtour de l'O. D., du V. D. et du
V.G., je les faisais courir ou monter rapidement plusieurs étages.
A la suite de ces exercices, j'ai observé sur le cœur plusieurs
faits intéressants. D'abord, lorsque le coureur s'arrête on
constate immédiatement, outre l'essoufflement, une dilatation

FS _ Fourchette du sternum.
VCS _ Limite externe de la veine cave supérieure.
OD _ Limite externe de l'**OD**.
CG _ Limite externe du **CG**.
BC _ Base du cœur.
C _ Cloison.
CD _ Limite inférieure ou phrénique du **CD**.
MS _ Ligne médio-sternale.

Errata : page 76, au lieu de (voir Pl. **IV**, ligne 9)
"   lire ligne 2.
"   page 81, au lieu de (voir Pl. **IV**, ligne 11)
"   lire ligne 10 .

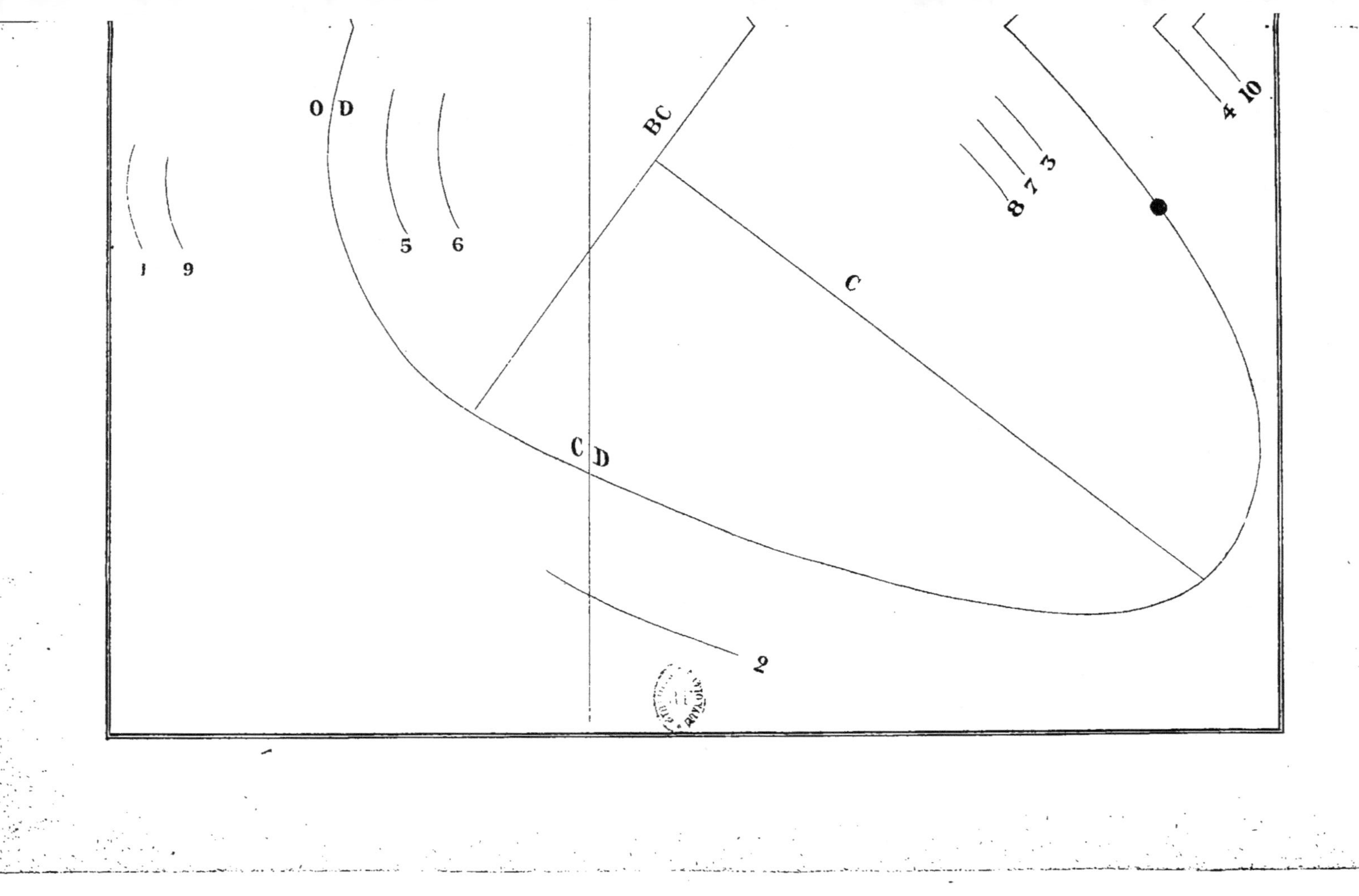
O D
1 9
5 6
BC
C
C D
8 7 3
4 10
2

énorme de l'O. D. dont la limite externe peut passer à plus de
8 ctm. de la ligne M. S. ; le V. D. est également dilaté ;
sa limite inférieure ou phrénique descend environ 2 ctm.
au-dessous de la ligne M. C^{al} G. (Voir pl. IV, lignes ponctuées
1 et 2). Par contre le V. G. diminue ; sa limite externe peut même
se trouver jusqu'à près de 2 ctm. en dedans de la ligne M. C. D.
qui passe par le M. G. (Voir pl. IV, ligne 8).

En même temps, j'ai remarqué un autre fait qui, malgré son
évidence, ne me paraît pas avoir attiré l'attention des physiologistes et des médecins : c'est qu'immédiatement après la course
les battements du cœur sont nuls ou faibles au niveau du cinquième espace intercostal, tandis qu'ils se font sentir énergiquement à la région épigastrique.

Sous l'influence des mouvements respiratoires précipités
l'aspect du cœur ne tarde pas à changer ; l'O. D. et le V. D.
diminuent peu à peu en même temps que le V. G. augmente ; de
sorte qu'après en général 2 minutes le volume des cavités cardiaques est en sens inverse. Alors les limites de l'O. D. et du
V. D. se trouvent en dedans des normales, et celle du V. G.
qui est dilaté passe 2 à 3 ctm. en dehors du mamelon. (Voir
pl. IV, lignes 4 et 10). Il en est de même pour l'O. G. dont
la limite postéro-supérieure s'élève.

A ce moment les battements du cœur ont cessé de se faire
sentir à la région épigastrique ; mais en revanche ils sont
violents et tumultueux au niveau de la région mammaire gauche.

Au bout de 5 à 6 minutes, davantage si la course a été
prolongée, l'équilibre se rétablit entre les cavités cardiaques qui
reprennent leur capacité ordinaire.

Ces faits montrent :

1° Que la course occasionne un ralentissement de la circulation pulmonaire, avec congestion des capillaires du champ
respiratoire, suivie de l'hypertension du sang contenu dans
l'artère pulmonaire et dans le C. D. dont les cavités se dilatent ;

2° Que pendant les quelques minutes qui suivent l'arrêt de la
course, les mouvements respiratoires précipités font arriver en

abondance dans l'O. G. et le V. G. le sang accumulé dans l'artère pulmonaire et ses ramifications, dans le C. D. et les veines qui y abouchent ;.

3° Que le retrait du C. G. par défaut de sang est suivi de sa dilatation pendant que son congénère diminue à son tour de volume ;

4° Que l'intensité des battements du cœur est due à l'accumulation du sang dans les ventricules, et que leur manifestation au niveau de la région épigastrique, puis de la région mammaire, s'explique parce que la dilatation ne porte d'abord que sur le C. D. et ensuite que sur le C. G.

§ II. — *Hypothèse sur les phénomènes précités. Leur vérification par les changements apportés dans le volume des cavités cardiaques par la suspension de la respiration, par les inspirations profondes, par les fortes expirations, par le phénomène de l'effort, par l'arythmie respiratoire, la toux et l'éternuement.*

Ces observations furent pour moi un trait de lumière. Elles me firent penser que si, pendant la course, le C. D. se dilate tandis que le gauche se rétrécit, c'est que le sujet fait en courant une série d'efforts pendant lesquels les mouvements respiratoires sont suspendus ou incomplets, et que l'arythmie ou la suspension de ces mouvements ralentit et arrête même momentanément la circulation du sang dans les vaisseaux des poumons, comme celle de l'air dans les conduits aérifères. Si, après la course le C. D. diminue alors que le C. G. se dilate, c'est que sous l'action des mouvements respiratoires fréquents et parfois profonds, il y a une accélération de la circulation pulmonaire au moyen de laquelle le sang, accumulé dans les organes et vaisseaux de la partie droite, s'est précipité dans ceux de la partie gauche en signalant son affluence par la dilatation du C. G. et l'intensité de ses battements.

Pour vérifier ces hypothèses je me suis assuré de l'influence qu'exercent sur le volume des cavités cardiaques, la suspension de la respiration, les mouvements d'inspiration et d'expiration, l'effort, l'arythmie respiratoire et la fréquence de la respiration.

A. Suspension de la respiration. — Par la suspension de la respiration j'ai constaté nombre de fois que l'O. D. augmente immédiatement de volume ainsi que le V. D. tandis que le gauche diminue. Après une minute d'arrêt l'O. D. se dilate généralement de 3 à 4 ctm., le V. D. de 2 ctm., et le V. G. diminue de plus d'un centimètre. Il en est de même de l'O. G. dont la limite supérieure descend d'un centimètre. (Voir pl. IV, lignes 1, 2 et 3).

Aussitôt la reprise des mouvements respiratoires le C. D. se rétrécit et le V. G. augmente au point que sa limite passe 2 ctm. au-delà de la normale. (Voir pl. IV, ligne 4). Il en est de même de l'O. G. dont la limite supérieure s'élève de 2 ctm.

B. Inspirations profondes. — Les inspirations profondes amoindrissent le volume des cavités cardiaques. J'ai observé qu'à la suite d'une seule inspiration profonde l'O. D. et le V. G. diminuent chacun d'un centimètre. (Voir pl. IV, lignes 5 et 3). Si l'on rend l'inspiration difficile en comprimant en partie les narines la diminution du cœur est plus prononcée ; elle est de 2 ctm. pour l'O. D. et d'un ctm. 1/2 pour le V. G. (Voir pl. IV, ligne 6 et 7).

Lorsque le mouvement inspirateur tend à s'effectuer, la bouche et les narines complètement fermées, la diminution du V. G. est portée à 2 ctm. (Voir pl. IV, ligne 8). Ce fait explique les arrêts du cœur observés quelquefois à la suite de profondes inspirations.

Quand les poumons restent quelques instants en état de dilatation inspiratoire, ou que les mouvements d'inspiration se continuent sans pénétration, ou avec entrée difficile de l'air dans les poumons, l'O. D. et le V. D. qui diminuent au moment de l'inspiration profonde, ne tardent pas à augmenter de volume. Ceci s'explique en sachant que l'immobilité des pou-

mons — qu'ils soient dilatés ou resserrés — cause un ralentissement suivi bientôt d'un arrêt de la circulation pulmonaire
qui entraîne forcément la dilatation du C. D.

Dans les cas où les mouvements d'inspiration se continuent
avec entrée difficile de l'air, ou qu'ils tendent à s'effectuer même
alors que l'obstacle à l'entrée de l'air est absolu, la dilatation
du C. D. qui succède à sa diminution est la conséquence de
l'état congestif des poumons, occasionné par une diminution
de pression de l'air atmosphérique des canaux aérifères due
aux mouvements d'inspiration et par l'hémospasie thoracique.

C. Expiration prolongée. — Les mouvements d'expiration
ont sur les cavités cardiaques un effet opposé à celui de
l'inspiration. Il suffit de faire faire une forte expiration pour
augmenter le volume du C. G. J'ai constaté dans ce cas que la
limite supérieure de l'O. G. passe 2 à 3 ctm. au-dessus de la
normale ; il en est de même pour le V. G. dont la limite passe
alors 2 ctm. et même davantage, en dehors du mamelon.
(Voir pl. IV ligne 4). Pour peu que l'expiration soit prolongée le
C. D. augmente aussi de volume.

D. Effort. — Le phénomène de l'effort réagit sur le volume
des cavités cardiaques d'une façon curieuse. En faisant faire
un effort à un individu immédiatement le V. G. augmente de
2 ctm. ; puis il diminue rapidement et descend, en moins de
15 secondes, 2 ctm. en dedans de sa limite normale, de sorte
qu'il y a un écart de 4 ctm. entre la limite du début de l'effort
et celle constatée 15 secondes après. (Voir pl. IV lignes 4 et 8).

Sous l'influence du même phénomène le V. D. augmente
aussitôt et descend 2 ctm. au-dessous de sa limite ordinaire.
(Voir pl. IV ligne 9). Il en est de même de l'O. D.

Cette augmentation dure peu et échappe facilement si on ne
percute pas les cavités droites du cœur au début de l'effort.
Elle est suivie rapidement d'une diminution de volume qui
ramène l'O. D. et le V. D. à peu près à leurs dimensions primitives. Ces faits s'expliquent en sachant qu'au commencement

de l'effort il y a de suite une compression des capillaires du champ respiratoire qui se traduit par une dilatation des cavités droites du cœur. Mais, l'effort en continuant exerce aussi sur ces cavités une compression qui imprime au sang veineux un mouvement rétrograde qui le fait refluer hors de la cavité thoracique ; ce qui est facile à observer sur les vaisseaux du cou, et sur la veine axillaire dans la vidange du creux de l'aisselle.

Immédiatement après la cessation de l'effort les cavités droites du cœur augmentent aussitôt considérablement. J'ai vu après un effort prolongé la limite de l'O. D. portée, en un instant, 4 ctm. en dehors de celle tracée dans le plein de ce phénomène.

La cessation de l'effort est aussi suivie peu à peu d'une augmentation de l'O. G et du V. G. Ces cavités se dilatent de 1 à 2 et même 3 ctm., suivant sa durée et la quantité de sang du sujet.

E. Arythmie respiratoire. — L'arythmie respiratoire, telle qu'on l'observe dans le tremblement, les convulsions, se fait aussi sentir sur le cœur. Il suffit d'inviter un sujet à simuler un tremblement général pour constater, après 15 secondes, que le V. G. a diminué de plus d'un centimètre et que l'O. D. est augmentée de plusieurs centimètres. Il est vrai d'ajouter que pour l'O. D. l'augmentation de volume n'est pas due exclusivement à l'embarras de la circulation pulmonaire causé par le trouble que le tremblement apporte dans le rythme respiratoire : elle a aussi pour cause l'accélération que les contractions musculaires répétées impriment à la circulation veineuse des membres.

Dans les convulsions le rythme des mouvements respiratoires est tellement troublé que la mort peut survenir par asphyxie et même par rupture du cœur. A l'autopsie on constate que les poumons et le système veineux sont gorgés de sang noir.

F. Toux, éternuement. — Les accès de toux, d'éternuement

produisent sur les cavités cardiaques, avec plus de rapidité et quelquefois plus d'intensité, les mêmes effets que les fortes et brusques expirations.

§ III. — *Les changements apportés dans le rythme respiratoire sont sans effets appréciables sur le cœur de ceux qui ont conservé le trou de Botal. — Interprétation des modifications que ces changements de rythme proroquent dans la circulation pulmonaire et cardiaque.*

Les faits que je viens d'exposer démontrent l'exactitude des lois de la circulation pulmonaire, qui, à leur tour, servent à les expliquer.

En effet, l'augmentation de volume des cavités droites du cœur et la diminution des cavités gauches pendant la suspension des mouvements respiratoires, montrent que, si alors l'air ne circule plus dans les conduits aérifères, il en est de même du sang dont, tout au moins, le cours se ralentit considérablement dans les poumons, puisqu'il n'arrive plus ou faiblement, au C. G. tandis qu'il s'accumule dans le C. D.

Ces phénomènes ne s'observent pas chez les individus qui ont conservé le trou de Botal ; ils sont dans le même cas que le fœtus. En septembre 1891, j'ai eu l'occasion de soigner un homme de 58 ans atteint de cyanose. La limite de l'O. D. était à 3 ctm. de la ligne MS.; celle du V. G. passait par le mamelon. Après lui avoir fait suspendre sa respiration pendant 30 secondes j'ai observé que le V. G. conservait son volume et que l'O. D. diminuait de près de 1 ctm. 1/2.

Ces faits m'ont prouvé que pendant l'arrêt de la respiration le sang passait directement de l'O. D. dans la gauche, et que si la première diminuait au lieu d'augmenter, c'était à cause de la suppression des mouvements inspirateurs qui, normalement, font affluer dans sa cavité le sang du foie et des veines caves. Il n'est pas douteux que si la suspension de la respiration avait été prolongée, le C. G. aurait diminué par la même cause.

La diminution des cavités cardiaques sous l'action d'un notable mouvement d'inspiration prouve que ce mouvement produit, dans les canaux des poumons, une dilatation et une diminution de pression qui provoque, à la fois, l'entrée de l'air dans les conduits aérifères, l'afflux du sang du C. D. et de l'artère pulmonaire dans ses divisions et dans les capillaires du champ respiratoire, et l'arrêt dans les origines des veines pulmonaires, et même le reflux, de celui qui se rend au C. G.

L'augmentation du C. G. à la suite d'un mouvement d'expiration démontre que ce mouvement occasionne l'expulsion simultanée de l'air et du sang des poumons. La sortie de ce liquide, ne pouvant s'effectuer vers le V. D. à cause des valvules sygmoïdes, a lieu dans le V. G. qui trahit le fait par sa dilatation. Toutefois, bien que le sang ne puisse rétrograder dans le C. D. ce dernier n'en augmente pas moins à la suite d'une expiration prolongée. Ce fait s'explique facilement en sachant que pendant l'expiration l'artère pulmonaire et ses divisions, se resserrant comme les autres canaux des poumons, ne peuvent en raison de l'élévation momentanée de la pression sanguine recevoir la même quantité de sang du C. D., d'où sa dilatation.

Les changements qui s'opèrent dans le V. G. par le fait d'un effort ne sont pas plus difficiles à expliquer. L'effort est précédé d'une forte inspiration suivie de la fermeture de la glotte et de la contraction des muscles expirateurs qui font prendre au thorax un point d'appui sur les poumons remplis d'air et fermés. La compression que ceux-ci éprouvent entre l'air qu'ils ont emmagasiné et les parois du thorax, se fait sentir sur les vaisseaux et sur leurs ramifications les plus déliées. Cette compression force le sang contenu dans les capillaires respiratoires, les rameaux et les branches des veines pulmonaires, à circuler rapidement vers le C. G. qu'il dilate. Mais cette dilatation ne dure pas. Par le fait de la compression des capillaires la circulation se trouve interrompue entre l'artère et les veines pulmonaires, de sorte que le V. G., après avoir chassé le sang reçu en abondance au début de l'effort, diminue et descend même au-dessous de son volume normal parce qu'il n'en reçoit plus.

Cette compression interrompant la circulation du sang de l'artère pulmonaire en élève la tension et provoque la dilatation de l'O. D. et du V. D. Mais cette dilatation ne dure qu'un instant ; elle est bientôt, en raison des motifs exposés plus haut, suivie d'un retrait auquel succède une dilatation considérable et presqu'instantanée par le fait de la cessation de l'effort.

La distension du C. D. et le retrait du C. G. par le fait de la course se comprennent à merveille en sachant que le coureur fait une série d'efforts entrecoupés par des inspirations et des expirations incomplètes, et tout à fait insuffisantes pour entretenir la circulation pulmonaire qui se ralentit forcément.

Pendant le tremblement et les convulsions le jeu des mouvements respiratoires est entravé ou profondément troublé : tantôt ce sont des contractions répétées, quelquefois violentes et même tétaniques des muscles expirateurs qui s'opposent à la dilatation des poumons ; ou bien, ce sont de rares et brusques inspirations suivies d'expirations convulsives et prolongées.

Ces troubles du rythme respiratoire se traduisent toujours par des congestions pulmonaires, des dilatations du C. D. et quelquefois, à la suite d'expirations brusques succédant à de profondes inspirations, par des dilatations du C. G. C'est ainsi qu'il faut s'expliquer les ruptures du cœur observées pendant un accès convulsif.

§ IV. — *L'expiration prolongée n'agit pas exactement de la même façon que l'effort sur le volume des cavités cardiaques. Exposé et explications des différences d'action de ces phénomènes respiratoires sur le cœur.*

Les différences qui existent entre l'action d'une expiration prolongée et celle d'un effort, sur le volume des cavités cardiaques, méritent d'être mises en lumière et discutées.

Dans l'effort, l'air inspiré est emprisonné par la fermeture de la glotte dans les conduits aérifères et comprimé par la pression, que la surface interne de la cavité thoracique exerce sur les poumons par suite de la contraction des muscles expirateurs. Sous l'influence de cette compression, le C. G., ai-je dit, augmente de volume. Je constate, au moment où je rédige ces lignes que, sur un jeune homme dont l'O. G. mesure verticalement près de 5 ctm., la limite supérieure s'élève de 16 mil. en 2 secondes, à la suite d'un effort de pression exercé sur un dynamomètre. Elle reste 2 à 3 secondes à ce niveau, puis elle diminue et se trouve, 10 secondes après le début de l'effort qui continue, plus de 2 ctm., 1/2 au-dessous de la limite qu'elle avait atteinte.

Pour le V. G. c'est la même chose. Trois secondes après le commencement de l'effort sa limite externe se trouve à la ligne 4 ; au bout de 10 secondes elle est à la ligne 3 ; si l'effort se prolonge elle passe à la ligne 7 et même 8. (Voir pl. IV). Lorsque l'effort cesse ces deux cavités se dilatent immédiatement.

Dans l'expiration prolongée, les changements qui s'opèrent dans le volume des cavités du C. G. ne sont pas exactement les mêmes. Il y a aussi augmentation de volume, mais plus considérable que dans l'effort. Ainsi, sur le sujet que j'observe en ce moment, après 8 à 10 secondes d'expiration prolongée, la limite supérieure de l'O. G. s'élève 3 ctm. au-dessus de la normale et celle du V. G. près de 2 ctm. 1/2 en dehors de la ligne mammaire. (Voir pl. IV, ligne 11).

Ensuite, le mouvement expiratoire cessant l'O. G. ne revient à son volume ordinaire qu'au bout de 25 secondes, c'est-à-dire 35 secondes après le début de l'expiration. Le V. G. se conduit de la même façon ; il ne reprend sa capacité normale que 40 secondes après ce début. Les différences que je signale peuvent se résumer ainsi :

1° Dans l'expiration prolongée les cavités du C. G. augmentent davantage que dans l'effort ;

2° La dilatation du C. G. causée par l'effort ne tarde pas 2 à

6.

3 secondes après son début à être suivie de la diminution des mêmes cavités qui descendent bien au-dessous de leur volume normal ;

3° Par la continuité de l'expiration les cavités cardiaques gauches continuent à augmenter ; elles ne commencent à diminuer que quand ce mouvemnnt cesse par l'impossibilité de le prolonger ; leur diminution se fait lentement de sorte qu'elles ne reviennent qu'en 25 à 30 secondes à leur volume normal, sans descendre au-dessous.

Pour expliquer ces différences je vais, afin de me faire mieux comprendre, m'appuyer sur une figure schématique.

La pl. V représente une bronchiole avec un lobule primitif, une artériole qui se capillarise sur le lobule et une veinule qui reçoit le sang des capillaires. Je suppose que l'artériole vient du C. D. par l'artère pulmonaire, que le veinule se rend au C. G. par une veine du même nom, la bronchiole dans la trachée, et que le tout est enveloppé d'une poche à la fois aspirante et foulante.

a. — S'agit-il du phénomène de l'effort ? Alors l'ouverture B se bouche par la fermeture de la glotte représentée dans la fig. par le robinet R., et la poche P., en se resserrant comprime à la fois cœur, artère, veine, artérioles, veinules, capillaires, trachée, bronches et bronchioles. Les vaisseaux se trouvent comprimés entre l'air contenu dans le conduit aérifère et les parois de la poche.

Les capillaires, en raison de la petitesse de leur calibre, de la minceur de leurs parois, et de leur faible tension sanguine, se laissent facilement aplatir et oblitérer par la double compression qu'ils subissent entre la pression de l'air et celle de la poche. Il se passe en eux un fait analogue à celui que la pression du doigt exerce sur ceux de la peau.

Sous l'influence de cette compression des conduits aérifères et vasculaires, trois phénomènes se manifestent : 1° d'abord, l'arrêt immédiat de la circulation du champ respiratoire par l'aplatissement des capillaires ;

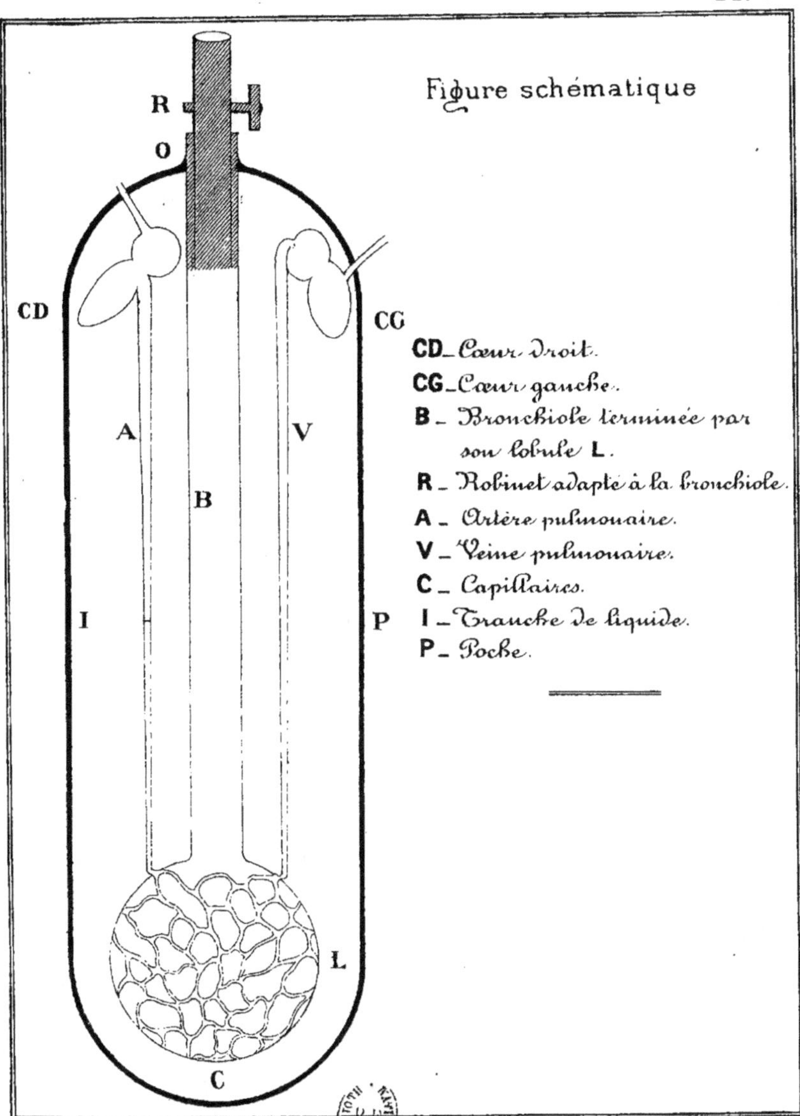

Imp. Sueur-Charruey, Arras.

2° L'accélération vers le C. G. du sang des veines pulmonaires par le fait de leur compression ;

3° L'élévation de la tension de l'artère pulmonaire par compression et par obstacle à l'écoulement du sang qu'elle contient.

Ces phénomènes expliquent très bien ce qui se passe dans le cœur pendant l'effort. Au début, le sang des veines pulmonaires chassé en abondance dans le C. G. en dilate les cavités; puis elles se rétrécissent et descendent au-dessous de leur volume normal parce que la compression des capillaires respiratoires produit un arrêt de la circulation pulmonaire.

Le même arrêt explique la dilatation momentanée du C. D.

Si après la cessation de l'effort le C. D. se dilate considérablement pour ne pas tarder à diminuer de volume, et si le C. G. augmente et se dilate ensuite au-dessus de sa capacité normale, il faut voir la cause de ces effets dans la cessation de la compression intra-thoracique et notamment des capillaires du champ respiratoire. Alors le sang, trouvant un passage facile, arrive à flots dans le C. G. qui se dilate aux dépens du V. D. qui ne tarde pas à diminuer.

La compression déterminée par le phénomène de l'effort sur les capillaires des poumons et l'arrêt de la circulation qui en est la conséquence, sont des phénomènes analogues à ceux provoqués par l'application d'un bandage sur les membres. J'ai observé souvent, en roulant une bande bien serrée, à partir des orteils jusqu'à la racine des cuisses, que la tension artérielle s'accroît et que le V. G. se dilate. Ce fait tient à la compression des capillaires des membres. Si la compression est forte, la gangrène peut en être la conséquence. De pareils faits n'ont été observés que trop fréquemment à la suite de bandages trop serrés appliqués sur des membres fracturés.

b. — S'agit-il d'une expiration prolongée ? Dans l'expiration prolongée — je reviens à la pl. V — la poche P. se resserre et comprime son contenu. Le conduit aérifère B n'étant pas fermé laisse échapper l'air qu'il contient. Par le fait de la sortie de

l'air, les capillaires respiratoires, tout en revenant sur eux-
mêmes comme tous les canaux pulmonaires, ne peuvent être
aplatis entre les parois de la poche et la pression de l'air,
attendu que ce fluide s'échappe.

Les vaisseaux sanguins, en se raccourcissant et en se rétrécissant comme les conduits aérifères, chassent le sang comme
ces derniers chassent l'air. Quant au sang de l'artère pulmonaire il ne peut rétrograder vers le V. D. à cause des valvules
sygmoïdes ; de plus, il se trouve soumis de ce côté à la pression
occasionnée par les contractions du V. D. qui chasse chaque
fois une ondée sanguine dans l'artère. On démontre en hydrodynamique qu'une tranche de liquide contenue dans un tube ne
reste en équilibre qu'autant que ses surfaces de section subissent une égale pression. S'il en est autrement, la tranche de
liquide supportant sur les deux faces planes, par lesquelles elle
est en contact avec le liquide voisin, des pressions à direction
opposée, il en résulte une force unique, égale à leur différence,
qui communique au liquide un mouvement ayant la direction de
la plus forte pression. Or, dans l'artère pulmonaire, au moment
d'une expiration, une tranche de liquide sanguin, soit I,
éprouve certainement sur ses deux faces des pressions inégales,
dont la plus forte, se trouvant du côté du V. D. force la tranche I à cheminer à travers les capillaires vers les veines pulmonaires et de celles-ci, qui sont également comprimées, vers
le C. G. dont le ventricule la chasse dans les artères.

Par ces explications, il est facile de comprendre que dans
une expiration prolongée la circulation du sang de l'artère
pulmonaire est activée vers les capillaires, de ceux-ci dans
les veines pulmonaires et de là dans le C. G ; et que c'est
pour ces motifs que ces cavités cardiaques augmentent de
volume tant que dure le mouvement expiratoire. Après sa
cessation elles ne diminuent que lentement parce que le
mouvement expiratoire prolongé a fait arriver dans l'O. G. une
grande quantité de sang dont elle ne se débarrasse que peu à
peu dans le V. G.

§ V. — *Influence des mouvements respiratoires sur la circulation générale.*

Les mouvements respiratoires agissent non seulement sur la circulation pulmonaire, mais aussi, par celle-ci, sur la circulation générale.

L'influence que la fréquence des mouvements respiratoires exerce sur celle du pouls est un fait facile à observer. A un jeune sujet dont le pouls bat 66 fois par minute je fais faire 12 inspirations en 15 secondes. Le pouls compté à partir de la 16e seconde s'élève à 96 pulsations par minute.

Sur un autre qui respire 19 fois par minute le pouls est à 58. Je le fais respirer rapidement et commence, à partir de la 21e seconde, à compter le pouls qui donne 90 pulsations par minute.

Le rapport qui existe entre la fréquence des mouvements respiratoires et celle du pouls, est un fait que tous les médecins ont remarqué. Il s'explique facilement par l'action hémospasique du thorax sur laquelle je reviendrai, par l'accélération que ces mouvements fréquents impriment à la circulation pulmonaire et par l'influence que cette accélération exerce sur la fréquence des battements du cœur, en faisant affluer rapidement le sang dans le V. G.

Ce rapport de causalité de la fréquence des mouvements respiratoires à celle du pouls n'est pas corrélatif. On peut avoir le pouls fréquent sans que les mouvements respiratoires le soient tandis que des mouvements respiratoires précipités entraînent la fréquence du pouls, preuve bien manifeste de l'action que ces mouvements exercent sur la circulation pulmonaire et générale.

ARTICLE II.

CONFIRMATION DES LOIS DE LA CIRCULATION PULMONAIRE PAR LA PLESSIMÉTRIE APPLIQUÉE SUR UN HOMME ATTEINT D'UN RÉTRÉCISSEMENT MITRAL.

Lorsque, par de nombreuses expériences plessimétriques, j'eus vérifié la réalité des hypothèses que les changements provoqués par la course dans la capacité des cavités cardiaques m'ont fait faire relativement aux causes de la circulation pulmonaire, et que j'en eus trouvé les lois, mon désir fut d'en faire l'application aux maladies du cœur. Cette épreuve me paraissait d'autant plus importante que je la considérais comme une pierre de touche destinée à démontrer la valeur et l'importance de ces lois.

Parmi les lésions cardiaques, celle qui se prête le mieux à cette application, c'est le rétrécissement mitral. En effet, comme à l'état physiologique, ainsi que je l'ai constaté, tout fort mouvement d'expiration ou tout effort augmente immédiatement le V. G. de 2 à 3 ctm. par suite de l'arrivée rapide et abondante dans sa cavité, du sang contenu dans les vaisseaux pulmonaires, il paraît évident *a priori* que, chez un individu atteint d'un rétrécissement mitral, le même mouvement expiratoire ne puisse, par suite de ce rétrécissement, produire une dilatation ni si prononcée ni si rapide de cette cavité cardiaque.

Ce fait négatif, prévu et observé, m'a servi à diagnostiquer un rétrécissement mitral sur un sujet traité pour une hypertrophie du cœur.

Je vais relater cette observation d'autant plus intéressante que dans ce cas la physiologie et la pathologie se sont éclairées mutuellement.

Rétrécissement mitral avec légère insuffisance.

Le nommé D... âgé de 25 ans, lieutenant du génie entre à l'hôpital militaire d'Arras en avril 1862. Ce jeune homme, d'une faible constitution, porte au cou des cicatrices de scrofules. La colonne vertébrale déformée présente, au niveau des 7e, 8e, 9e et 10e vertèbres dorsales, une voussure prononcée dont la saillie se dirige en arrière et à droite.

On ne remarque à ce niveau aucune cicatrice indiquant l'usage des révulsifs ou l'ouverture d'un abcès. Il n'y éprouve des douleurs que rarement, le plus souvent elles affectent le caractère d'une névralgie intercostale siégeant à gauche.

La face est bouffie, pâle, légèrement violacée surtout au niveau des lèvres et présente des stries rougeâtres sur les joues ; le cou est volumineux ; on y observe sur les parties latérales le pouls veineux ; les creux *sus-claviculaires sont effacés et deviennent saillants dans l'expiration ;* la respiration est gênée courte et fréquente ; l'inspiration est brusque et *l'expiration prolongée ;* le pouls est petit, régulier et donne 100 pulsations par minute ; les extrémités sont infiltrées.

Ce malade a eu à dix ans un rhumatisme articulaire ayant duré un mois. D'après son récit et celui de ses parents l'attention du médecin ne se porta pas sur le cœur. Dans la suite, ils remarquèrent que leur enfant ne pouvait ni courir, ni monter un escalier sans être aussitôt essoufflé et ils observèrent qu'il se voûtait.

Ces symptômes continuèrent à se développer. Vers l'âge de 16 ans, il commença à avoir fréquemment des saignements de nez et de la toux ; il se plaignait de battements de cœur et d'une gêne croissante de la respiration ; la déformation du rachis ne faisait que s'accroître. Incapable de supporter aucun travail physique, il se livrait exclusivement à l'étude.

A 20 ans, nouvelle attaque de rhumatisme qui augmente la dyspnée. Il entre ensuite à l'école polytechnique.

A 23 ans, à la suite d'un froid éprouvé aux manœuvres, troisième attaque de rhumatisme.

Cette fois, les désordres cardiaques s'aggravent et il se manifeste un épistaxis excessivement abondant.

Le mal allait croissant, l'œdème apparaissant aux membres inférieurs, et le sujet ne pouvant plus faire son service d'officier, entre en janvier 1862 à l'hôpital de Metz ; il y reste jusqu'en mars. Il en sort pour venir rejoindre son régiment à Arras où il ne tarda pas à entrer à l'hôpital.

Outre les symptômes déjà signalés, j'observe que le thorax est aplati latéralement et qu'il fait saillie en avant, surtout au niveau du sternum ; les battements du cœur sont énergiques à l'épigastre et faibles au-dessous du mamelon gauche ; la main appliquée sur la région précordiale perçoit un léger frémissement ; l'auscultation réveille un bruit de frottement ; ce bruit, plus fort au premier temps, s'entend surtout au niveau du V. D.

Le cœur, limité à plusieurs reprises et avec soin, mesure 12 ctm. à la base et autant de la base à la pointe ; la limite du V. G. passe en dedans du mamelon ; ce dernier ne présente à sa base que 5 ctm., tandis que le droit en a 7 ; sa limite descend vers l'épigastre ; l'O. D. est dilatée.

Les poumons sont congestionnés ; à gauche existe un léger épanchement ; le malade tousse, crache peu, et quelquefois du sang.

Avec ces données comment établir un diagnostic certain ?

D'abord quelle signification fallait-il donner aux bruits anormaux que j'avais observés ?

Un grand nombre d'autopsies de cardiaques, dans lesquelles où malgré les diagnostics, en apparence précis, portés par mes maîtres sur la foi de tel ou tel bruit, je ne rencontrais aucune lésion ni des orifices ni de leurs valvules, m'avaient laissé singulièrement incrédule sur la valeur de ces signes, surtout sur ce qui concerne l'orifice auriculo-ventriculaire gauche. D'autre part, j'avais pu sur le cadavre simuler des

bruits de souffle et de frottement, en saisissant la face inférieure du cœur avec la main à travers une large ouverture faite
au centre phrénique et en lui faisant éprouver des mouvements
de va-et-vient contre la face sternale du péricarde; en troisième
lieu, j'avais remarqué qu'il est des bruits de souffle qui dispa-
raissent dans l'état d'inspiration forcée, parce qu'alors le bord
antérieur du poumon gauche, venant s'interposer entre une
grande partie du cœur et la face antérieure du thorax, fait disparaître à la fois l'intensité du frottement et le bruit qui en est
la conséquence.

Ces données, étant suffisantes pour me convaincre qu'il existe
des bruits extra-cardiaques dus, même sans lésion du péricarde,
aux frottements de la séreuse viscérale contre la séreuse
pariéto-sternale, je m'efforçai de les appliquer au cas présent.
Malgré de grands efforts d'inspiration je ne pus faire avancer
le poumon gauche sur le cœur, ce qui s'explique en se rappelant que chez ce sujet la partie antérieure de la poitrine bom-
bait en avant. D'ailleurs ce moyen ne pouvait guère me servir
en cette circonstance attendu que le bruit existait surtout au
niveau du C. D. que le poumon ne peut recouvrir.

Je n'avais, pour rattacher ces bruits à une cause extra-
cardiaque que leur intensité et leur voisinage de la peau, ce qui
leur donnait un caractère à faire croire qu'ils se passaient sous
l'oreille : et ensuite, l'absence d'adhérences entre les feuillets du
péricarde. ce dont il m'était facile de m'assurer par l'abaissement
du cœur au moment d'une forte inspiration diaphragmatique.

Pour les motifs précités je ne crus pas pouvoir appuyer un
diagnostic sur ces bruits qui avaient fait croire à une hypertrophie du cœur. Mais il y avait chez ce malade deux faits frap-
pants : la dilatation du C. D. avec battements intenses à
l'épigastre et la diminution du V. G. avec battements faibles.
De ces faits il fallait conclure que le sang qui arrivait facilement
dans le V. D. éprouvait un obstacle à se rendre dans le V. G.
Quel était cet obstacle ? Il ne pouvait exister que dans l'orifice
ventriculo-pulmonaire, ou dans les poumons, ou dans l'O. G.,

ou à l'orifice auriculo-ventriculaire gauche. Examinons ces divers points :

1° Il fallait exclure toute lésion de l'orifice ventriculo-pulmonaire attendu que, rétrécissement ou insuffisance auraient été un obstacle à l'arrivée du sang dans les poumons. — Or, ce n'était pas le cas chez ce malade puisque ces viscères étaient dilatés par le sang ; qu'ils donnaient de la matité et que le patient avait des crachements de sang.

2° L'obstacle n'existait pas davantage dans les poumons : la raison, c'est que pour qu'il y ait gêne dans la circulation pulmonaire par le fait des poumons, il faut qu'il y ait obstacle à l'entrée de l'air, ou qu'une cause quelconque s'oppose à leurs libres mouvements de dilatation ou de resserrement. Or, chez ce malade l'air entrait et sortait facilement des conduits aérifères ; les mouvements de dilatation de la poitrine se faisaient sans difficultés ; ceux de resserrement étaient, il est vrai, prolongés, mais pour une cause qui ne tenait pas aux poumons.

3° Y avait-il lieu d'incriminer l'O. G. ? Nullement. En effet, cet organe répond en arrière à la 7ᵉ vertèbre dorsale, et son auricule répond en avant à l'angle formé par la réunion de la base du V. G. avec sa limite gauche.

A l'état normal l'O. G. mesure 5 ctm. de hauteur et sa limite supérieure s'élève de 2 ctm. sous l'influence d'un bon mouvement d'expiration ; l'auricule situé près de l'angle du V. G. déborde un peu la ligne mamelo-claviculaire droite ainsi qu'on peut le voir sur la pl. III. Sous l'action d'une expiration prolongée, cette cavité augmente d'un ctm.

Chez ce malade l'O. G. avait près de 6 ctm. à l'état de repos respiratoire ; sous l'action de la toux ou d'une expiration prolongée elle augmentait de volume supérieurement jusqu'à mesurer un peu plus de 8 ctm. ; il en était de même de l'auricule qui, après les mêmes mouvements respiratoires, se trouvait plus de 2 ctm. en dehors de l'angle du V. G. Ces constatations ne pouvaient donc laisser aucun doute sur l'entrée facile du sang des veines pulmonaires dans l'O. G.

4° Il ne restait plus que l'orifice auriculo-ventriculaire gauche. Déjà, par voie d'exclusion et par la capacité énorme de l'O. G. on pouvait penser que l'obstacle siégeait dans cet orifice, ce dont il fut facile de m'assurer. L'on sait, d'après ce que j'ai exposé plus haut, que sous l'influence d'un fort mouvement d'expiration, le sang des poumons arrive à flots dans le V. G. qui se dilate au point que sa limite passe 2 à 3 ctm. en dehors de la normale.

Sur ce malade, c'est à peine si, à la suite du même mouvement ou d'un effort de toux le V. G. augmentait de 1/2 ctm. ; de plus je ne constatais aucun changement dans les battements du cœur et le pouls qui restaient toujours faibles.

Après cet examen qui fut plusieurs fois répété en donnant toujours les mêmes résultats, je n'hésitai pas à diagnostiquer un rétrécissement très prononcé de l'orifice auriculo-ventriculaire gauche.

Le malade fut traité par la digitale. Une légère amélioration se produisit en mai et juin. Il voulut sortir de l'hôpital pour y rentrer au commencement d'août dans un état excessivement grave. Alors, l'œdème occupait les membres inférieurs, les bourses ; il y avait des épanchements dans le péritoine et les plèvres ; la respiration courte et très gênée, le pouls faible régulier et dépassant 100 par minute ; et la faiblesse de plus en plus grande. Il succomba dans les premiers jours de septembre 1862 par asphyxie et par épuisement.

Je fis l'autopsie en présence de MM. Petitgand et Riset médecins militaires. J'étais tellement sûr de l'exactitude de mon diagnostic qu'avant l'ouverture du cadavre, je n'hésitai pas à leur affirmer que nous trouverions un rétrécissement mitral. Ils accueillirent cette affirmation avec un sourire d'incrédulité.

A l'ouverture de la poitrine nous constatons que les poumons sont développés et très congestionnés, et qu'il existe un épanchement dans les plèvres.

Il y a aussi un peu de liquide dans le péricarde sans traces de péricardite.

L'examen des cavités cardiaques et de leurs orifices nous permet de constater :

1° Une hypertrophie avec dilatation de l'oreillette et du ventricule droits sans lésion des orifices ;

2° une dilatation énorme de l'oreillette gauche avec épaississement de ses parois ;

3° un rétrécissement mitral très prononcé formé par l'accollement des bords valvulaires. Ces valvules forment un léger infundibulum au fond duquel on voit une fente formant une ouverture tout à fait semblable à la boutonnière d'une chemise ; ses bords sont réguliers et sa longueur ne dépasse guère un centimètre. En faisant arriver de l'eau dans le V. G. et en le pressant, on remarque qu'il y a une légère insuffisance ;

4° Ce ventricule n'est pas hypertrophié et sa capacité est au-dessous de sa normale.

Enfin, nous remarquons que par suite de son énorme dilatation, l'O. G. a refoulé en arrière et à droite la colonne vertébrale par la pression qu'elle a exercée sur le corps de la 7e et 8e vertèbre dorsale.

Ce cas, en confirmant mon diagnostic, a servi de contre-épreuve à la démonstration des lois de la circulation pulmonaire. Il a montré que si dans une forte expiration le V. G. se dilate de 2 à 3 ctm., cette dilatation n'a pas lieu ou à peine, quand il y a rétrécissement mitral.

De plus, il a servi à fournir un signe nouveau et certain du rétrécissement mitral. Je n'ai pas besoin de rappeler combien sont incertains les signes donnés par les auteurs pour diagnostiquer cette lésion, et le désaccord qui existe entre eux sur la valeur des bruits anormaux : les uns soutiennent que dans le rétrécissement mitral, il y a bruit de souffle au *second temps* ; d'autres au *premier temps*. Où est la vérité ? Aussi, je considère que Peter, dont la rare sagacité lui a permis de s'affranchir de bien des erreurs qui ont cours dans la science, a eu grandement raison de dire que le rétrécissement mitral soulève une vulgaire question d'acoustique à propos de laquelle on a fait trop de bruit, et qu'on a beaucoup trop écrit sur ce point de fait, à savoir, si le rétrécissement mitral produisait un bruit de souffle (1).

Avec le signe que j'ai découvert il est facile de reconnaître ce rétrécissement sans s'inquiéter des bruits qui deviennent, à propos de cette lésion, des phénomènes secondaires. Il suffit de limiter exactement l'O. G. et le V. G., et de faire faire au malade de fortes inspirations suivies d'expirations prolongées. Si sous cette influence l'O. G. se dilate très fort, et le V. G. se dilate à peine et conserve sa limite dans le voisinage du mamelon, on peut être certain qu'il y a rétrécissement mitral. Si au contraire, sous la même action, l'O. G. et le V. G. se dilatent largement, c'est-à-dire de 2 à 3 ctm. — l'étendue de la dilatation varie bien entendu suivant la force du sujet et sa pression sanguine. — on peut être certain qu'il n'y a pas de rétrécissement mitral.

Enfin, au signe que je viens d'indiquer il s'en joint un autre à titre de phénomène indicateur et corroborant. J'ai relaté que chez ce malade l'inspiration était brusque et l'expiration prolongée. Normalement, les poumons reviennent promptement sur eux-mêmes en chassant de l'air dans l'atmosphère et du sang dans le C. G. L'expiration n'est prolongée qu'autant que l'expulsion des fluides gazeux et liquides est rendue difficile par un obstacle quelconque. Lorsque, comme chez ce malade, on ne constate pas d'obstacles à la circulation de l'air dans les conduits aérifères et qu'il n'y a ni emphysème, ni adhérences pleurales étendues, l'expiration prolongée doit être attribuée ou à un obstacle qui ne permet pas au sang des veines pulmonaires de circuler facilement dans le V. G. ou à une lésion qui ne permet pas à ce dernier de se vider complètement.

C'est toujours un phénomène pathologique qui doit attirer l'attention sur le C. G., et qui, suivant les signes fournis par la percussion, servira à corroborer le diagnostic.

(1) *Traité clinique et pratique des maladies du cœur, etc.*, p. 478, Paris, 1883.

Réflexions.

En réfléchissant sur ce rétrécissement, cause de la mort de ce malade, sur la précision du diagnostic, sur la possibilité de limiter exactement les cavités cardiaques et de déterminer le siège de leurs orifices, sur l'indication curative qui ne consistait que dans une incision de quelques millimètres à chaque commissure de la boutonnière pour supprimer l'obstacle à la circulation cardiaque, je me demande si, un jour, on n'arrivera pas, grâce à la précision du diagnostic et à la perfection croissante des procédés et des instruments chirurgicaux, à faire pénétrer avec chance de succès, à travers les parois du V. G., un instrument délié destiné à sectionner les commissures d'un rétrécissement mitral ?

Les plaies du cœur sont il est vrai très graves, mais ne sont pas fatalement mortelles, surtout celles par instruments piquants. Les statistiques de Fischer ont démontré que les cas de guérison sont loin d'être rares.

Quelle comparaison à établir, au point de vue de la gravité, entre ces plaies faites au hasard avec des armes à feu, avec des instruments tranchants ou piquants, et celles qui seraient pratiquées dans des régions du V. G. et selon des procédés parfaitement déterminés par des expériences sur le cadavre et sur les animaux, dans le but d'éviter les hémorragies et avec des instruments délicats comme savent en construire nos habiles fabricants ? Est-ce que les expériences sur les animaux ne prouvent pas qu'on peut introduire sans danger des aiguilles dans leur cœur ? Des médecins n'ont-ils pas tenté l'acupuncture du cœur dans le choléra et dans d'autres maladies, et laissé pendant 48 heures des aiguilles dans ce viscère sans provoquer d'accidents sérieux ?

Tout en me laissant aller à cette digression, je pense bien qu'elle paraîtra téméraire à nombre de lecteurs ; cependant, je le fais sans hésiter, convaincu que le progrès, surtout dans ce qu'il a de grandiose, n'est souvent que la réalisation, par un génie audacieux, de conceptions qui ont été jugées téméraires et chimériques par ses devanciers ou ses contemporains !

ARTICLE III.

EXPÉRIENCES SUR DES CADAVRES AYANT POUR OBJET DE DÉMONTRER L'INFLUENCE DE LA RESPIRATION ARTIFICIELLE PAR ASPIRATION SUR LA CIRCULATION PULMONAIRE.

Ces expériences, faites en 1861, ont consisté à pratiquer la respiration artificielle, par aspiration, sur des cadavres et à constater ses effets sur la circulation pulmonaire.

Voici comment je procédais : après avoir ouvert l'abdomen et enlevé les viscères je passais, sous de nombreux points de la face inférieure du diaphragme, des épingles que je faisais sortir à un ctm. de l'orifice d'entrée. Sous chaque épingle je plaçais un fil serré fortement sur la partie du muscle sous-jacente à l'épingle. Tous les fils étaient ensuite, comme les pédoncules d'une ombellifère, réunis par leurs extrémités libres et fixés sur une même corde.

La corde que j'appellerai *caudale*, après avoir passé dans une poulie regardant les pieds du cadavre, venait repasser dans une autre poulie double regardant la tête.

L'extrémité sternale des clavicules était entourée chacune d'une ficelle dont les bouts s'attachaient sur une même corde. A cette corde venait s'y joindre une troisième terminée par un crochet plat placé sur l'extrémité inférieure du sternum.

Cette deuxième corde que je désignerai sous le nom de *céphalique* passait aussi dans la poulie double, de sorte que, par un même mouvement, je pouvais tirer à la fois sur la corde caudale et sur la céphalique. En tirant sur la première je produisais, en abaissant le diaphragme à volonté, une inspiration abdominale plus ou moins profonde ; en tirant sur la seconde je provoquais, par l'élévation des clavicules, du sternum et des côtes, une inspiration pectorale ; en agissant à la fois sur les deux cordes je causais en même temps une inspiration pectorale et abdominale.

Le mouvement d'expiration se faisait par l'élasticité des poumons et par un poids assez lourd placé sur la face antérieure du sternum.

Ensuite, j'introduisais par la veine cave inférieure, dans l'oreillette et le ventricule droits préalablement vides, un tube en verre recourbé près de son extrémité interne et munie d'une soupape permettant l'entrée d'un liquide dans le ventricule tout en s'opposant à sa sortie. La veine cave était, par une ligature placée immédiatement au-dessous de son orifice diaphragmatique, fortement serrée autour de ce tube rempli de sérum sanguinolent et plongeant par son extrémité libre dans un vase qui en contenait également.

Un autre tube fut introduit, par l'artère carotide primitive gauche, dans l'aorte et le ventricule gauche. Ce tube, sur lequel était liée la carotide, portait à son extrémité libre une soupape qui permettait la sortie d'un liquide en s'opposant à l'entrée de l'air.

Les choses étant ainsi disposées, je n'avais qu'à tirer sur les cordes pour provoquer un mouvement d'inspiration qu'il était facile de diminuer ou d'augmenter suivant l'intensité de la traction. Il suffisait de cesser de tirer pour causer le mouvement d'expiration qui se faisait par l'élasticité des poumons et par le poids placé sur la région antérieure du thorax.

Cette respiration artificielle produisait un bruit simulant, à s'y méprendre, la respiration normale. A l'auscultation on entendait partout le murmure respiratoire comme sur un homme vivant. Ces mouvements communiqués ne se bornaient pas à faire entrer ou sortir l'air des poumons. A chaque inspiration le sérum coloré du vase montait en partie dans le tube introduit dans le V. D. Après un certain nombre de mouvements inspirateurs ce liquide, circulant dans les divisions de l'artère pulmonaire, transsudait à travers les parois des petits vaisseaux dans les petites bronches où il causait pendant l'inspiration un bruit de râle crépitant, rappelant exactement celui de la pneumonie. Le mouvement expirateur était accompagné d'un écoulement de sang par l'extrémité libre du tube introduit dans le V. G. Cet écoulement n'égalait pas, en quantité, la portion du sérum aspiré par le tube communiquant avec le V. D. — ce qui s'explique en sachant que sur le cadavre les vaisseaux, ayant perdu leur contractilité et leur tonicité, sont complètement relâchés et laissent transsuder les liquides qui les parcourent — mais il était suffisant pour démontrer l'influence du mouvement expirateur sur la circulation pulmonaire.

Dans quelques-unes de ces expériences il m'est arrivé d'ouvrir la trachée et d'y placer un tube dont l'ouverture pouvait être rétrécie ou fermée à volonté. Alors j'ai remarqué que, dans les mouvements d'inspiration, l'aspiration du sérum coloré par le tube contenu dans le V. D. se faisait avec d'autant plus d'intensité que l'ouverture du tube trachéal était rétrécie davantage.

Ces expériences, plusieurs fois renouvelées et donnant toujours les mêmes résultats, m'ont permis d'observer quelques autres faits intéressants. Ainsi, l'une d'elles ayant été faite sur un cadavre dont le crâne avait été ouvert et le cerveau enlevé, j'ai entendu au moment de l'inspiration un sifflement aigu qui se produisait au niveau de la base du crâne. En examinant de près le siège de ce bruit je vis qu'il avait lieu sur l'un des côtés de l'orifice du canal vertébral. Je me suis demandé, sans chercher à élucider ce phénomène, si cette aspiration veineuse ne se faisait pas par l'une des branches des *plexus spinaux internes* qui font communiquer les sinus veineux de la cavité crânienne avec la veine vertébrale? Quoi qu'il en soit, ce bruit indique sûrement que les mouvements d'inspiration exercent une action aspiratrice sur le sang veineux contenu dans les sinus du crâne.

Dans deux autres expériences je me suis borné pour l'une,

7.

à ne pratiquer que la respiration artificielle *pectorale* en tirant seulement sur la corde céphalique ; pour l'autre, à la respiration *abdominale* en tirant exclusivement sur la corde caudale.

A l'ouverture de la poitrine j'ai remarqué, dans la première expérience, que les lobes supérieurs des poumons offraient seuls une coloration rosée, tandis que les lobes inférieurs conservaient leur couleur rouge noirâtre. Dans la deuxième expérience c'est le contraire qui eut lieu. Enfin, lorsque la respiration artificielle était à la fois *pectorale* et *abdominale*, l'ensemble des poumons offrait à la surface et à la coupe une coloration rosée. Ces expériences montrent que la respiration pectorale fait fonctionner les lobes supérieurs des poumons, et que les inférieurs ne fonctionnent que par la respiration abdominale ; aussi ne faut-il pas s'étonner si dans les maladies, comme la fièvre typhoïde, où ce mode respiratoire est faible ou nul, ces lobes se congestionnent.

En parcourant la thèse de d'Arsonval j'ai vu qu'il avait fait sur un chien une expérience ayant une certaine analogie avec celles que j'ai pratiquées sur le cadavre. Après avoir recueilli et défibriné le sang d'un chien sacrifié par hémorragie, il comprime les vaisseaux du cou en le serrant dans un écraseur de Chassaignac, introduit dans la veine cave inférieure un tube de verre sur lequel elle est liée au-dessous du diaphragme, et dans l'aorte abdominale une sonde qui est poussée jusque dans la crosse.

Le sang est mis dans un flacon de Mariotte sous pression constante et reliée au tube de la veine cave inférieure. « Le liquide, écrit-il, pénètre successivement dans l'oreillette droite, le ventricule droit, l'artère pulmonaire, le poumon, les veines pulmonaires, l'oreillette gauche, le ventricule gauche et ressort enfin par l'aorte abdominale. . . . .

. . . .

Je tire alors sur le diaphragme et je mets le poumon en inspiration ; le vide pleural augmente, et je vois un moment après l'écoulement par le tube aortique augmenter considérablement. Donc, en inspiration l'écoulement à travers le poumon est plus facile. Si j'imite alors les mouvements respiratoires, je vois au moment de l'abaissement du diaphragme le sang être appelé avec une grande vigueur, et comme les valvules ferment incomplètement, il est aspiré jusque dans l'aorte et rétrograde dans le tube. Le diaphragme étant fixé en inspiration, l'écoulement, qui s'était d'abord arrêté pour permettre aux capillaires pulmonaires de se remplir, recommence de plus belle : je lâche alors le diaphragme, qui remonte en expiration, le vide thoracique diminue, les vaisseaux pulmonaires diminuent eux-mêmes de volume et le sang est projeté par l'aorte. »

Cette expérience a pour but de démontrer, d'après d'Arsonval, que ce qu'il appelle le *vide pleural* exerce sur la surface externe des vaisseaux artériels et veineux du poumon, à l'exception du réseau intra-alvéolaire ou aérien, une action raréfiante qui les force *à se dilater et les maintient béants* comme des tubes rigides ; et que l'inspiration, en augmentant le vide thoracique, agrandit la capacité des vaisseaux et favorise la circulation à travers le poumon.

Je ne puis m'associer à cette manière de voir. D'abord, à l'état de repos, les vaisseaux du poumon ne sont pas dilatés et béants comme des tubes rigides ; leurs parois sont plus ou moins aplaties suivant la quantité de sang qu'ils contiennent.

Ensuite, je ne m'explique pas facilement l'action du vide pleural. A l'état normal les plèvres viscérales et pariétales sont intimement en contact ; à aucun moment il ne se produit de vide entre elles. Ce qui a lieu à chaque inspiration c'est une diminution de la pression de l'air des conduits aériens et de celle du sang contenu dans les vaisseaux. Or, comme les fluides, en raison de la mobilité de leurs molécules, se dirigent toujours du côté où ils subissent une moindre pression, il en résulte que, par l'inspiration, l'air pénètre dans les conduits aérifères et le sang dans les vaisseaux.

Quant à l'exception établie par d'Arsonval à propos du réseau vasculaire intra-alvéolaire je ne me l'explique pas davantage. Pourquoi la dilatation thoracique qui diminue la pression intra-alvéolaire et y fait entrer l'air, n'abaisserait-elle pas en même temps la pression intra-vasculaire de ce réseau pour y faciliter l'accès au sang ?

D'ailleurs, même quand la dilatation du poumon a lieu, en dehors de toute force agissant excentriquement sur sa surface, et rien que par l'insufflation, il se produit dans les vaisseaux une diminution de tension qui se traduit par une aspiration sanguine. Je renvoie, pour la démonstration de ce fait, à l'art. v de ce chapitre.

Enfin, l'inspiration, tout en dilatant les vaisseaux et en faisant affluer le sang dans les divisions de l'artère pulmonaire, est un mouvement qui serait insuffisant pour assurer la circulation à travers les poumons, s'il n'était suivi immédiatement d'un mouvement d'expiration. S'il est vrai que le poumon attire le sang comme l'air en se dilatant, il ne l'est pas moins qu'en restant dilaté, il retient le sang comme il retient l'air ; et que, malgré la dilatation des vaisseaux, le C. D. est impuissant à chasser le sang dans le C. G. Il faut, pour lui remplir ce rôle, qu'il soit aidé par les mouvements d'inspiration qui attirent le sang dans les divisions de l'artère pulmonaire et les capillaires du champ respiratoire, et par les mouvements d'expiration qui le chassent dans l'O. et le V. G. En un mot, les mouvements du poumon sont aussi nécessaires à la circulation du sang qu'ils le sont à la circulation de l'air. Cela est si vrai que quand ces viscères sont rendus immobiles, soit en état d'expiration ou d'inspiration, le C. D. succombant sous la tâche se laisse dilater ; la circulation pulmonaire se ralentit, puis s'arrête ; et la mort arrive par asphyxie.

La nécessité de ces mouvements, indispensables pour assurer la petite circulation, a échappé à d'Arsonval comme à tant d'autres qui ont cru ou croient toujours à la puissance suffisante du C. D. pour remplir ce rôle. Aussi, cet auteur, tout en étant partisan de l'action aspiratrice du thorax, la résume ainsi : « L'aspiration thoracique sans être indispensable à la circulation, joue à titre de cause accessoire un rôle important dans la progression du sang. Dans le système veineux elle abaisse la pression du sang qu'elle empêche de s'accumuler dans les veines ; dans le thorax, elle appelle le sang veineux et accélère son cours ; enfin dans le cœur elle concourt à la dilatation du ventricule et augmente la vitesse générale de la circulation (1) ».

Je soutiens au contraire que l'aspiration, que j'appelle *hémospasie thoraco-pulmonaire* parce qu'elle fait pénétrer à la fois le sang veineux dans le C. D. et les divisions de l'artère pulmonaire, est un fait *absolument nécessaire* au maintien de la circulation du sang ; et que sans lui la circulation s'arrête rapidement. Dans ce chapitre et le suivant je fournis des preuves qui démontrent d'une façon irrécusable l'exactitude de cette proposition.

Quoi qu'il en soit, les expériences de d'Arsonval n'en sont pas moins intéressantes ; et si l'auteur, devenu aujourd'hui selon les prévisions de Cl. Bernard un grand physiologiste, n'a point saisi dans son ensemble le rôle des mouvements diasto-systoliques du poumon dans la circulation pulmonaire, ni reconnu son importance, il n'en a pas moins constaté des faits qui viennent à l'appui de ma théorie hémodynamique de la respiration.

ARTICLE IV.

EXPÉRIENCES RELATIVES A LA CIRCULATION PULMONAIRE AU MOYEN DE LA RESPIRATION ARTIFICIELLE *par aspiration* PRATIQUÉE SUR DES POUMONS SÉPARÉS DU CORPS.

J'ai fait aussi en 1861 d'autres expériences sur des poumons retirés de la cavité thoracique. Ces expériences exécutées sur des poumons séparés du corps, avaient pour objet de les sou-

(1) Loc. cit.,p. 25.

mettre aux mouvements de la respiration normale et de constater l'effet de ces mouvements sur la circulation pulmonaire. Comme l'air entrait dans les poumons par suite d'un mouvement de dilatation causée par une diminution de la pression de l'air entourant leur surface externe, je qualifie ce mode de procéder : *respiration artificielle* PAR ASPIRATION, parce qu'il est différent de celui qui consiste à insuffler de l'air dans les poumons : je désigne ce dernier *respiration artificielle* PAR INSUFFLATION.

Voici comment ces expériences ont été conduites :

Je prenais une cloche à trois tubulures, une supérieure et deux latérales dont le modèle est représenté dans l'une des planches ci-après. La supérieure était fermée par un bouchon perforé livrant passage à la trachée dans laquelle un tube à mince paroi était introduit à frottement de manière à comprimer les parois trachéales contre celles du bouchon. Les deux autres étaient également fermées par des bouchons perforés ; l'un d'eux livrait passage à un tube en verre muni d'une soupape et sur lequel l'artère pulmonaire était liée ; l'autre livrait aussi passage à un tube en verre pénétrant dans l'oreillette gauche dont les parois étaient fortement serrées autour par une ligature. Ce tube était muni d'une soupape à son extrémité libre.

La cloche était ensuite fixée hermétiquement sur une table présentant une ouverture livrant passage à un large tube communiquant avec une soufflerie située sous la table.

Le tube adapté à l'artère pulmonaire plongeait par son extrémité libre dans un vase contenant du sérum coloré.

Les choses étant ainsi disposées, il suffisait de communiquer à la soufflerie un mouvement d'aspiration pour raréfier l'air de la cloche et dilater les poumons par l'entrée de l'air atmosphérique dans les canaux aérifères. Pour chasser cet air je n'avais qu'à rapprocher les poignées du soufflet. Par ces manœuvres je reproduisais facilement les mouvements de la respiration et j'arrivais même à provoquer l'expectoration par un mouvement brusque d'expiration.

L'entrée de l'air dans les poumons était accompagnée d'un autre phénomène : c'était l'aspiration, par le tube adapté à l'artère pulmonaire, du sérum sanguinolent contenu dans le vase où plongeait l'extrémité libre de ce tube. Il était facile, à chaque inspiration, de voir ce liquide s'élever dans le tube et diminuer dans le vase.

L'expiration avait aussi son accompagnement : c'était la sortie, par l'extrémité libre du tube adapté à l'oreillette gauche, d'une partie du sérum aspiré par l'autre tube. Je rappelle que les soupapes appliquées à ces deux tubes jouaient le rôle des valvules sygmoïdes, c'est-à-dire que l'une permettait l'entrée du liquide dans l'artère pulmonaire et s'opposait à sa sortie ; tandis que l'autre laissait sortir celui qui venait des veines pulmonaires en s'opposant à l'entrée de l'air.

Je dois faire aussi remarquer qu'il sortait du tube adapté à l'O. G. bien moins de liquide qu'il n'en entrait par l'autre tube. Ceci s'explique en se rappelant qu'après la mort les vaisseaux ayant perdu leurs *tonus*, se dilatent et laissent transsuder les liquides qu'ils contiennent.

Aussi, qu'arrivait-il ? les poumons se congestionnaient et l'air expiré contenait un liquide spumeux qui devenait de plus en plus abondant.

Le mode expérimental que je viens de rapporter m'a donné des résultats absolument identiques à ceux de mes observations plessimétriques faites sur l'homme, et il confirme pleinement les deux premières lois de la circulation pulmonaire. Quant à la troisième elle l'a été également dans les mêmes expériences. Il suffisait de diminuer l'ouverture de la trachée et d'y rendre ainsi l'entrée de l'air difficile pour constater que l'aspiration du sérum devenait plus énergique par le tube adapté à l'artère pulmonaire.

ARTICLE V.

EXPÉRIENCES SUR DES POUMONS ISOLÉS DU CORPS DÉMONTRANT L'ACTION DE LA RESPIRATION ARTIFICIELLE *par insufflation* SUR LA CIRCULATION PULMONAIRE.

Dans les expériences qui précèdent, la soufflerie remplit le rôle des mouvements inspirateurs du thorax et du diaphragme. En aspirant l'air de la cloche elle crée une inégalité de pression entre la surface des poumons et les surfaces internes des canaux pulmonaires. Celle de l'atmosphère l'emportant sur celle de l'intérieur de la cloche force l'air à pénétrer dans les canaux aérifères et le sang dans les vaisseaux. Le mouvement d'expiration se produit par un changement inverse dans les pressions. En chassant de l'air dans la cloche, la soufflerie y provoque un excès de pression qui, l'emportant sur celle de l'atmosphère, force l'air et le sang à sortir des canaux pulmonaires. Avec ce mode de respiration, on s'explique très bien l'influence que les mouvements de dilatation et de resserrement des poumons exercent sur la circulation pulmonaire. Mais, comme il est bien établi que chez les animaux dont la poitrine a été ouverte ou ses mouvements paralysés par une cause quelconque, il est possible de leur entretenir la vie, pendant un certain temps, avec la respiration artificielle par insufflation, j'ai voulu m'assurer si l'entretien de la vie est dû, non pas à l'oxygénation du sang ainsi que le pensent les physiologistes, mais plutôt à l'influence des mouvements de dilatation et de resserrement des poumons sur la circulation pulmonaire. Que pendant un mouvement d'inspiration les poumons aspirent du sang en même temps que de l'air ; que pendant un mouvement d'expiration ils expulsent de leurs canaux du sang et de l'air, cela se comprend à merveille, attendu que par l'inspiration il se produit une tendance au vide dans les canaux aérifères et sanguins, et que dans l'expiration ils se rétrécissent. Ce qui se comprend moins, c'est que l'insufflation des poumons détermine une dilatation des vaisseaux pulmonaires avec tendance au vide et aspiration du liquide sanguin. C'est cependant ce qui a lieu. Sous l'influence de l'insufflation des poumons, il se produit une dilatation de l'artère pulmonaire et de ses divisions ainsi que des rameaux et branches d'origines des veines du même nom ; par suite de ce mouvement de dilatation le sang afflue dans le poumon et le C. D. diminue de volume. A son tour, le mouvement expiratoire dû à l'élasticité des poumons chasse dans le C. G. une partie du sang contenu dans les vaisseaux pulmonaires ; le C. G. le lance dans les artères, d'où retour à la vie lorsque l'insufflation est pratiquée à temps sur des animaux en état de mort apparente.

C'est par hasard que j'ai été amené à découvrir cette action vaso-dilatatrice de l'insufflation pulmonaire. Dans les expériences que j'ai faites sur le chien et sur le lapin, il m'est arrivé d'insuffler les poumons après avoir sectionné l'artère pulmonaire et ouvert l'oreillette gauche de manière à voir les orifices des veines pulmonaires. Alors j'ai constaté que le sang qui baignait les orifices de ces vaisseaux disparaissait pendant l'insufflation pour pénétrer dans les poumons, et qu'il en sortait lorsque je les laissais revenir sur eux-mêmes. En répétant plusieurs fois ces insufflations, le sang qui entrait et sortait de l'artère et des veines pulmonaires ne tardait pas à devenir écumeux, preuve certaine que le mouvement insufflateur faisait pénétrer à la fois de l'air et du sang dans ces vaisseaux.

Bien que ces faits suffisent pour démontrer l'action dilatatrice que l'insufflation pulmonaire exerce sur les canaux sanguins, j'ai tenu à établir cette action d'une façon plus démonstrative. Pour cela je prends les poumons d'un mouton, j'introduis dans la trachée un tube sur lequel elle est liée ; je passe une ligature fortement serrée autour des bronches droites. par exemple, de manière à simplifier l'expérience en n'agissant que sur un poumon. Je place dans la veine pulmonaire gauche et dans la branche de l'artère deux bouts de tubes en caoutchouc ayant le calibre de ces vaisseaux et destinés à s'opposer à leur aplatissement.

Deux tubes en verre munis de soupape permettant l'aspiration sont introduits à travers les bouts de caoutchouc, l'un dans la veine, l'autre dans l'artère préalablement remplies d'eau colorée par du sang. Ces deux vaisseaux sont liés sur les tubes de verre qui plongent par leurs extrémités libres dans des vases contenant aussi de l'eau colorée par du sang.

Après avoir ainsi disposé les conditions de l'expérience il suffit d'insuffler le poumon pour voir l'eau colorée s'élever dans les deux tubes et pénétrer dans les vaisseaux pulmonaires. En raison de la disposition des soupapes, l'eau qui est entrée dans les vaisseaux n'en sort pas dans l'expiration.

L'expérience ayant été répétée de façon à ne laisser aucun doute, j'ai retiré le tube placé dans la veine pulmonaire et l'ai réintroduit par son extrémité libre de manière à ce que la soupape, disposée en sens contraire, permit la sortie du liquide contenu dans la veine tout en s'opposant à l'action aspiratrice. Dans ces conditions l'insufflation du poumon était accompagnée d'une aspiration beaucoup plus énergique dans l'artère pulmonaire, et l'expiration donnait lieu à un écoulement de liquide par le tube placé dans la veine.

L'action aspiratrice de l'insufflation pulmonaire sur les vaisseaux des poumons, ayant été mise en évidence, il est facile d'en expliquer le mécanisme. En effet, l'insufflation augmente le volume des poumons dans tous les sens et en développe considérablement la surface. Ce développement ne peut s'opérer que par l'allongement, l'agrandissement et l'écartement des canaux aérifères. En s'allongeant, en s'écartant l'un de l'autre et en se dilatant, ces canaux impriment forcément des mouvements analogues aux vaisseaux qui les accompagnent. c'est-à-dire aux branches de l'artère pulmonaire, à leurs divisions, aux capillaires, aux rameaux d'origines des veines pulmonaires et à celles-ci.

Dans cette expérience que j'ai renouvelée plusieurs fois il n'y a pas à invoquer l'action de l'oxygénation du sang sur la circulation pulmonaire ; ce sont tout simplement des phénomènes hydrodynamiques faciles à comprendre.

Pourquoi en serait-il autrement lorsque l'on pratique l'insufflation sur un animal dont la poitrine est ouverte ? Tous les physiologistes savent qu'aussitôt l'ouverture de là poitrine les poumons reviennent sur eux-mêmes ; que par suite l'artère pulmonaire, le ventricule et l'oreillette droits se dilatent considérablement .tandis que l'oreillette gauche, l'auricule surtout, s'affaissent. Il en est de même du ventricule gauche qui se resserre et ne lance plus qu'une faible quantité de sang noir dans les artères dont la tension s'abaisse rapidement au point que, sur les lapins, on voit les carotides s'aplatir et prendre une couleur blanchâtre dans laquelle on observe, par intermittence, la circulation d'un filet noirâtre qui est l'indice d'une contraction cardiaque, derniers efforts d'un ventricule qui malgré sa bonne volonté s'arrête parce que, ne recevant plus de sang des poumons, il n'a rien à chasser dans les artères.

Que dans ces conditions on vienne à pratiquer l'insufflation pulmonaire, aussitôt la scène change d'aspect. Et pourquoi ? Parce qu'en dilatant les canaux aérifères par l'introduction de l'air on dilate en même temps les divisions de l'artère pulmonaire, ce qui permet au sang accumulé dans le C. D., et dans le tronc principal de ce vaisseau d'affluer dans ses divisions et les capillaires du champ respiratoire, d'où il est chassé, par l'affaissement des poumons, dans le C. G. et de là dans les artères. En répétant plusieurs fois la même manœuvre on arrive à faire cheminer dans le système artériel le sang accumulé dans les veines et à ressusciter un animal.

ARTICLE VI.

LES LOIS DE LA CIRCULATION PULMONAIRE SONT DÉMONTRÉES : 1° PAR LA CIRCULATION FŒTALE ; 2° PAR LES LÉSIONS CADAVÉRIQUES DES ASPHYXIÉS ; 3° PAR LA SUBMERSION EXPÉRIMENTALE ; 4° PAR LES EXPÉRIENCES SUR LES ANIMAUX.

Je réunis sous un même article ces divers ordres de faits pour lesquels je serai sobre de développements, attendu que je dois revenir sur la plupart d'entre eux dans les chapitres suivants.

§ I. — *Circulation fœtale.*

Avant la naissance les vaisseaux pulmonaires sont formés, les poumons gorgés de sang ; par leur couleur rouge brun, leur consistance et leur poids, ils offrent une certaine analogie avec le foie.

A ce moment la circulation pulmonaire est tout au plus rudimentaire ; le sang du C. D. passe, celui de l'O. D. dans l'O. G. par le trou de Botal, et celui du V. D. dans l'artère pulmonaire et de là dans l'aorte par le canal artériel. Alors le V. D. qui doit chasser dans l'aorte le sang qu'il reçoit a la même force que le V. G.

Après la naissance le centre respiratoire entrant en jeu provoque des mouvements thoraciques qui modifient la circulation. Le C. D. envoie au C. G. à travers les poumons le sang qu'il reçoit ; le trou de Botal se ferme, le canal artériel s'oblitère, la circulation pulmonaire est définitivement établie ; et le V. D. dont la puissance était avant la naissance égale à celle du V. G., diminue d'épaisseur ; sa force s'affaiblit au point de n'être plus, ainsi que l'ont démontré les recherches de Chauveau et Marey, que le 1/5 de celle du V. G.

En réfléchissant à ces faits on ne peut faire sans se poser cette double question :

Pourquoi, avant la naissance, le sang du C. D. dont le ventricule égale en force celui du C. G. ne passe-t-il pas par les poumons et se rend-il dans l'O. G. et dans l'aorte par d'autres voies?

Pourquoi, au moment de la naissance, le sang du C. D. abandonne-t-il ces voies pour circuler dans les poumons bien que la force de son ventricule diminue peu à peu des 4/5 ?

La réponse à ces questions est facile à faire. Avant la naissance les poumons sont immobiles ; leurs nombreux canaux aplatis ne subissent aucun mouvement de dilatation ni de resserrement. Malgré sa force le V. D. serait impuissant à chasser le sang dans les vaisseaux pulmonaires ; aussi ce liquide doit prendre d'autres voies.

Après la naissance, le premier mouvement d'inspiration produit dans tous les canaux du poumon une diminution de pression, une tendance au vide. Sous cette influence l'air atmosphérique entre dans les conduits aérifères, et le sang du C. D. dans les divisions de l'artère pulmonaire. — Ce liquide change de route par la raison bien simple qu'il éprouve moins de résistance à pénétrer dans les ramifications de ce vaisseau au moment de l'inspiration.

Le C. D., ayant son travail facilité par la diminution de pression que l'inspiration provoque dans l'ensemble de l'artère pulmonaire et par le mouvement que l'expiration imprime au cours du sang dans les veines du même nom, diminue de volume.

Rien que par ces faits, il est facile de voir que le sang ne peut traverser un poumon immobile, tandis qu'il circule facilement dans celui qui est alternativement dilaté et resserré.

§ II. — *Lésions cadavériques des asphyxiés.*

Les lésions constatées à l'autopsie des asphyxiés dans les poumons, le cœur et l'ensemble du système circulatoire ont frappé tous les observateurs. Ce n'est pas sans raison, car elles sont significatives. Que remarque-t-on dans les vaisseaux ? la vacuité du système artériel et la réplétion des systèmes veineux et capillaire.

Par quoi est-on frappé à l'examen du cœur ? Par la distension du C. D. dont les cavités sont remplies de sang, et par le retrait du V. G. qui est vide.

Qu'est-ce qui attire l'attention sur les poumons ? La congestion plus ou moins prononcée de ces organes.

Que conclure de ces faits anatomiques si ce n'est que l'asphyxie est causée par un ralentissement suivi d'un arrêt de la circulation pulmonaire qui provoque la mort par anémie cérébrale.

Les anciens, jusqu'à Bichat, en s'appuyant sur la circulation fœtale et sur les lésions et les phénomènes de l'asphyxie, avaient considéré ces états morbides comme étant l'expression d'un arrêt mécanique de la circulation pulmonaire.

En créant, pour les caractériser, le mot *asphyxie* qui, d'après son étymologie, signifie *privation de pouls* je n'hésite pas à dire qu'ils se sont montrés meilleurs observateurs que les modernes. Seulement, ainsi que je l'exposerai plus bas, n'ayant pu interpréter rigoureusement les causes de cet arrêt, leur théorie fut abandonnée pour celle de Bichat.

A propos des lésions que l'on rencontre dans les poumons et le cœur, je ferai observer qu'elles varient d'intensité suivant le mode d'asphyxie et son plus ou moins de rapidité. Ainsi, les poumons sont plus congestionnés chez ceux qui succombent à la suite de pendaison, de strangulation, de submersion et de suffocation que chez ceux qui meurent consécutivement à l'affaissement des poumons par ouverture de la cavité thoracique ou bien par obstacle à la dilatation du thorax. On a aussi remarqué, toutes choses étant égales d'ailleurs, que plus l'asphyxie dure, plus les poumons sont gorgés de sang.

Quant aux cavités cardiaques, celles du C. D. sont plus ou moins dilatées, et des auteurs soutiennent que parfois on rencontre du sang dans celles du C. G.

Parmi les causes que l'on peut invoquer pour expliquer ces faits il en est une qui mérite d'attirer l'attention du lecteur. Je dirai d'abord que dans mes nombreuses expériences sur l'asphyxie j'ai toujours trouvé, immédiatement après la mort, le V. G. vide et le C. D. plus ou moins distendu. Si, sur les cadavres les différences ne sont pas toujours aussi tranchées, c'est que l'autopsie est faite longtemps après la mort, et que dans cet intervalle il se fait, par suite de l'action de la pesanteur et du développement des gaz abdominaux, une circulation partielle qui peut modifier l'état des cavités cardiaques.

A ce propos Morgagni, dans sa *dix-neuvième lettre sur la suffocation et la toux*, rapporte une observation de Harvey que voici : « Je fis voir autrefois, dit-il, à beaucoup d'assistants l'oreillette droite du cœur et les poumons extrêmement distendus et remplis de sang, sur un cadavre humain récemment étranglé, c'est-à-dire deux heures après la pendaison quand la poitrine et le péricarde eurent été ouverts et avant que la rougeur de la face eût disparu ; mais l'oreillette surtout qui avait la grosseur du poing d'un homme très grand, était si engorgée qu'on aurait cru qu'elle allait se rompre. Le jour suivant, le corps étant entièrement refroidi et le sang s'étant écoulé par d'autres voies, cette masse se désenflant s'était dissipée (1) ».

Par ce fait il est facile de conclure qu'il ne faut pas toujours se rapporter à ce que l'on observe à l'ouverture des cadavres, pour juger de l'état des organes immédiatement après la mort.

En ce qui concerne le V. G. la présence du sang que l'on y a rencontré quelquefois chez des cadavres d'asphyxiés peut s'expliquer facilement. En effet, sous l'influence du développement des gaz abdominaux le diaphragme est refoulé vers le thorax et les poumons comprimés au point de chasser par la bouche une écume sanguinolente.

Si la compression des poumons est assez forte pour produire

____

(1) Loc. cit., t. 1., p. 407.

ce fait, pourquoi ne forcerait-elle pas le sang contenu dans les veines pulmonaires à cheminer vers l'O. G. et à se déverser dans le V. G. ? La réponse découle de la question avec une telle évidence qu'il est inutile d'insister.

La congestion des poumons que l'on observe dans l'asphyxie est un fait anatomique qui démontre les lois de la circulation pulmonaire tout en étant l'expression de leur violation. Je prends, par exemple, la congestion des poumons affaissés par l'ouverture de la poitrine ou immobilisés par la compression du thorax ou la paralysie des muscles respiratoires. Dans ces divers cas les poumons restent immobiles ; ils ne peuvent ni se dilater pour recevoir le sang du C. D. qui se distend, ni se resserrer pour le chasser dans le C. G. qui se vide. Les deux premières lois de la circulation pulmonaire étant enfreintes, qu'en résulte-t-il? Un arrêt de cette circulation qui tue le sujet.

Quand il s'agit d'asphyxie par obstruction ou compression des voies aériennes le mécanisme de la congestion pulmonaire diffère et s'explique par la troisième loi. Alors, l'individu éprouve un besoin pressant de faire de violents efforts d'inspiration et il en fait. Par suite de ces efforts ses poumons sont encore le siège d'une série de mouvements *limités* d'inspiration et d'expiration, et dont le premier domine. Par l'action violente et infructueuse des tentatives d'inspiration, l'air se raréfie dans les canaux aérifères ; il s'y fait une tendance au vide, une diminution de pression que le sang vient aussitôt combler en partie, en affluant dans les vaisseaux pulmonaires, souvent au point de les rompre.

Les parois du thorax en se dilatant, en faisant arriver le sang dans les poumons et en l'y maintenant, jouent en ces circonstances le rôle d'une ventouse de Junod appliquée sur un membre.

Si, dans ce mode d'asphyxie qui sera amplement étudié plus bas, le mécanisme de la congestion pulmonaire diffère, le résultat est le même ; c'est-à-dire un arrêt de la circulation pulmonaire qui ne tarde pas à entraîner la mort.

§ 3. — *Submersion expérimentale.*

La submersion expérimentale est un fait qui corrobore les lois de la circulation pulmonaire et ne peut s'expliquer que parce que le plongeur s'efforce de s'y conformer en partie. Dans son livre *de l'influence des agents physiques sur la vie,* Edwards écrit, page 269, qu'il s'est souvent informé, aux écoles de natation de Paris, du temps que les meilleurs plongeurs peuvent passer sous l'eau et que le plus long espace est de trois minutes.

Le célèbre plongeur, le capitaine James, observé par le professeur Lacassagne dépassait cette durée. Ce médecin distingué qui a publié une étude sur ce sujet (1) rapporte que M. James peut rester 4 minutes 14 secondes sous l'eau ; qu'avant de plonger il fait, après avoir chassé tout l'air de ses poumons, une forte inspiration ; qu'après avoir séjourné dans l'eau pendant environ 4 minutes il sent son cœur faiblir, finir par cesser de battre, et éprouve des troubles de la vue et de l'ouïe ; que les mouvements respiratoires continuent à raison de 20 par minute ; qu'ils sont amples et assez réguliers ; qu'à l'auscultation des poumons on entend même des râles humides semblables à ceux que l'on perçoit quand on ausculte sir James à l'air libre ; que les battements du cœur s'affaiblissent avec la durée du séjour dans l'eau ; qu'à sa sortie après 2 minutes 37 secondes de séjour la face est congestionnée, les yeux injectés et qu'enfin le cœur droit est habituellement dilaté.

Pour expliquer les mouvements respiratoires sans entrée de l'air dans les poumons, Lacassagne dit que l'occlusion des voies respiratoires se fait par la fermeture de la bouche et par la contraction du pilier postérieur du voile du palais. Dans ces conditions l'inspiration appelle dans le poumon l'air contenu

(1) *Archives de l'Anthropologie criminelle,* n° 9, 1887.

8.

dans la bouche et le pharynx et l'expiration le refoule dans les mêmes cavités.

A quoi servent ces mouvements respiratoires qui aident le plongeur, ainsi que lui-même l'assure, à prolonger le temps qu'il passe sous l'eau ? Le célèbre professeur de Lyon pense qu'il pourrait bien y avoir échange dans le pharynx entre l'air dégluté dans l'estomac et celui du poumon, et que la pureté du premier contribuerait à la prolongation du séjour dans l'eau. En donnant, sous forme hypothétique il est vrai, cette explication qui ne peut être acceptée, attendu qu'elle ne repose sur aucun fait démontrant un échange gazeux quelconque, ce médecin a montré que, partageant le préjugé général, il pense que la vie ne peut s'entretenir, même pendant une courte durée, sans oxygénation du sang.

Toutefois, les faits qu'il rapporte n'en sont pas moins intéressants. Ils prouvent qu'avant de plonger sir James emmagasine de l'air dans ses conduits aérifères, et qu'il ne prolonge son séjour dans l'eau qu'en exécutant des mouvements respiratoires qui communiquent à l'air emprisonné un mouvement de va-et-vient du poumon vers le larynx et la bouche, et réciproquement. Dans ces conditions la dilatation et le resserrement pulmonaires impriment également un mouvement au sang ; par l'inspiration celui du C. D. est attiré dans les poumons ; par l'expiration il est chassé dans le C. G.

Seulement ces mouvements du poumon sont forcément limités et insuffisants pour assurer une circulation pulmonaire complète. Aussi, qu'arrive-t-il ? Les poumons se congestionnent peu à peu, et cette congestion entrave le passage du sang du C. D au C. G.

La preuve, ce sont les signes d'anémie artérielle et de congestion veineuse. En effet, après deux minutes il sent son cœur faiblir, finir par cesser de battre ainsi que l'artère temporale et éprouve des troubles sensoriels. Pourquoi ? parce que le V. G. recevant de moins en moins de sang, son débit faiblit forcément et le cerveau s'anémie. Par contre le C. D. se dilate et reste dilaté par la répétition des mêmes causes ; et le sang s'accumule dans le système veineux où il révèle sa présence par la congestion de la face et l'injection des yeux.

§ IV. — *Expériences sur les animaux.*

Ces expériences, tout en démontrant les lois de la circulation pulmonaire, serviront à combattre les théories erronées qui ont cours sur l'asphyxie et à édifier les miennes. Aussi, pour éviter des redites je serai bref sur ce sujet que je n'effleure en passant qu'afin de ne pas laisser ce chapitre incomplet.

Nombre d'expériences ont montré qu'après l'ouverture de la poitrine d'un animal vivant les poumons s'affaissent, le C. D. se dilate, les artères se vident, le C. G. cesse de battre et l'animal meurt dans des convulsions.

Si dans ces conditions on répète assez tôt l'expérience de Vésale, l'insufflation pulmonaire, si inintelligemment opposée par Primerose à Harvey, les battements du cœur se raniment, les artères reprennent leurs pulsations et l'animal revient à la vie.

Ces expériences établissent que la circulation pulmonaire est interrompue par l'affaissement des poumons, et qu'elle se rétablit en leur faisant subir, par la respiration artificielle, des mouvements alternatifs de dilatation et de resserrement.

La preuve que le rétablissement de la circulation est dû à ces mouvements et non à l'oxygénation du sang c'est, d'une part, qu'on peut obtenir le même résultat en insufflant un gaz inerte, azote ou hydrogène ; et d'autre part, parce que, ainsi que je l'ai démontré à l'article v de ce chapitre, l'insufflation, par la dilatation qu'elle provoque dans les vaisseaux pulmonaires, favorise l'arrivée du sang du C. D. dans les capillaires du champ respiratoire et le fait ensuite, par le retrait qui lui succède, cheminer vers le C. G.

Lorsqu'au lieu d'être affaissés par l'ouverture de la poitrine les poumons sont rendus immobiles, soit par la section du bulbe ou la paralysie des muscles inspirateurs à la suite d'un empoisonnement par le curare, la mort ne tarde pas à se produire aussi par anémie artérielle due à un arrêt de la circulation pulmonaire, arrêt provoqué par l'immobilité des poumons et se manifestant par la congestion de ces organes, la vacuité des artères et la réplétion des veines. Qu'alors on imprime aux poumons, par la respiration artificielle, des mouvements de dilatation et de resserrement, aussitôt on rétablit la circulation et l'animal se ranime.

Les lois de la circulation pulmonaire trouvent aussi leur confirmation dans les célèbres expériences de Bichat, bien qu'il les ait interprétées autrement et selon la théorie chimique de la respiration.

On sait que Bichat procédait en plaçant un robinet dans la trachée d'un animal et en examinant le jet et la couleur du sang sortant d'une artère carotide. Il écrit (1) page 334 : « Si un robinet est adapté à la trachée-artère coupée et mise à nu, et qu'on vienne à le fermer, le sang noircit et jaillit noir pendant quelque temps avec sa force ordinaire ; mais enfin le jet s'affaiblit peu à peu. Donnez alors accès à l'air, le sang redevient rouge presque tout à coup, et son jet augmente aussi très visiblement.

« Cette augmentation subite paraît d'abord ne tenir qu'au simple contact de ce fluide sur la surface interne du ventricule aortique, puisqu'il n'a pas eu le temps d'en pénétrer le tissu ; mais, pour peu qn'on examine les choses attentivement, on observe bientôt qu'ici cette impétuosité d'impulsion dépend surtout de ce que l'air, entrant tout à coup dans la poitrine, détermine l'animal à de grands mouvements d'inspiration et d'expiration lesquels deviennent très apparents à l'instant où

---

(1) *Recherches physiologiques sur la vie et la mort.* 3ᵉ édition. Paris, 1820.

le robinet est ouvert. Or, le cœur excité à l'extérieur, et peut-être un peu comprimé par ces mouvements, expulse alors le sang avec une force étrangère à ses contractions habituelles ».

On voit, par cet extrait, que Bichat est forcé de s'appuyer sur *les grands mouvements d'inspiration et d'expiration* qui suivent l'ouverture du robinet pour expliquer l'impétuosité des battements du ventricule gauche qui se manifeste par l'augmentation subite du jet artériel.

Seulement il cherche à interpréter ce fait par l'excitation extérieure et la compression que les poumons exerceraient sur le cœur. Je ne m'arrêterai pas à réfuter cette interprétation qui est sans fondement ; mais je ferai remarquer que les phénomènes signalés par Bichat confirment les lois de la circulation pulmonaire et s'expliquent par elles. En effet, quand le robinet est fermé, l'animal n'en exécute pas moins des mouvements d'inspiration qui ont pour conséquences de diminuer la pression de l'air contenu dans les canaux aérifères, d'attirer le sang dans la poitrine, surtout dans les capillaires du champ respiratoire et de l'y maintenir. Il en résulte un ralentissement et bientôt un arrêt, pour peu que le robinet reste fermé, de la circulation pulmonaire qui se révèle par l'anémie artérielle, par la congestion des poumons et l'hypertension du système veineux.

Aussitôt le robinet ouvert, les mouvements d'inspiration, bridés par la fermeture de la trachée, s'exercent librement et largement, et sont suivis des mouvements d'expiration qui s'exécutent dans la même mesure. Ces deux mouvements ont pour effets, les premiers de faciliter l'arrivée dans les poumons du sang accumulé dans le C. D. et le système veineux ; les seconds, de chasser dans le C. G. le *sang arrêté dans les vaisseaux pulmonaires* et celui qui y arrive ; d'où afflux considérable de ce liquide au V. G. qui accuse le fait par l'impétuosité de ses battements et l'élévation subite du jet artériel.

Bichat a été si frappé de l'influence des grands mouvements respiratoires sur l'activité du cœur qu'à la suite du passage précité il dit : « Ce que j'avance est si vrai que, lorsque l'inspiration et l'expiration reprennent leur degré accoutumé, le jet, quoiqu'aussi rouge, diminue manifestement ; il n'est même plus poussé au-delà de celui qu'offrait le sang noir dans les premiers temps de son écoulement, et avant que le tissu du cœur fût pénétré de ce fluide. »

Alors, que devient la théorie de Bichat attribuant l'embarras de la circulation pulmonaire à l'interruption des phénomènes chimiques de la respiration, si le jet de sang rouge n'est pas plus fort que le jet de sang noir ?

Ces faits s'expliquent facilement, en sachant, ainsi que je le démontrerai dans le chapitre suivant, que la circulation est subordonnée aux mouvements respiratoires ; et qu'un effort, comme celui que fait l'animal dont les voies aériennes sont subitement obstruées, a pour effet d'augmenter passagèrement la tension artérielle.

Préoccupé de ce que les faits qu'il observe ne cadrent pas avec sa théorie, Bichat ajoute (1) : « D'ailleurs, l'influence des grandes inspirations sur la force de projection du sang par le cœur est très manifeste, sans toucher à la trachée-artère. Ouvrez la carotide ; précipitez la respiration en faisant beaucoup souffrir l'animal (car j'ai constamment observé que toute douleur subite apporte tout à coup ce changement dans l'action du diaphragme et des intercostaux) ; précipitez, dis-je, la respiration et vous verrez alors le jet du sang augmenter manifestement. Vous pourrez même souvent produire artificiellement cette augmentation en comprimant avec force et d'une manière subite les parois pectorales. Ces expériences réussissent surtout sur les animaux déjà affaiblis par la perte d'une certaine quantité de sang : elles sont moins apparentes sur ceux pris avant cette circonstance.

(1) Loc. cit., p. 335.

Pourquoi, dans l'état ordinaire, les grandes expirations faites volontairement ne rendent-elles pas le pouls plus fort, puisque, dans les expériences, elles augmentent très souvent le jet du sang ? J'en ignore la raison.

Il suit de ce que nous venons de dire que l'expérience dans laquelle le sang rougit et jaillit tout à coup assez loin à l'instant où le robinet est ouvert, n'est pas aussi concluante que d'abord elle m'avait paru ; car, pendant plusieurs jours, ce résultat m'a embarrassé, attendu qu'il ne s'alliait point avec la plupart de ceux que j'obtenais ».

Je comprends l'embarras de Bichat devant un ensemble de faits dont les uns sont manifestement contraires à la théorie qu'il a voulu édifier ; et il est regrettable, à bien des points de vue, que cet homme de génie n'ait pas tenu compte davantage de faits qui déposent si clairement contre une hypothèse sans fondement. Il aurait épargné à la science médicale d'imprégner, depuis près d'un siècle, l'esprit des physiologistes et des médecins, d'erreurs qui ont eu leurs fâcheuses et douloureuses conséquences.

Je crois inutile d'insister pour montrer que le défaut de concordance des résultats obtenus par Bichat dans ses expériences et l'embarras qu'il éprouve à les associer sont des difficultés qui s'évanouissent à la lumière des lois de la circulation pulmonaire.

Quant au défaut d'influence des fortes expirations sur le pouls qu'il signale comme contraire à ses expériences, il faut reconnaître que c'est une erreur d'observation dont le sphygmographe a fait justice, ainsi qu'on le verra dans l'article suivant.

Je me borne, pour le moment, à ne parler que des expériences de Bichat, me réservant de relater les miennes dans les chapitres qui vont suivre.

ARTICLE VII.

LES LOIS DE LA CIRCULATION PULMONAIRE SONT CONFIRMÉES PAR
L'INFLUENCE DE LA RESPIRATION SUR LE POULS ET EXPLIQUENT
LES MODIFICATIONS QU'ELLE LUI FAIT SUBIR.

Dans son bel ouvrage sur la *circulation du sang*. Marey a
consacré un chapitre intéressant à l'étude de cette influence
constatée au moyen du sphygmographe. Je vais exposer les
faits. qui l'établissent et démontrer comment ils doivent être
interprétés.

Sur un manomètre introduit dans l'artère d'un animal vivant,
voisine du thorax, il est facile de constater que la colonne de
mercure est agitée par deux sortes d'oscillations : les unes
petites et fréquentes sont dues aux battements du cœur ; les
autres, plus étendues et plus rares, correspondent aux mouvements respiratoires.

Ludwig, cité par Marey, enregistre les oscillations du manomètre et obtint un tracé représenté par la fig. 85 (Voir pl. VI,
fig. 1).

Il suffit de jeter un coup d'œil sur ce tracé pour être convaincu que la tension artérielle s'élève dans l'expiration et
s'abaisse dans l'inspiration.

Vierord serait arrivé, dans ses expérimentations, à des conclusions inverses que je ne tenterai pas d'expliquer.

Heinbrodt en expérimentant sur les animaux constata que.
dans une inspiration ample et prolongée, la pression artérielle
baisse d'abord pour s'élever ensuite ; tandis que c'est le contraire dans l'expiration.

Dans ses études sur ce sujet Marey a observé que quand on
respire avec la bouche et une narine fermées de façon à rendre
l'entrée et la sortie de l'air difficiles, on voit la ligne d'ensemble

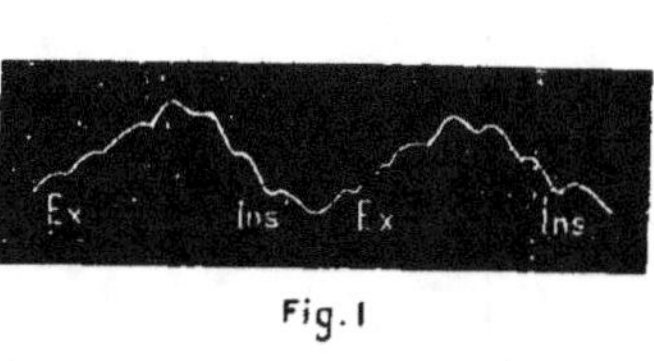

Fig. 1

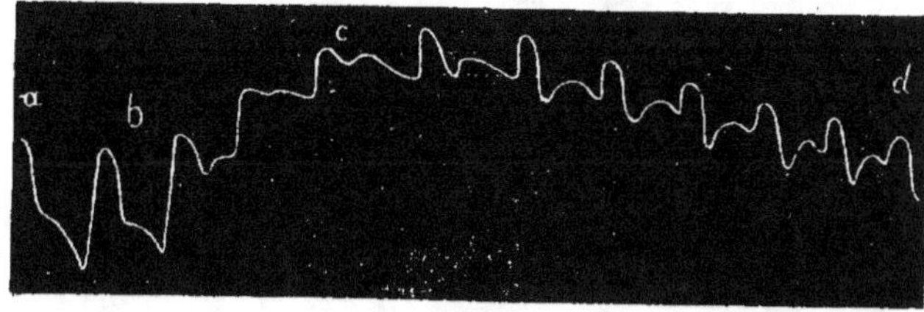

Fig. 2

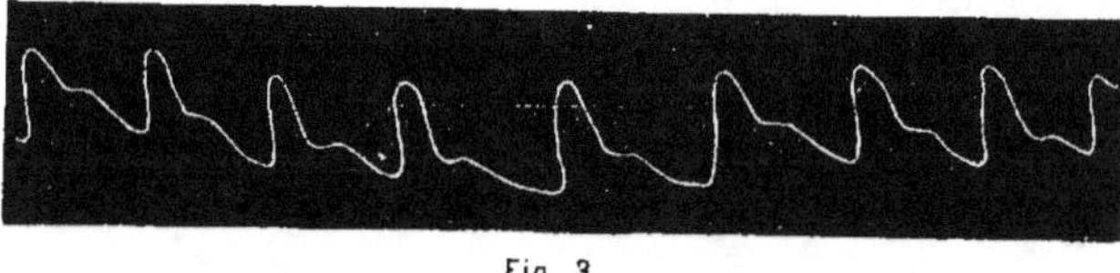

Fig. 3

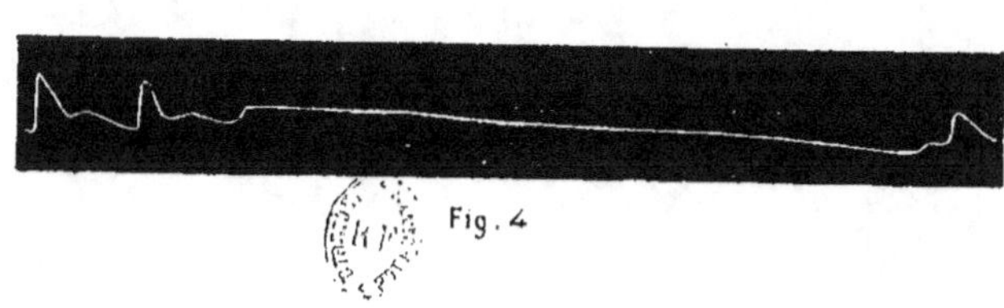

Fig. 4

du tracé sphygmographique *s'abaisser dans l'inspiration* et *s'élever dans l'expiration.*

En respirant largement, la bouche ouverte, on obtiendrait un effet inverse, mais à un faible degré.

D'après ce célèbre physiologiste, ces phénomènes s'expliqueraient par l'augmentation ou la diminution de pression que les mouvements respiratoires exercent inversement autour de l'aorte soit dans la poitrine soit dans l'abdomen.

Lorsque l'inspiration est difficile comme dans le cas où la bouche et une narine sont fermées « le sang des artères de la périphérie, écrit Marey, reflue en partie dans l'aorte thoracique qui est dilatée comme le sont les vaisseaux au-dessous d'une ventouse. Aussi devra-t-on voir baisser la pression moyenne dans les artères des membres ; c'est en effet ce qui a lieu. — Dans l'expiration, l'inverse se produit. L'air ne peut s'échapper assez vite sous l'influence de la rétractilité du poumon ; les muscles expirateurs viennent seconder l'élasticité pulmonaire pour expulser l'air au dehors. Alors, l'aorte thoracique, au lieu d'être dans un vide virtuel comme cela arrive dans les conditions normales, se trouve au contraire comprimée à sa surface et chasse du sang dans les artères périphériques (1). »

Les faits que je viens de signaler doivent recevoir une autre interprétation subordonnée aux lois de la circulation pulmonaire.

Ainsi, d'après la première loi, tout mouvement inspirateur attire le sang du C. D. dans les divisions de l'artère pulmonaire, tout en retenant dans l'ensemble des veines pulmonaires, celui qui se dirige vers le C. G.

D'après la seconde loi tout mouvement expirateur chasse dans le C. G. le sang contenu dans les capillaires du champ respiratoire, les ramuscules, rameaux et branches des veines pulmonaires. Or, si dans l'inspiration le sang est en partie retenu dans les veines pulmonaires comme je le soutiens, il

(1) Marey, loc. cit. page 289 et suiv.

n'arrive plus qu'en moindre quantité au C. G. ; d'où abaissement de la tension artérielle constaté par Ludwig et autres physiologistes au moment de l'inspiration.

Si, au contraire, l'expiration porte le sang des veines pulmonaires dans le C. G., celui-ci le chassant dans les artères doit en augmenter la tension ; c'est ce qui a lieu.

Les faits signalés par Marey dans les cas de respiration avec la bouche et une narine fermées sont soumis à la troisième loi d'après laquelle la circulation de l'air et du sang dans les poumons sont des faits en état de suppléance corrélative, c'est-à-dire, que si l'air entre difficilement dans le poumon, il est remplacé par le sang et réciproquement.

Avec cette loi il est facile d'expliquer l'abaissement de la tension artérielle ou son élévation au moment d'une inspiration ou d'une expiration difficiles. En effet, lorsque l'air entre difficilement dans le poumon c'est, par suite d'inégalité de pression entre les deux fluides, le sang qui affluant dans ce viscère, même par un mouvement rétrograde, prend une partie de la place de l'air ; d'où il s'en suit que, le V. G. ne pouvant chasser ce qu'il ne reçoit pas, la tension artérielle baisse fatalement.

Dans l'expiration difficile c'est un effet contraire. La compression exercée sur les capillaires du champ respiratoire et sur l'ensemble des veines pulmonaires d'une part par l'élasticité du poumon et par le retrait de la cavité thoracique, d'autre part par l'augmentation de la pression de l'air sortant difficilement des canaux aérifères, force le sang accumulé dans le poumon à cheminer rapidement vers le V. G. qui le lance à flots dans les artères et en augmente la tension.

Je ne conteste pas que le plus ou moins de compression subie par les artères contenues dans l'abdomen et le thorax ne puisse, à un certain degré, exercer comme l'a soutenu Marey une influence sur la tension artérielle; mais ma conviction, c'est que l'abaissement de cette tension pendant l'inspiration et son élévation pendant l'expiration ne peuvent s'expliquer que par les lois de la circulation pulmonaire dont ils sont l'expression.

D'ailleurs, s'il restait du doute dans l'esprit du lecteur, il sera vite dissipé par l'examen d'autres tracés fournis par Marey.

Cet auteur fait remarquer que l'inspiration et l'expiration font varier la fréquence des battements du cœur, surtout lorsqu'il y a difficulté de passage de l'air dans les voies respiratoires. « On voit, dit-il page 253, dans ces cas la fréquence des battements du cœur augmenter dans l'expiration et diminuer dans l'inspiration. La figure 86 montre cet effet que l'on retrouve plus prononcé dans la figure 92. » (Voir pl. VI, fig. 3).

Cette influence n'est pas due comme le pense Marey à l'action alternativement favorable et défavorable que la pression intra-thoracique exerce sur les systoles du ventricule. Les contractions du V. G. qui force, en cet état, les organes environnants à s'accommoder à sa forme sont trop énergiques pour subir l'action de variations, d'ailleurs faibles, de pressions intra-thoraciques. Elle s'explique facilement par les lois de la circulation pulmonaire.

En effet, dans l'expiration le sang chassé des poumons par les veines pulmonaires arrive en abondance au V. G. et en précipite les battements par son action excito-motrice sur l'endocarde. Dans l'inspiration, le sang étant attiré dans le poumon, son cours est pour le moins ralenti dans les veines pulmonaires ; de sorte que circulant en plus faible quantité vers le V. G., ce dernier, moins excité, se ralentit.

L'effort exerce sur la tension artérielle et sur le pouls une influence représentée par Marey, dans les figures 90 et 91 de son ouvrage.

La figure 90 que je reproduis (Voir pl. VI, fig. 2), montre qu'aussitôt le début de l'effort le tracé s'élève en 3 pulsations de *b.* en *c.*, pour se maintenir à la même hauteur pendant 2 autres pulsations, et descendre ensuite graduellement. Marey attribue cette élévation subite à la compression exercée par l'effort sur l'aorte intra-thoracique et intra-abdominale, et l'abaissement de la tension au débit plus rapide qui se fait par les artères périphériques.

Je ne nie pas que la compression intra-thoracique et abdominale provoquée par l'effort ne puisse causer une augmentation de la pression artérielle ; mais ce n'est là qu'une cause secondaire : la preuve, c'est que la pression, d'après le tracé, baisse après cinq pulsations, bien que l'effort continue. Je sais bien que Marey attribue ce fait à un débit plus rapide des artères périphériques. Mais qui ne sait que dans l'effort un grand nombre de muscles se contractent et entravent momentanément le passage du sang artériel dans les veines ?

La cause de l'élévation et de l'abaissement du tracé réside dans la circulation pulmonaire. Au moment où la glotte se ferme et que les parois thoraciques et abdominales se contractent, les capillaires du champ respiratoire ainsi que les origines et l'ensemble des veines pulmonaires subissent une compression qui chasse rapidement le sang vers le V. G. qui à son tour, le lance dans l'aorte ; d'où élévation de la pression artérielle.

L'effort continuant, la circulation pulmonaire est entravée par la compression des capillaires du champ respiratoire et par la suspension de l'action hémospasique du thorax. Il en résulte que le V. G. ne pouvant plus envoyer qu'une faible quantité de sang dans les artères, leur tension doit nécessairement baisser.

Ces faits m'ont été démontrés, ainsi que je l'ai exposé plus haut, par l'augmentation de volume du V. G. au début de l'effort et sa diminution rapide qui se produit par la continuation de ce phénomène.

L'influence de l'effort sur le pouls se traduit aussi par une augmentation de fréquence. L'élévation de la fréquence du pouls en même temps que celle de la tension artérielle sont deux faits qui déposent contre la loi de Marey : *Le cœur bat d'autant plus fréquemment qu'il éprouve moins de peine à se contracter.*

Cette contradiction n'a pas échappé à l'éminent physiologiste qui essaie de l'expliquer en attribuant (loc. cit., p. 298) l'élévation de la pression artérielle à la compression de l'aorte abdominale et thoracique, et la fréquence du pouls à celle que subit extérieurement le cœur dont les contractions sont aidées par ce fait.

Je considère que cette fréquence du pouls doit recevoir la même interprétation que celle qui se manifeste pendant l'expiration, c'est-à-dire qu'au début de l'effort le sang chassé en abondance dans le V. G. le force à se contracter plus fréquemment et à augmenter son débit.

Une tentative d'inspiration avec la glotte fermée abaisse la tension artérielle et diminue la fréquence du pouls. Ces faits sont parfaitement établis par la figure 92. (Voir pl. VI, fig. 3).

Marey, à qui je l'emprunte, explique l'abaissement du tracé par la tendance au vide qui appelle dans le thorax le sang du système artériel, et la diminution de la fréquence du pouls en disant : « Le cœur se trouvant dans un milieu raréfié, au lieu d'être secondé comme tout à l'heure par une pression extérieure, devra à chacune de ses contractions lutter contre la force nouvelle qui le sollicite à se dilater ; ses battements éprouvant plus de résistance, seront nécessairement plus rares » (1).

Ces phénomènes doivent recevoir une autre interprétation qui repose sur la troisième loi de la circulation pulmonaire. Au moment d'un effort d'inspiration, la glotte étant fermée, l'air extérieur ne pouvant pénétrer dans les conduits aérifères, celui qui y est contenu subit une diminution de pression qui fait que le sang afflue par l'artère pulmonaire et reflue par les veines du même nom dans les petits vaisseaux du poumon. En un mot, les poumons se congestionnent ; ce qui est facile à constater dans les expériences à inégalité de pressions pneumo-cutanées que je rapporterai plus bas.

Par suite de cette congestion qui est l'expression d'un ralentissement de la circulation pulmonaire, le V. G. reçoit moins de

(1) Marey, loc. cit., page 300.

sang ; par conséquent il se contracte moins fréquemment et ses ondées sanguines sont plus faibles ; d'où abaissement de la tension artérielle et diminution de la fréquence du pouls.

La suspension des battements du cœur par une inspiration profonde ne peut s'expliquer que par l'arrêt de la circulation pulmonaire. Le tracé recueilli par Marey sur Chauveau est bien remarquable : voir planche VI, fig. 4.

Marey émet à titre d'hypothèse que l'excitation du pneumo-gastrique par la distension considérable du poumon pourrait bien être cause de l'arrêt du cœur. Pour moi l'explication de ce fait est très simple. Sous l'influence d'une forte inspiration, surtout chez les sujets dont la capacité pulmonaire est très grande, le sang retenu dans les poumons n'arrive plus au V. G. qui diminue de volume et cesse de se contracter faute d'aliment.

Les faits que j'ai rapportés dans ce chapitre déposent d'une façon si évidente en faveur de la quatrième loi de la circulation pulmonaire que je crois inutile de m'y arrêter davantage.

CHAPITRE V.

THÉORIE NOUVELLE DE LA RESPIRATION, BASÉE SUR LA PRÉDO-
MINANCE DU RÔLE HÉMODYNAMIQUE DES MOUVEMENTS RESPI-
RATOIRES ET SUR L'HYPHÉMIE ET L'ISCHÉMIE BULBAIRE CON-
SIDÉRÉES COMME CAUSE DU BESOIN DE RESPIRER, SUIVIE
D'UNE ÉTUDE SUR SA FONCTION AÉRODYNAMIQUE.

Ce titre annonçant une nouvelle théorie de la respiration
paraîtra sans doute bien téméraire au lecteur, surtout qu'il
s'agit d'une fonction que l'on considère généralement comme
étant complètement connue. En effet, jugée par Aristote comme
destinée à refroidir le sang, cette théorie de la respiration
commença à être ébranlée en l'an 1600 par Van Helmont qui
démontra que le *gaz Sylvestre* (acide carbonique) est impropre
à l'entretien de la vie animale. Dans la suite, après les travaux
de Robert Boyle, de Jean Bernouilli, de Mayow particulièrement,
de Black, de Priestley et surtout de Lavoisier, la respiration
fut considérée comme une fonction entièrement chimique
que l'on caractérise encore aujourd'hui en disant *qu'elle
a pour objet la conversion du sang veineux en sang artériel par l'absorption de l'oxygène et l'élimination de l'acide
carbonique.*

Telle est la solution donnée depuis Lavoisier au problème de
la respiration; solution toujours acceptée et *que des auteurs
récents jugent complète.*

Loin de moi la pensée de l'attaquer pour lui en substituer une autre; les vérités démontrées doivent être soigneusement respectées et conservées. Mais, à côté de celles-là il y en a quelquefois d'autres méconnues qu'il ne faut pas hésiter à mettre en évidence lorsqu'on les voit : ainsi en est-il à propos de la respiration.

Jusqu'à ce jour les physiologistes et les médecins n'ont vu dans cette fonction que ce qu'y voit le vulgaire, c'est-à-dire l'entrée de l'air dans les poumons et sa sortie ; ils ont vu de plus que ce va-et-vient de l'air avait pour effet d'hématoser le sang.

Quant aux autres phénomènes qui se passent en même temps que les mouvements respiratoires dans l'épaisseur des poumons, dans le cœur et les vaisseaux, ou ils les ont ignorés ou ils n'en ont observé que quelques-uns, sans pouvoir les interpréter comme il convient.

Ce sont ces phénomènes déjà signalés dans ce travail que je vais grouper et étudier spécialement dans ce chapitre. Cette étude démontrera, j'en suis convaincu, que la respiration remplit un double rôle : qu'outre sa *fonction chimique*, elle exerce une *fonction hémodynamique* qui, pour avoir été en grande partie méconnue jusqu'à ce jour, n'en est pas la moins considérable et la moins importante, à tel point que lorsqu'elle est suspendue ou notablement entravée, la mort en est presque immédiatement la conséquence.

Le premier article sera consacré à l'étude de la *fonction hémodynamique* de la respiration, à l'examen des faits qui en établissent la réalité et la caractérisent, et à la démonstration de sa prééminence sur la *fonction aérodynamique*. Dans le second, je m'attacherai à prouver que le besoin de respirer a pour objet d'assurer la circulation pulmonaire et générale, qu'il est surtout provoqué par les causes qui tendent à produire l'hyphémie et l'ischémie bulbaire, et que la pénétration de l'air dans les poumons ne l'apaise point si la circulation cardio-pulmonaire reste entravée. Enfin dans un troisième je parlerai du rôle aérodynamique de la respiration.

ARTICLE 1.

DE LA FONCTION HÉMODYNAMIQUE DE LA RESPIRATION.

Pour bien comprendre l'importance de cette fonction, il importe de redire quelques mots sur la structure vasculaire du poumon. Cette notion anatomique, trop souvent oubliée ou méconnue, montre déjà que si le poumon est riche en vaisseaux surtout en capillaires, ce n'est pas pour servir à sa nutrition, mais pour lui permettre de remplir un rôle de premier ordre relativement au cours du sang et tout à fait indispensable à la circulation générale.

Les parois des conduits alvéolaires et de leurs bosselures ou alvéoles sont constituées par une mince couche de tissu conjonctif amorphe supporté par un riche réseau élastique et tapissé intérieurement par un épithélium plat analogue à l'endothélium vasculaire. Les rameaux de l'artère pulmonaire ayant pénétré dans les lobules se divisent en autant d'artérioles qu'il y a de bronchioles, et chaque artériole donne naissance à un réseau de capillaires très fin, à mailles nombreuses et très serrées.

Ce réseau, logé en partie dans la paroi amorphe des alvéoles, fait relief à sa surface interne et présente des anses formant saillie à l'intérieur des cavités alvéolaires. Il donne naissance à des veinules, origines des veines pulmonaires, situées entre les canaux alvéolaires ; ces veinules se réunissent autour des lobules pour former des branches plus grosses.

Ce qu'il y a de remarquable et de frappant dans cette partie de la structure du poumon, c'est l'extrême richesse vasculaire des parois alvéolaires ou pour mieux dire du *champ respiratoire* et son étendue ; sa surface, le poumon étant en inspiration, a été calculée par Küss et Marc Sée qui sont arrivés à des chiffres

9.

différents, mais considérables. Elle est évaluée en moyenne à cent mètres carrés ; et celle occupée par les vaisseaux capillaires à soixante-quinze. En admettant que l'épaisseur d'un capillaire soit celle d'un globule sanguin, le champ respiratoire serait tapissé par une couche mince de sang dont le volume dépasserait un demi-litre. Aussi, vu cette richesse vasculaire ne faut-il pas s'étonner que, d'après les calculs de divers physiologistes, il passe en vingt-quatre heures plus de 20.000 litres de sang dans les capillaires pulmonaires ; ce qui ferait près de 14 litres par minute.

Dans l'hypothèse que ces chiffres soient exagérés et même doublés, il n'en résulte pas moins qu'en un temps très court, il circule une grande quantité de sang dans les vaisseaux pulmonaires. J'ai tenu à énoncer ce fait qui est important pour l'intelligence de ceux que je vais étudier.

§. I. — *Les mouvements respiratoires sont les causes principales du mouvement qui mène le sang veineux dans le cœur droit et les poumons, et de celui qui chasse le sang artériel dans le cœur gauche ; ils en sont la condition sine qua non. Le premier constitue l'hémospasie thoraco-pulmonaire ; le second l'hémopulsion pneumo-thoracique.*

C'est ce mouvement sanguin et ses causes qui constituent la fonction la plus importante de la respiration, fonction que je qualifie *hémodynamique*. Il ne me sera pas difficile d'en démontrer l'existence.

Le thorax est formé de parois mobiles, côtes, sternum et diaphragme qui, sous l'influence de mouvements communiqués ou de leur contraction, agrandissent plus ou moins considérablement la cavité thoracique. Cette cavité se rétrécit par le relâchement des muscles mis en jeu, par le retrait élastique des poumons et la tension des gaz abdominaux ; quelquefois aussi sous l'action des muscles dits *expirateurs*.

A partir de la naissance jusqu'à la mort cette cavité est soumise à un jeu continu de dilatation et de rétrécissement successifs qui se renouvelle normalement chez l'homme 18 à 20 fois par minute. La dilatation fait entrer l'air dans les poumons et le rétrécissement l'en chasse. Cet ensemble de mouvements constitue la respiration.

Il résulte de cette conformation que le thorax peut être comparé à un vaste soufflet qui attire l'air dans les poumons pour l'en chasser aussitôt. Mais, outre les conduits aérifères et l'air, il y a dans le poumon des vaisseaux et du sang. Ces vaisseaux communiquent, les uns avec les cavités droites du cœur, les autres avec les cavités gauches : à celles-ci et à celles-là d'autres vaisseaux s'y abouchent également. Par suite de ces dispositions anatomiques, le thorax n'est pas simplement un soufflet qui met l'air en mouvement ; il attire également le sang dans les vaisseaux contenus dans sa cavité et surtout dans ceux du poumon d'où il le chasse par une autre voie que celle de l'entrée. En mettant ainsi l'air et le sang en mouvement dans les canaux pulmonaires, le thorax joue un double rôle : *aérodynamique* et *hémodynamique*. Aussi, on peut le comparer à un grand vaisseau à parois cylindriques et fonds mobiles, servant à loger le C. D. et le C. G. avec les poumons comme voie d'union circulatoire, et dans lequel pénètrent les troncs du système veineux pour s'aboucher dans l'O. D., et d'où sort, avec ses branches le tronc artériel qui émerge du V. G.

Par le mécanisme de ses parois mobiles dont les effets peuvent être comparés à ceux d'une pompe aspirante et foulante, ce vaisseau subit un agrandissement ou un rétrécissement : le premier mouvement, outre l'air, attire le sang veineux dans le C. D. et dans les vaisseaux pulmonaires ; le second le chasse artérialisé vers le système artériel par l'intermédiaire du C. G. Chacune de ces impulsions imprimées au cours du sang est secondée. la première par le V. D., la seconde par le V. G.

A. — *Hémospasie thoraco-pulmonaire.*

L'action aspirante du thorax sur le sang veineux que je qualifie d'*hémospasie thoraco-pulmonaire* (de αἷμα sang, et σπάω, j'attire) est un fait qui, d'après la dix-neuvième lettre de Morgagni, aurait été observé pour la première fois par Valsalva sur un chien.

Haller a constaté nombre de fois le même fait dans ses expériences.

Magendie le signale également dans son *Journal de Physiologie*, t. i, p, 132.

C'est surtout à Barry (1) que l'on doit sur cette question des expériences démonstratives.

Bien des fois j'ai eu l'occasion, dans celles que j'ai faites sur des chiens ou des lapins, de voir cette action hémospasique ; je l'ai également observée sur des femmes opérées pour cancer du sein. Lorsque j'avais fait la vidange du creux de l'aisselle je voyais la veine axillaire libre s'aplatir pendant l'inspiration et se gonfler dans l'expiration.

Bérard (2) a reproché à Barry d'avoir exagéré ses conclusions en prétendant que l'action aspirante du thorax s'étend à toute la périphérie du corps, et que la pression atmosphérique est à peu près la cause unique du mouvement du sang dans les veines. Il lui objecte que les veines ne sont pas des tubes inertes ; qu'à distance de la poitrine ces vaisseaux s'aplatissent, et que leurs parois se mettent en contact pendant l'inspiration. Cette objection paraît fondée lorsqu'on examine au moment d'une forte inspiration des veines mises à nu près du thorax. Dans ce cas l'aspiration est tellement vive et prompte que les veines étant brusquement vidées par la pression atmosphérique,

(1) Recherches sur les causes du mouvement du sang dans les veines, Paris, 1825.
(2) Loc. cit. 30ᵉ livraison, p. 61.

il faut nécessairement que leurs parois s'aplatissent. Mais ce fait, loin de déposer en faveur de l'opinion de Bérard, donne raison à Barry. En effet, l'aplatissement des veines indique leur vacuité; or, aussitôt qu'il disparaît par la cessation du mouvement inspirateur, le sang veineux situé au-dessous de la partie aplatie trouvant des voies libres s'y précipite, de sorte que l'influence hémospasique de la respiration se fait sentir jusqu'aux extrémités. Ceci est un phénomène facile à constater sur l'homme. Il suffit, comme je l'ai observé bien des fois, de faire coucher un individu à plat sur un parquet après lui avoir fait mettre les membres à découvert, et de choisir pour cette observation une chambre chauffée ou un jour à température élevée, de manière à ce que les veines sous-cutanées soient saillantes. Dans ces conditions, si l'on invite l'individu à faire quelques inspirations profondes, on remarque aussitôt que les veines sous-cutanées, par exemple celles de la main et de l'avant-bras, s'affaissent tandis qu'elles grossissent si le sujet suspend sa respiration.

Ce moyen si simple en dit plus que bien des expériences et montre que dans l'inspiration la pression atmosphérique est une force qui active le cours du sang veineux vers l'O. D.

Cette action aspiratrice sur les veines est également démontrée par d'autres faits tragiques qu'il est regrettable d'avoir à citer; c'est l'entrée de l'air dans les veines au moment d'opérations pratiquées dans le voisinage de la région supérieure de la poitrine.

L'hémospasie thoracique trouve dans l'élasticité pulmonaire un élément qui ajoute à sa puissance d'action. En vertu de cette propriété qui tend au retrait des poumons, il existe constamment sur le pourtour de ces viscères une tendance au vide qui se prononce davantage dans l'inspiration et augmente l'action aspiratrice. Aussi, toutes les causes qui diminuent ou anéantissent cette propriété physique, tels que l'emphysème, les adhérences pleurales, la tuberculose, les congestions pulmonaires, la pneumonie, etc., ont sur la circulation veineuse une influence morbide qui n'est guère appréciée comme elle le mérite.

Dans sa thèse sur les causes et le mécanisme de la circulation du foie (1) Rosapelly soutient, contrairement à Barry, que le sang veineux pénètre d'une façon continue dans le thorax : « Nous croyons, dit-il, suffisamment établi, que dans les conditions habituelles de la respiration, le sang veineux s'écoule dans le thorax d'une façon continue ; que cependant sa vitesse est améliorée pendant l'inspiration, ralentie pendant l'expiration ; et que l'interruption de son cours n'a lieu que sous l'influence de causes passagères qui ne sont que les diverses variétés d'efforts abdominaux et thoraciques. »

D'Arsonval, qui rapporte ce passage dans la thèse que j'ai déjà citée, ajoute plus bas : « Le sang est attiré continuellement de la périphérie dans les veines thoraciques et jusque dans le cœur droit d'où il est chassé à mesure dans l'artère pulmonaire par la contraction du ventricule. Cet appel continue de sang diminue la pression dans tout le système veineux et y étend ainsi indirectement l'action de l'aspiration thoracique. »

Que les poumons exercent, en vertu de leur élasticité et ainsi que je le signale aussi plus haut, une action aspiratrice sur le sang veineux, c'est là un fait indéniable. Mais que cette action soit continue, comme le disent Rosapelly et d'Arsonval, c'est une proposition que je ne saurais accepter attendu qu'elle est contraire aux faits. En tendant à revenir sur eux-mêmes les poumons exercent sur le sang des veines caves et sus-hépatiques une action aspiratrice qui fait arriver le sang veineux dans les cavités du C. D. de la même façon qu'une traction exercée sur le piston d'une seringue y fait affluer le liquide dans lequel plonge la canule. Seulement, le sang contenu dans le C. D. ne peut circuler librement dans les poumons qu'autant qu'ils subissent des mouvements de dilatation et de resserrement. S'ils restent immobiles, le C. D. impuissant à se vider se laisse

(1) Paris, 1873.

dilater ; et alors le sang veineux ne pouvant plus y pénétrer, sa circulation s'arrête. Pour se convaincre qu'il en est bien ainsi, il suffit de faire suspendre la respiration d'un individu pendant une vingtaine de secondes pour constater que l'O. D. se dilate, que le foie augmente de volume, que la rate se dilate également, surtout chez ceux qui ont l'habitude de prendre beaucoup de liquides, et qu'il en est de même des veines sous-cutanées.

La section de la moelle au-dessous du bulbe produit, en paralysant les muscles respirateurs, l'hypertension du système veineux. Cependant, dans ces cas l'élasticité des poumons reste intacte. Si donc malgré cette élasticité la circulation veineuse se ralentit et s'arrête lorsque les mouvements du poumon sont suspendus, il faut en conclure qu'elle n'exerce pas, sur cette circulation, une action continue ; et de plus que cette action n'est que secondaire. L'action hémospasique thoraco-pulmonaire, n'est continue et efficace qu'à la condition qu'il existe des mouvements respiratoires se succédant régulièrement.

L'action hémospasique thoraco-pulmonaire, qui a pour effets d'attirer le sang de l'artère pulmonaire dans ses divisions et dans les capillaires du poumon, de faciliter la déplétion du C. D., de ralentir la circulation des veines pulmonaires, parfois de lui imprimer un mouvement d'arrêt et même un mouvement rétrograde qui suspend un instant les contractions du V. G., est restée jusqu'à ce jour inconnue ou du moins n'a été qu'en partie entrevue par quelques physiologistes (1). Ce qu'il y a de certain c'est que les aperçus relatifs à çette question n'ont pas fait découvrir le rôle *hémodynamique* de la respiration. La preuve c'est que l'on continue toujours à considérer cette fonction comme servant exclusivement à l'hématose.

Cette action hémospasique qui fait affluer le sang veineux surtout dans les capillaires du champ respiratoire, je l'ai déjà énoncée dans la première loi de la circulation pulmonaire, loi

(1) Voir introduction, p. 3 et suiv.

que je rappelle pour l'intelligence du sujet et qui est ainsi conçue : *Tout mouvement inspirateur cause, par la dilatation qu'il détermine dans l'ensemble des canaux pulmonaires, une tendance au vide qui provoque à la fois l'entrée de l'air dans les conduits aérifères et l'afflux du sang venant du cœur droit jusque dans les capillaires de l'artère pulmonaire, avec rétention et même parfois retour, dans les rameaux et branches des veines pulmonaires, de celui qui se dirige dans le cœur gauche.*

Les faits qui démontrent cette action aspiratrice ayant été longuement étudiés au chapitre IV, j'y renvoie le lecteur. Je lui ferai seulement observer que l'aspiration thoraco-pulmonaire s'exerce plus énergiquement sur le sang veineux que sur l'air, attendu que le sang de l'artère pulmonaire est soumis à une pression qui, d'après les recherches de Chauveau et Faivre sur le cheval, serait d'environ 30 millimètres.

B. — *Hémopulsion pneumo-thoracique.*

Après l'inspiration survient une expiration qui d'ordinaire n'a pour cause que l'élasticité du poumon, et sans doute aussi sa contractilité, jointes à la tension abdominale et à l'élasticité des agents inspirateurs. Ce rétrécissement du vaisseau thoracique imprime, au sang contenu dans les capillaires respiratoires, un mouvement qui le dirige vers le C. G. et que j'ai signalé dans ma deuxième loi de la circulation pulmonaire : *Tout mouvement expirateur provoque un rétrécissement des mêmes canaux pulmonaires qui force le sang à circuler et à sortir des vaisseaux des poumons comme l'air sort de leurs conduits aérifères, avec cette différence que, ne pouvant repasser par son orifice d'entrée à cause des valvules sygmoïdes, il se rend dans les veines pulmonaires pour se déverser dans l'oreillette gauche.*

Cette action expiratrice, que j'appelle *hémopulsion* (de αἷμα sang, *pulsare*, pousser, mouvoir) *pneumo-thoracique*, imprimée au sang par le retrait du poumon, reposant aussi sur des faits que j'ai exposés au chapitre IV, j'y renvoie de nouveau le lecteur.

D'après ce qui précède il faut conclure : 1° que le poumon subit deux mouvements : *diastole* pendant l'inspiration, et *systole* pendant l'expiration ;

2° qu'au moment de la diastole il reçoit de l'air et du sang veineux (*inspiration* et *hémospase*) dont le contact médiat au niveau du champ respiratoire permet l'hématose ;

3° que pendant la systole il chasse l'air et le sang artériel qu'il a reçu *veineux* — *expiration* et *hémopulsion*.

4° que de la comparaison de ces divers rôles il appert qu'au moment où le poumon se dilate pour recevoir un air pur, il aspire un sang manquant d'oxygène et vicié par l'acide carbonique, tandis que quand il entre en systole il chasse un air impur, mais en revanche pousse vers le C. G. un sang revivifié ;

5° que la petite circulation est subordonnée aux mouvements diasto-systoliques du poumon.

C. — *La circulation pulmonaire est subordonnée aux mouvements diasto-systoliques du poumon.*

Les mouvements diasto-systoliques du poumon sont la condition *sine qua non* de la circulation pulmonaire, condition que j'ai déjà formulée ci-dessus dans la quatrième loi relative à cette circulation et que voici : *La circulation du sang dans les poumons est subordonnée comme celle de l'air aux mouvements respiratoires, elle se ralentit, s'arrête ou s'accélère, suivant que ces mouvements s'affaiblissent, se suspendent ou se précipitent.*

Bien que les faits, démontrant que l'arrêt de la circulation pulmonaire est causé par celui des mouvements respiratoires, aient été exposés à propos de la loi précitée, je rappellerai que chez l'homme la suspension des mouvements respiratoires est suivie de l'augmentation du C. D. ; que les pneumo ou hydro-thorax qui affaissent les poumons produisent les mêmes effets ; que l'ouverture de la poitrine chez des animaux à sang chaud provoquent également, par le fait de l'immobilité des poumons, l'anémie artérielle, l'arrêt du V. G. par vacuité et la distension du C. D. ; et que l'immobilité des poumons en état d'inspiration donne lieu aux mêmes conséquences.

Parmi les faits que j'ai déjà invoqués à l'appui de cette proposition, je ne m'arrêterai, dans ce paragraphe, qu'à la circulation fœtale et à la respiration artificielle.

1° Examen de la circulation fœtale et des changements qu'elle subit au moment de la naissance.

La résistance insurmontable que le sang éprouve, malgré les contractions du V. D., à traverser un poumon immobile nous est aussi démontrée par des expériences que la nature nous offre toutes faites, ce qui est sans doute la raison pour laquelle elles ne nous frappent pas comme elles le méritent. Je veux parler des communications circulatoires qui existent chez le fœtus. Pendant la vie intra-utérine sa respiration s'exerce par le placenta, et ses poumons restent complètement immobiles. Comme la circulation pulmonaire ne peut avoir lieu dans cet état d'immobilité, le sang qui arrive dans l'O. D. passe directement dans l'O. G. par le trou de Botal, et celui de l'artère pulmonaire dans l'aorte par le canal artériel.

Il existe aussi chez le fœtus un fait anatomique qui n'a pas suffisamment frappé les physiologistes, et dont ils n'ont pas tiré les conséquences qu'il comporte. Ce fait, qui dépose en faveur de ma thèse, c'est *l'égalité d'épaisseur des deux ventricules*. Inutile de rappeler que le volume des muscles est subordonné à leur exercice et à la force qu'ils doivent dépenser; c'est là une loi de l'organisme bien connue, facile à observer, et par laquelle on peut expliquer pourquoi, chez le fœtus, le ventricule droit est aussi fort que le gauche. En effet, le V. D. chasse le sang qu'il reçoit dans l'aorte au moyen du canal artériel qui relie l'artère pulmonaire à l'aorte. Mais pour faire pénétrer ce sang dans l'aorte il doit surmonter une résistance semblable à celle du V. G. dont l'ondée sanguine doit soulever les valvules sygmoïdes ; or, à des résistances identiques il faut nécessairement opposer des forces égales ; donc, rien d'étonnant à ce que le V. D. du fœtus ait la même épaisseur que son congénère.

Une autre conclusion à tirer de ce fait c'est que chez le fœtus le sang contenu dans l'artère pulmonaire a, en aval de l'ouverture du canal artériel, une tension supérieure à celui de l'aorte ; s'il en était autrement le sang du V. D. ne s'engagerait pas dans ce dernier vaisseau, mais coulerait dans l'artère pulmonaire.

Après la naissance les parois du V. D. diminuent d'épaisseur ; cette diminution est déjà très prononcée au bout de cinq jours chez le chien, le cochon d'Inde, le lapin, etc. Comme conséquence, il se manifeste une différence relativement à la force contractile des deux ventricules. Dans leurs expériences au moyen d'ampoules plongées dans les cavités du cœur et de leur appareil cardiographique, Chauveau et Marey sont parvenus à évaluer, en millimètres de mercure, la pression exercée sur les ampoules par les parois cardiaques contractées. Ils donnent comme moyenne de leurs expériences les chiffres suivants :

0 m. 0025 pour l'O. D.
0 m. 025 pour le V. D.
0 m. 128 pour le V. G. (1)

Il résulte de ces expériences que la force déployée par le V. D. est 5 fois moins grande que celle de son congénère.

La raison de cette inégalité entre l'épaisseur des parois des

(1) *D* *Enc. sc. : méd.* : art : cœur, p. 339.

deux ventricules qui se manifeste après la naissance et de celle
qui existe entre leurs forces, il faut la chercher dans une diminution de travail qui se produit, au profit du V. D., à partir du
moment de la vie extra-utérine. Alors, le sang cesse de passer
dans le canal artériel et s'engage dans les branches de l'artère
pulmonaire et ses divisions. Mais, pourquoi ce changement de
route ? Tout simplement parce qu'il y a eu changement de
résistance au moment de la première inspiration. Sous l'influence de ce mouvement, il se produit dans les divisions de
l'artère pulmonaire une diminution de pression qui attire le sang
sortant du V. D. et le soustrait à l'aorte où rencontrant inversement, pour la première fois, une résistance relativement supérieure, il cesse d'y pénétrer.

Cette diminution de résistance qui change le cours du sang,
persistant par suite de la répétition des mouvements respiratoires, il arrive que les parois du V. D. ayant moins de
travail s'amincissent et continuent à différer de celles du V. G.

2° Rétablissement de la circulation pulmonaire sous l'influence
de la respiration artificielle.

Pour achever de démontrer que l'immobilité du poumon est
bien cause de l'arrêt de sa circulation, il suffit de faire la contre-épreuve, c'est-à-dire de la rétablir par des mouvements
diasto-systoliques imprimés artificiellement aux poumons.
Cette expérience, ai-je dit plus haut, paraît avoir été faite pour
la première fois par Vésale qui rappela à la vie un animal dont
la poitrine était ouverte en lui insufflant de l'air dans le poumon.

Il s'en servait pour démontrer aux étudiants les mouvements
circulatoires. Depuis elle a été renouvelée bien des fois, soit
après avoir ouvert la poitrine, soit après avoir paralysé les
muscles inspirateurs par la section de la moelle épinière au-
dessous du trou occipital ou par le curare.

Ces sortes de résurrections ont été attribuées, depuis la théorie de Lavoisier sur la respiration, à l'hématose. Les physiologistes, croyant avec Bichat que le sang noir n'a pas qualité pour circuler dans les capillaires du poumon, ont soutenu et soutiennent toujours que, sous l'influence de la respiration artificielle, le sang s'oxygénise et reprend ses aptitudes circulatoires ; d'où retour à la vie.

Cette assertion est tout à fait erronée attendu que, ainsi que je le démontrerai plus bas, des animaux, placés dans les mêmes conditions, peuvent être rappelés à la vie en pratiquant la respiration artificielle avec un gaz dépourvu d'oxygène tel que l'hydrogène ou l'azote.

La raison de ce retour à la vie, observé chez des animaux ou sur des nouveaux-nés en état de mort apparente, et provoqué par la respiration artificielle, s'explique par *l'hémospase et l'hémopulsion* qui accompagnent successivement la diastole et la systole pulmonaires. J'ai démontré ces faits au chapitre IV, article V auquel je renvoie le lecteur.

Avant de quitter ce paragraphe je ferai remarquer que si, dans la respiration artificielle, la dilatation est poussée trop loin et maintenue un instant elle produit un effet contraire, c'est-à-dire que la circulation pulmonaire s'arrête par la compression que l'air exerce sur les capillaires du champ respiratoire.

§. II. — *La fonction hémodynamique de la respiration prime celle de l'hématose.*

Pour démontrer l'exactitude de cette proposition il suffit de prouver qu'un animal peut vivre pendant une durée de 1/2 heure à 3/4 d'heure avec un sang non hématosé, tandis qu'il succombe presque immédiatement lorsqu'un obstacle s'oppose à l'action hémospasique ou hémopulsive thoraco-pulmonaire.

Voulant éviter des redites je renvoie le lecteur à la fin de ce chapitre et aux suivants où sont exposés les faits qui démontrent le titre de ce paragraphe. Il verra notamment que la respiration d'un air supérieur de 4 ctm. de mercure à celle de l'air ambiant, tue un lapin en 30 secondes en annihilant l'action hémospasique de l'inspiration ; qu'un chien peut vivre une demi-heure en respirant de l'azote ; qu'un lapin peut être rendu à la vie par la respiration artificielle avec de l'azote et continuer à vivre en respirant ce gaz.

Ces faits et bien d'autres qui seront cités aux chapitres vi et vii, démontrent surabondamment la prééminence de la fonction hémodynamique de la respiration.

§ III. — *La fonction hémodynamique de la respiration prime aussi celle du cœur.*

Cette proposition repose sur trois grands faits : l'hémospasie thoraco-pulmonaire, l'hémopulsion pneumo-thoracique et l'action excito-motrice du sang sur le cœur.

A. — Action excito-motrice du sang sur l'endocarde. — Influence de la position sur la fréquence du pouls. — Explication de ce fait.

L'action excito-motrice du sang sur l'endocarde est un fait bien connu des physiologistes. Tout le monde sait que les contractions cardiaques sont dues à l'arrivée du sang dans les cavités auriculo-ventriculaires et à son action stimulante sur l'endocarde. Que le sang cesse d'arriver soit dans le C. D. ou dans le C. G., immédiatement leurs battements s'affaiblissent pour ne pas tarder à cesser. Si dans ce cas on injecte dans leurs cavités du sang rouge ou du sang noir, comme l'a fait Bichat, aussitôt les battements reparaissent.

L'on sait aussi qu'au moment de la mort les battements du V. G. cessent avant ceux du V. D. Cela s'explique parce que généralement elle est due à des maladies qui se terminent par un embarras de la circulation pulmonaire qui arrête le cours du sang vers le C. G.

Chez les animaux on peut arrêter le C. D. avant le gauche en répétant la fameuse expérience de Haller qui consiste à maintenir le sang dans le V. G. par la ligature de l'aorte et à vider le C. D. Alors le C. G. devient *l'ultimum moriens.*

Une autre preuve que c'est bien le sang qui excite les contractions cardiaques et qu'elles sont d'autant plus énergiques qu'il en arrive davantage dans les ventricules, c'est ce que j'ai observé dans la course. Je rappelle que dans ce mode de déplacement il se produit une série d'efforts qui, suspendant plus ou moins les mouvements respiratoires, ont toujours pour effet d'entraver la circulation pulmonaire et de provoquer la dilatation du C. D. Alors, le ventricule gorgé de sang, bat précipitamment et violemment au niveau de l'épigastre ; mais lorsque le sujet cesse de courir, il fait de profondes et rapides inspirations qui jouent une action *hémospasique* à l'égard du C. D. et *hémopulsive* à l'égard du V. G. qui se dilate à son tour pour battre énergiquement au niveau du mamelon.

Enfin, je citerai les effets de la station sur la fréquence des battements du cœur. Cette question a été étudiée par Bryau Robinson, de Haen, Graves etc., qui observèrent que le pouls se ralentit dans la position horizontale. Je ne m'attarderai pas à discuter les diverses interprétations données à ce fait ; je dirai seulement que je les considère comme inexactes.

Ayant fait de nombreuses recherches sur ce sujet en 1864, je me bornerai à citer l'observation suivante qui les résume et à l'interpréter. Un jeune homme de 23 ans fort bien constitué a le pouls à 88 dans la station verticale. Couché sur une planche à bascule dans une situation horizontale, son pouls tombe à 76 dans la première minute ; à 68 dans la seconde et à la troisième il descend à 66 pour y rester.

Après avoir gardé cette position pendant cinq minutes, je le place la tête en bas. A la première minute le pouls s'élève à 72 pour retomber ensuite à 68 et conserver ce chiffre pendant les quatre minutes que ce sujet continue à garder cette position renversée ; je ferai remarquer que dans cette situation le pouls était devenu petit et filiforme.

Remis dans la position verticale il respire largement et son pouls augmente immédiatement pour donner 88 pulsations à la première minute et 92 à la seconde. Peu à peu il revient à 88.

Placé de nouveau en situation horizontale le pouls tombe à 66 ; je le renverse lentement sans causer de variations dans le pouls pendant les trois premières minutes ; mais à la quatrième il donne 68, 70 à la cinquième et devient très petit.

Je le remets rapidement debout ; aussitôt le pouls devient très fort avec 92 pulsations à la 1re minute, 94 à la 2e, 96 à la 3e et 4e, puis il descend à 92 et enfin à 88 chiffre normal.

Tout en constatant l'influence de la position sur la fréquence du pouls, j'ai cherché à savoir celle qu'elle exerçait sur le volume et la situation des cavités cardiaques.

Dans la station verticale chez le même sujet, la limite du V. G. passait par le mamelon et celle de l'O. D. près de 2 ctm. 1/2 en dehors du bord droit du sternum.

Dans la situation horizontale la limite du V. G. passait 1/2 ctm. en dehors et au-dessus de la précédente. Lorsque je le plaçais en position renversée la limite du V. G. passait 1 ctm. 1/2 au-dessus et en dehors du mamelon ; celles du V. D. et du foie s'élevaient également d'un ctm. 1/2 ; mais tandis que ces dernières restaient invariables, celle du V. G. descendait peu à peu pour se trouver au bout de 5 minutes plus de 2 ctm. en dedans de la place qu'elle occupait au moment où le sujet venait d'être renversé.

En le replaçant en position verticale le V. G. augmentait immédiatement et sa limite s'élevait, pendant un instant, 2 ctm. en dehors de la normale et ses battements devenaient énergiques.

Dans la position renversée l'O. D. augmentait immédiatement et sa limite était portée près de 4 ctm. 1/2 en dehors du sternum ; elle ne tardait pas à diminuer, puis à reprendre en moins d'une minute sa situation normale, pour augmenter de nouveau et se trouver encore, cinq minutes après le début du renversement, à près de 4 ctm. 1/2 du sternum.

Si le lecteur veut bien se rappeler ce que j'ai écrit au chapitre I, paragraphe 5, sur la disposition des veines pulmonaires, de l'O. G. et son abouchement dans le V. G., il comprendra facilement avec les données qui précèdent que, dans la station verticale, l'action de la pesanteur favorisant l'arrivée du sang des veines pulmonaires dans le V. G. en accélère les battements. C'est aussi pour cette raison que les cardiaques recherchent la station assise.

La position horizontale annihilant l'action de la pesanteur, le cours de l'arrivée du sang vers le V. G. est ralenti ainsi que les battements du cœur.

Par la position renversée l'action de la pesanteur est tout à fait contrariée. A ce fait s'en joint un autre : c'est le rétrécissement de la cavité thoracique par le refoulement du diaphragme. Il en résulte une diminution dans l'action hémospasique du thorax qui fait que, si l'O. D. reste dilatée par l'action de la pesanteur, le poumon reçoit peu de sang ; par conséquent il en envoie moins au V. G. qui diminue de volume ; ce qui explique pourquoi le pouls devient petit. Par contre, aussitôt que le sujet est remis en position verticale, le V. G. reçoit, par suite de l'action de la pesanteur et des grands mouvements respiratoires du sujet, une grande quantité de sang qui cause son augmentation de volume, la fréquence de ses battements ainsi que celle du pouls qui devient plus fort.

L'action excito-motrice du sang sur le cœur étant un fait bien établi, je vais prouver que la fonction hémodynamique de la respiration prime celle du cœur en démontrant que ce sont les mouvements respiratoires qui alimentent ce viscère et excitent ses mouvements.

10.

B. — *L'action hémospasique thoraco-pulmonaire excite le cœur droit en l'alimentant ; elle favorise ses contractions en abaissant la pression du sang de l'artère pulmonaire.*

L'hémospasie thoraco-pulmonaire est un phénomène qui joue un rôle capital dans les rouages de la vie ; sans lui elle ne tarde pas à s'éteindre. Ce rôle se traduit par un double effet :

1° A chaque mouvement inspiratoire le sang de l'artère pulmonaire est attiré dans les capillaires du champ respiratoire ; cette attraction abaisse la pression de cette artère et facilite les contractions du V. D. qui se vide mieux et accuse cette facilité par une diminution de volume, surtout de celui de l'O. D. Pour le peu qu'il y ait embarras de la circulation pulmonaire la diminution de l'O. D. est plus marquée. D'autres faits exposés au chapitre IV déposent en faveur de cette théorie.

2° Pendant le même mouvement, le sang contenu dans les veines caves et dans les veines sus-hépatiques afflue dans l'O. D. et dans le ventricule. Cet afflux sanguin étant démontré par les faits signalés dans le premier paragraphe de cet article, je n'y reviendrai pas. Je ferai seulement remarquer que d'ordinaire il ne se révèle pas par une augmentation de volume de l'O. D., qui généralement diminue par l'effet d'un grand mouvement d'inspiration. Ce fait s'explique facilement en réfléchissant que pendant ce mouvement il y a, à la fois, attraction du sang dans les capillaires pulmonaires et dans l'O. D. Or, comme ces capillaires peuvent contenir en état d'inspiration plus d'un demi-litre de sang, on comprend que ce mouvement attirant plus de sang dans le poumon que dans l'O. D., celle-ci doit diminuer malgré le sang qui y afflue, et cela par la raison bien simple que l'inspiration lui en demande plus qu'elle ne lui en fournit.

Je sais qu'on peut m'objecter comment il m'est possible de

juger cet afflux du sang veineux dans l'O. D., alors qu'elle diminue de volume pendant une grande inspiration. Je réponds à cette objection que dans les cas où l'action hémospasique est gênée, soit par une épidiaphratopie ou par une congestion du foie qui entrave la circulation de la veine porte, et souvent celle de la veine cave inférieure par compression, l'O. D. étant alors diminuée de volume augmente sous l'influence de profondes inspirations. Ce fait, tout en démontrant l'hémospasie au profit de l'oreillette, s'explique facilement en sachant que dans ces cas cette cavité reçoit, dans une grande inspiration, plus de sang qu'elle n'en fournit au poumon.

De plus, si l'hémospasie auriculaire ne se manifeste pas par la dilatation de l'O. D., elle se montre par ses effets sur le système veineux et sur les organes sanguins comme le foie et la rate.

J'ai signalé plus haut l'affaissement des veines des membres sous l'influence de profondes inspirations ; la même action répétée ne tarde pas à diminuer le volume du foie et même celui de la rate. Or, ces phénomènes, indices d'une accélération de la circulation veineuse, ne peuvent s'expliquer que par une attraction du sang veineux dans les cavités du C. D. au moment du mouvement inspiratoire.

L'action hémospasique thoraco-pulmonaire est aussi démontrée par les heureux effets de la respiration artificielle. J'ai prouvé, page 106 et j'ai rappelé plus haut § 1 page 141 que l'insufflation des poumons provoque dans les divisions de l'artère pulmonaire et les capillaires du champ respiratoire une dilatation qui attire le sang veineux et facilite le travail du V. D. Lorsque la poitrine n'est pas ouverte, l'insufflation pulmonaire cause un autre effet qui, comme chez les nouveaux-nés en état de mort apparente, fait arriver le sang dans l'O. D. Cet effet n'est autre chose que la compression que le diaphragme, abaissé par la dilatation des poumons, exerce sur le foie et sur les gros troncs veineux sous-diaphragmatiques. Sous cette influence le sang de ces vaisseaux est chassé vers l'O. D. ainsi qu'une partie de celui contenu dans le foie qui en est gorgé chez le nouveau-né.

G. — *L'action hémopulsive pneumo-thoracique alimente le cœur gauche et excite ses contractions.*

L'*hémopulsion pulmonaire* est aussi nécessaire à l'entretien de la vie que l'*hémospase*. Sans doute cette dernière est la condition *sine qua non* de la première, attendu que le poumon ne peut chasser dans le C. G. que le sang qu'il a reçu par hémospase et par les contractions du V. D. Mais il ne suffit pas qu'il reçoive du sang, il faut encore que par la systole pulmonaire, aidée du refoulement que la tension abdominale imprime au diaphragme — et quelquefois par l'action des muscles expirateurs — le sang soit poussé dans l'O. et le V. G. Cette action est facile à observer sur l'homme. Il suffit de faire faire une large inspiration suivie d'une forte expiration pour constater que le V. G. se dilate d'au moins 2 ctm. Elle est également démontrée par d'autres faits relatés au chapitre IV et sur lesquels je crois inutile de revenir.

Si l'hémopulsion pulmonaire est incomplète ou fait défaut comme cela se produit dans l'asphyxie, le sang cesse, plus ou moins rapidement, d'arriver au C. G., et le ventricule arrête ses mouvements faute d'aliment. Alors, c'est la mort apparente bientôt suivie de la mort réelle.

Dans ces conditions il est quelquefois possible, par la respiration artificielle pratiquée assez tôt, de rappeler les battements du cœur et de rendre un individu à la vie. Le mécanisme de cette résurrection s'explique très bien. En effet, sous l'influence de la diastole pulmonaire causée par l'insufflation, le sang de l'artère pulmonaire est aspiré dans les capillaires respiratoires à moins qu'ils ne soient fortement engorgés. Toutefois, qu'ils le soient ou non, cette diastole n'en est pas moins suivie, au moment où l'on cesse l'insufflation, d'une systole pulmonaire provoquée par l'élasticité des poumons, et que l'on peut favoriser par la compression du thorax et de l'abdomen. De même que cette systole chasse au dehors l'air contenu dans les vésicules, les bronchioles et les petites bronches ; de même elle chasse dans le C. G. le sang contenu dans les capillaires respiratoires, les rameaux et les branches des veines pulmonaires. Alors, le V. G. alimenté de nouveau recommence à battre et à envoyer dans les artères du sang qui ressuscite un animal mourant, comme l'huile ranime une lampe qui s'éteint.

D. — L'arrêt de l'hémospasie thoraco-pulmonaire et de l'hémopulsion pneumo-thoracique, volontaire ou involontaire, peut causer la mort apparente ou réelle.

Il est encore un fait bien remarquable qui démontre d'une façon évidente que l'alimentation du C. G. est sous la dépendance des mouvements diasto-systoliques du poumon : c'est la faculté dont je vais parler que possèdent quelques personnes d'arrêter à volonté les mouvements de leur cœur et de se mettre en état de *mort apparente*. Plusieurs écrivains dignes de foi ont signalé des faits semblables.

Galien cité par E.-F. Weber (1) rapporte (sur les mouvements des muscles, liv. ii, ch. 6) : « La respiration entière est soumise à la volonté et dépend de l'âme ; ce qui le prouve, c'est l'exemple d'un esclave étranger qui résolut de se tuer un jour qu'il était dans une violente colère ; il s'étendit par terre, retint sa respiration et périt après être resté quelque temps immobile et s'être ensuite agité un peu. » Valère Maxime cite un fait semblable. (Mémorabil ix, 12) : « Il y a eu aussi, dit-il, des cas remarquables de mort chez des étrangers ; tel est surtout celui de Coma, qui doit avoir été le frère de Cléon, le chef de brigands. Lorsqu'il fut pris à Enna, ville occupée par

(1) *Archives générales de médecine*, avril 1853, p. 400.

ces brigands, conduit devant le consul Rupilius, et interrogé sur le pouvoir et les desseins du fugitif, il prit son temps, rassembla ses forces, enveloppa sa tête et comprima sa respiration en s'appuyant sur ses genoux. Il mourut ainsi tranquillement entre les mains des gardiens et sous les yeux du consul. On voit des malheureux auxquels la mort paraît préférable à la vie se tourmenter pour savoir s'ils doivent employer à leur destruction le fer ou le poison, s'ils doivent s'étrangler ou bien se précipiter d'un lieu élevé, comme s'il fallait tant de préparatifs et de réflexions pour briser le faible lien qui réunit l'âme au corps. Coma ne fit rien de tout cela et trouva la mort en retenant son souffle dans sa poitrine. »

Appien raconte que lorsqu'on eut caché l'épée de Caton d'Utique pour l'empêcher de se tuer, il dit : « Je puis me tuer sans épée, je n'ai besoin, pour cela, que de retenir un moment ma respiration. » Il parle aussi d'un aruspice qui s'écria : « Tous seront esclaves, excepté moi ! » et qui s'étouffa comme le précédent. (*De Bello civili*, iv).

Saint Augustin, après avoir rapporté qu'il a vu un homme qui transpirait à volonté et que d'autres versent à leur gré des larmes abondantes, cite le fait suivant : « Mais voici un phénomène beaucoup plus incroyable, et sur lequel je pourrais invoquer le récent souvenir de la plupart de nos frères. C'était un prêtre de l'Église de *Calama*, nommé *Restitutus :* Toutes les fois qu'il voulait (et la curiosité venait le solliciter souvent), aux accents initiés de certaines voix plaintives, il se dépouillait de toute sensibilité et demeurait gisant ; on l'eût cru mort ; aiguillon, piqûre, brulûre même, il ne sentait rien qu'au sortir de cette léthargie ! Et la preuve que, sans aucun effort, son insensibilité seule le rendait immobile, c'est que la respiration lui manquait comme après la mort. Cependant, si l'on parlait sur un ton élevé il lui semblait, disait-il, entendre des voix lointaines. (1) »

(1) *La cité de Dieu,* traduction nouvelle par L. Moreau, t. ii, p. 353.

L'histoire plus récente et mieux connue du colonel Townshend racontée par le docteur Georges Cheyne (The English malady p. 307. Londres 1733) est aussi un cas bien remarquable de mort apparente volontaire. Cheyne dit qu'il fut appelé un matin auprès de ce colonel avec le Dr Baynard et Skrine, son apothicaire. Ce malade qui souffrait d'une maladie des reins et jouissait de la plénitude de son intelligence leur dit qu'il les avait fait chercher parce que, depuis quelque temps, il avait observé qu'en faisant un certain effort il se sentait mourir et rendre l'esprit à volonté, et que par un effort ou de toute autre manière il revenait à la vie.

Son pouls était bien sensible quoique petit et filiforme, son cœur battait comme à l'ordinaire. Voulant rendre ses médecins témoins de son état de mort apparente, il se coucha sur le dos et resta quelque temps sans mouvement. « Tandis, écrit Cheyne, que je tenais sa main droite, M. Baynard avait la main sur son cœur et Skrine lui tenait un miroir devant la bouche. Je trouvai que son pouls baissait peu à peu jusqu'à ce qu'enfin, malgré toute mon attention, je ne sentis plus rien. M. Baynard ne percevait pas le moindre choc du cœur et M. Skrine ne voyait rien sur la glace polie qui indiquât la persistance de la respiration chez le malade. Chacun de nous répéta chacun de ces modes d'exploration avec beaucoup de soin et nous ne trouvâmes aucun signe de vie. Nous parlâmes longtemps de notre mieux sur ces phénomènes particuliers qui nous semblaient inexplicables et inexpliqués ; mais comme le malade restait toujours dans le même état, nous commençâmes à soupçonner qu'il pourrait bien avoir poussé l'expérience trop loin et qu'il était mort tout de bon ; aussi étions-nous près de l'abandonner. Cela dura environ une demi-heure, jusqu'à 9 heures du matin, en automne. Comme nous partions nous remarquâmes quelques mouvements de son corps, et nous trouvâmes que le pouls et les mouvements du cœur revenaient peu à peu. Il recommença à respirer doucement et à parler à voix basse : nous étions surpris au plus haut degré de ce changement, et après avoir causé quelque temps avec lui,, nous partîmes convaincus de toutes les particularités de ce fait, mais tout à fait troublés et incapables de nous imaginer comment on pourrait l'expliquer. Peu après il fit venir le notaire, ajouta un codicille à son testament, institua des legs pour ses serviteurs, reçut les sacrements et mourut tranquillement entre 5 et 6 heures du soir. »

Suivant Percy et Laurent ces faits, dont ils ont tort de qualifier l'ensemble d'espèce de jonglerie, ont été communs à une époque où le fanatisme de la religion a été porté au plus haut degré ; et il arrivait quelquefois que ceux qui les pratiquaient finissaient par payer de leur vie les essais trop réitérés ou trop prolongés d'un état de mort apparente qui les faisaient regarder comme des saints par la multitude (1).

D'après la plupart des auteurs qui ont rapporté ces faits, les individus qui jouissaient de ce curieux privilège n'arrivaient à se mettre en état de mort apparente qu'en ralentissant et en suspendant leur respiration.

Des physiologistes déjà cités, tels que Müller et Chauveau ont pu, par une forte inspiration, suspendre plusieurs battements de leur cœur. E.-F. Weber (2) a constaté que son cœur s'arrêtait dans les efforts d'expiration, c'est-à-dire lorsque, la glotte étant fermée, les poumons sont comprimés par la contraction des muscles expirateurs.

Le fait de l'arrêt momentané du cœur pendant une forte inspiration s'explique très bien parce qu'alors il y a à la fois action hémospasique du poumon sur le C. D. et sur l'O. G. Le V. G. ne recevant plus de sang cesse de battre.

A la suite d'une expiration prolongée, le même arrêt s'explique aussi. En effet, après l'action hémopulsive qui chasse le sang des veines pulmonaires dans le C. G., il y a arrêt de la circulation dans les poumons par suite de la compression que la rétractilité pulmonaire exerce sur les capillaires respira-

(1) *D^{re} des Sciences médicales*, t. xxxiv, p. 396. Paris, 1819.
(2) Loc. cit., p. 407 et suiv.

toires ; alors, le V. G. ne recevant plus de sang cesse de battre. Si l'air est retenu dans le poumon par la fermeture de la glotte, les capillaires n'en étant pas moins comprimés entre l'air contenu dans les alvéoles et les parois thoraciques en puissance d'expiration, il se produit également un arrêt de la circulation pulmonaire qui explique celui du cœur.

Lorsque la respiration se suspend — les poumons en état de repos respiratoire, c'est-à-dire ni dilatés ni rétractés par une expiration forcée — l'arrêt du cœur se comprend facilement par la suspension des mouvements diasto-systoliques des poumons qui entraîne un arrêt hémospasique à l'égard du C. D. et hémopulsif vis-à-vis du C. G. C'est ainsi que peuvent s'interpréter — et non par l'influence directe de la volonté sur le cœur comme le voulaient les Sthaliens — la suspension des battements du cœur chez les individus qui possèdent la faculté de se mettre en état de mort apparente, faculté qui peut se résumer ainsi : *Par l'arrêt de leur respiration ils cessent d'attirer du sang dans le C. D. et les poumons, et d'en envoyer vers le C. G. qui à son tour s'arrête par défaut d'aliment.*

Si l'arrêt des battements du V. G. et du pouls s'explique par la suspension des mouvements respiratoires, il n'en est plus de même de cet état de mort apparente suivi du retour à la vie. Toutefois, ces phénomènes négatifs ne me paraissent pas défier une saine interprétation scientifique.

Il est bien établi, par les historiens qui ont parlé des personnes qui avaient la faculté de suspendre à volonté tous les mouvements de la vie, que ces individus présentaient alors un aspect cadavérique, c'est-à-dire qu'ils étaient pâles et froids, d'où le nom de *morticina*, morticine.

Cette pâleur et ce refroidissement indiquent une contraction des petites artères et des artérioles. Or, nous savons aujourd'hui, surtout depuis les belles recherches de Marey, que la circulation artérielle est subordonnée à la pression du sang, pression qui a pour cause deux facteurs : les contractions du V. G. et le resserrement des petites artères, sans parler d'un troisième, la pression atmosphérique que je signalerai plus bas. Cette circulation s'accélère ou se ralentit suivant, ainsi que l'a si bien démontré Marey, que les artérioles sont dilatées ou contractées.

Ces faits étant aujourd'hui bien démontrés je me place dans l'hypothèse suivante : — je ne puis raisonner autrement attendu que je n'ai jamais eu l'occasion d'observer des individus possédant la faculté que je tends à expliquer. — Je suppose que le sujet qui jouit du pouvoir de se mettre en état de mort apparente a la faculté de commander à ses centres respiratoire et vaso-moteur ; qu'il peut, à volonté, imposer silence à l'un et imprimer excitation motrice à l'autre. Sous ce double mouvement volontaire il y a d'une part arrêt de la respiration et ensuite des battements du cœur gauche et du pouls ; de l'autre contraction de l'ensemble des artérioles de l'économie avec ralentissement énorme de la circulation capillaire, d'où refroidissement général et suspension plus ou moins complète des facultés cérébrales par anémie du cerveau.

Dans ces conditions, malgré l'absence des mouvements du cœur la pression artérielle peut se maintenir assez longtemps pour forcer le sang à circuler et entretenir dans le bulbe rachidien, comme chez le fœtus en état de mort apparente, un mouvement nutritif suffisant au maintien de la vie. Cette durée sera d'autant plus longue que le sujet possédera normalement une pression artérielle plus élevée; qu'avant l'expérience il aura eu soin de l'augmenter par quelques profondes inspirations ; et enfin que ses artérioles seront plus contractées.

D'après ces considérations il est évident que la durée de la mort apparente est limitée ; qu'elle varie suivant les sujets et doit finir par devenir réelle si cet état est trop prolongé. Elle devient réelle quand la quantité de sang contenue dans les artères est si petite que, ne pouvant plus être mise en mouvement, la circulation s'arrête.

Cependant, il est encore une force qui alors peut mettre en mouvement le peu de sang qui reste, le diriger vers le cerveau

et rappeler le sujet à la vie. C'est l'action de la pesanteur.
Dans ses expériences sur les pertes de sang, Piorry a montré
que des chiens en état de mort apparente pouvaient revivre en
leur mettant la tête en bas. Les accoucheurs ont quelquefois
l'occasion d'user de ce moyen dans les hémorragies utérines,
et les médecins dans diverses hémorragies. Un autre moyen
ce sont des bandes roulées autour des quatre membres depuis
leurs extrémités jusqu'à leurs racines.

Dans les cas où ces morts apparentes deviennent réelles par
anémie artérielle, il se passe alors ce que l'on observe dans
l'asphyxie, c'est-à-dire qu'il n'est plus possible de rappeler à
la vie un animal asphyxié toutes les fois que ses carotides sont
devenues pâles et aplaties. Ce fait que j'ai observé plusieurs
fois, j'ai vu depuis qu'il avait été constaté par Le Gallois 'qui
avait aussi remarqué que, quel que soit l'état de mort apparente,
on peut conserver l'espoir du retour à la vie toutes les fois que
les carotides sont encore rondes et assez remplies. « Cette
dernière circonstance, dit-il, est surtout remarquable dans les
très jeunes animaux qu'on asphyxie par le froid; ils supportent
longtemps et à un haut degré ce genre d'asphyxie : La sensibilité est éteinte, on n'aperçoit aucun mouvement de respiration ; en un mot, ils paraissent morts ; et cependant assez
souvent il suffit de les réchauffer pour les rappeler à la vie.
Mais, dans tous ces cas, si on découvre les carotides avant de
les réchauffer, on remarque toujours que les seuls que la
chaleur fasse revenir sont ceux dont ces artères étaient encore
remplies » (1).

Cette observation de Le Gallois vient à l'appui de l'hypothèse
émise plus haut, et par laquelle chez les individus en état de
mort apparente volontaire ou non, le sang serait maintenu, par
la contraction des petites artères et des artérioles, dans le
système artériel d'où il ne sortirait que peu à peu et en quan-

(1) *D^{re} des sciences médicales*, art. cœur, p. 465, Paris, 1813.

tité suffisante pour entretenir faiblement la nutrition du bulbe. Enfin, ces individus ne conservent-ils pas quelques rares et insensibles mouvements du cœur légèrement alimenté par une faible circulation pulmonaire ? Il est d'autant plus sage de se poser cette question que les faits de mort apparente se rapportent à des époques où l'investigation médicale n'avait pas la pénétration ni la précision qu'elle a acquises aujourd'hui.

Les considérations que je viens d'émettre dans les paragraphes qui précèdent pour prouver l'existence de la *fonction hémodynamique* de la respiration sont, je pense, suffisantes pour démontrer également que c'est une fonction de premier ordre, tout à fait supérieure et qui, par son importance, prime toutes les autres. Elle est *par l'inspiration* le principal moteur qui aspire dans le poumon le liquide vital par excellence ; elle est aussi par *l'expiration* le principal moteur qui le chasse dans le C. G. d'où il va, par les contractions de ce ventricule, se répandre dans toutes les parties du corps et porter la vie partout.

Le rôle capital de cette fonction nous est encore démontré par le *centre respiratoire* qui préside aux mouvements du thorax. Il suffit de léser cet amas de cellules nerveuses situées vers la pointe du V du quatrième ventricule pour arrêter immédiatement la respiration et causer une mort instantanée. Aussi, est-ce avec raison que Flourens a nommé cette région du bulbe rachidien le *nœud vital*.

De plus, la nature en a fait, comme si elle avait eu conscience du degré de son importance, une fonction à la fois *réflexe*, *automatique* et *volontaire* ; fonction qui s'exécute sans la volonté et malgré elle ; mais qui dans certains cas est secondée puissamment par cette action psychique.

Il me reste à traiter des questions qui contribueront à démontrer l'évidence de la fonction capitale de la respiration considérée au point de vue hémodynamique. Cette étude fera l'objet de l'article suivant.

ARTICLE II.

LE BESOIN DE RESPIRER EST LE CRI DU CENTRE RESPIRATOIRE QUI A SOIF DE SANG. CE CENTRE EST UNE SENTINELLE VIGILANTE CHARGÉE D'ASSURER LA CIRCULATION PAR LA RESPIRATION. TOUJOURS TENU EN ÉVEIL PAR LES NERFS DE LA SENSIBILITÉ, IL ENTRE ORDINAIREMENT EN ACTION SOUS L'INFLUENCE D'UNE EXCITATION CAUSÉE PAR UNE INSUFFISANCE OU UN MANQUE DE SANG DANS LES ARTÈRES BULBAIRES. POUR PEU QUE LA PRESSION ARTÉRIELLE BAISSE IL COMMANDE UNE INSPIRATION. SI ELLE DEVIENT FAIBLE OU NULLE, POUSSANT UN CRI D'ALARME POUR AVERTIR LA CONSCIENCE QUE L'ORGANISME EST EN DANGER, LA VOLONTÉ LUI VIENT EN AIDE EN PROVOQUANT DE VIOLENTES INSPIRATIONS DESTINÉES A ATTIRER LE SANG DANS LES POUMONS ET A L'ENVOYER, PAR LE CŒUR GAUCHE, DANS LES ARTÈRES. S'IL EST IMPUISSANT A FAIRE EXÉCUTER CE ROLE IL S'ARRÊTE ÉPUISÉ, DONNANT PAR SON SILENCE LE SIGNAL DE LA FIN DE L'EXISTENCE.

Cet article, si contraire aux idées reçues et adoptées par tous les physiologistes et les médecins, va sans doute soulever de nombreuses protestations. Tout le monde croit que les animaux à double circulation respirent rien que pour faire entrer de l'air dans leurs poumons et le mettre en contact immédiat avec le sang afin de l'hématoser ; tout le monde croit également que c'est le besoin de faire pénétrer de l'air dans les poumons qui provoque les mouvements respiratoires et que l'accomplissement de ce besoin est la condition capitale de l'existence. On en est d'autant plus convaincu que tout obstacle à l'entrée de l'air dans les poumons provoque de violents efforts d'inspiration, bientôt suivis de mort pour peu que l'obstacle dure.

Je n'hésite pas à m'élever contre cette croyance générale en affirmant que le besoin de respirer est provoqué principalement par une irrigation sanguine insuffisante du bulbe rachidien; que les mouvements respiratoires ont pour effet de donner satisfaction à ce besoin en attirant par l'inspiration le sang veineux dans le C. D. et le poumon, et en le poussant par l'expiration dans le C. G. dont le ventricule le chasse dans le système artériel; que l'entrée de l'air dans les poumons a pour but, en facilitant leurs mouvements de dilatation et de resserrement, de leur permettre d'exercer librement leur action *hémospasique* et *hémopulsive*, de maintenir un équilibre de pression entre la surface cutanée et l'intérieur des conduits aérifères, tout en fournissant au sang une condition favorable à l'hématose. Il résulte, ainsi que je l'ai déjà dit plus haut, qu'avec cette nouvelle manière d'envisager le rôle des mouvements respiratoires, l'entrée de l'air dans les poumons et sa sortie ne constituent pas ni la seule, ni la plus importante fonction de l'appareil respiratoire.

§ I. — *Centre respiratoire, ses modes excito-moteurs.*

Avant d'entrer dans l'exposé des faits qui justifient le titre de cet article, je rappellerai que les mouvements respiratoires sont sous la dépendance d'un amas de cellules nerveuses situées dans le bulbe rachidien vers la pointe du V du quatrième ventricule au niveau de l'origine des pneumo-gastriques. Parmi ces cellules les unes président à l'inspiration, les autres à l'expiration; d'où la division en *centre inspirateur* et *centre expirateur*.

Le centre inspirateur entre en action, c'est-à-dire provoque la contraction des muscles inspirateurs, sous l'influence d'une foule d'excitations. Un grand nombre de faits autorisent à soutenir que toute excitation d'un nerf quelconque de la sensibilité, pour peu qu'elle ait une certaine intensité, met en jeu l'action excito-motrice du centre respiratoire; mais de tous ces nerfs c'est au trijumeau et surtout au pneumo-gastrique que revient la prépondérance.

Certains états psychiques, entre autres la volonté, peuvent aussi exercer une action excito-motrice sur le centre respiratoire.

En dehors de ces sources nombreuses d'excitation, et comme si la nature n'avait voulu rien épargner pour que le centre nerveux le plus important de l'organisme soit toujours tenu en éveil, les cellules qui le composent jouissent de la propriété d'entrer en activité sans excitations nerveuses centripètes ou psychiques, et rien que sous l'influence d'excitations prenant naissance dans leur substance même, d'où le nom d'*automatisme* donné à l'action de ce centre.

La preuve que le centre respiratoire peut entrer en activité, sans excitations nerveuses centripètes ou psychiques, nous est fournie par les observations faites sur le fœtus des mammifères. Tous les accoucheurs savent que dans le sein de la mère, à la suite d'un arrêt de la circulation placentaire par compression du cordon ou décollement du placenta, le fœtus se livre à des mouvements inspirateurs qui, parfois, introduisent des liquides dans sa trachée.

Nombre d'expérimentateurs ont constaté que si on comprime le cordon ombilical de fœtus toujours contenus dans les eaux de l'amnios, ils ne tardent pas à faire des efforts saccadés d'inspiration.

Dans ces conditions d'observation et d'expérimentation, on ne peut invoquer, comme cause déterminante de la mise en activité du centre respiratoire, que l'arrêt de la circulation placentaire.

Comment interpréter le mode d'action de cette cause? Deux hypothèses sont en présence et cherchent à expliquer, non pas seulement pour le cas spécial que je viens de signaler, mais d'une façon générale, l'activité automatique du centre respiratoire : dans l'une on attribue son excitation à un défaut d'oxygène dans le sang qui irrigue le bulbe ; d'après l'autre cette excitation serait due à un excès d'acide carbonique. Mais comme l'une ou l'autre de ces hypothèses ne peut servir à interpréter tous les faits observés, beaucoup de physiologistes ont admis que le manque d'oxygène et l'excès d'acide carbonique sont à la fois des excitants du centre respiratoire.

Contrairement à ces théories, je soutiens que les cellules du nœud vital sont excitées, non pas par le manque d'oxygène et l'excès d'acide carbonique, mais bien par une insuffisance, un arrêt de la circulation bulbaire. Il se produit dans ces cellules un fait qui s'observe dans toutes celles des centres nerveux, c'est-à-dire qu'elles manifestent des phénomènes d'irritation, aussitôt que le sang leur fait partiellement ou totalement défaut.

Ce fait général, qu'on pourrait qualifier *irritation anémique*, est facile à observer. Les médecins savent combien le système nerveux des anémiques est excitable et dans quel état de faiblesse irritable se trouve, par suite d'anémie cérébrale, le cerveau de ceux qui ont, par exemple, une insuffisance aortique ; les physiologistes n'ignorent pas que pour provoquer des convulsions chez un animal il suffit de le faire périr par hémorragie. En un mot, à la *théorie chimique* de l'excitation automatique du centre respiratoire j'en oppose une autre que je qualifie *théorie hyphémique*. Je vais à la fois démontrer l'inanité de la première tout en exposant les faits servant de base à la seconde.

§ II. — *Exposé des faits démontrant que le besoin de respirer est causé par une excitation automatique des cellules du centre respiratoire provoquée par l'hyphémie ou l'ischémie des artères bulbaires, et non à un défaut d'oxygène ou à un excès d'acide carbonique.*

Le sang est porté au bulbe rachidien par les artères vertébrales qui se réunissent pour former le tronc basilaire avec lequel elles donnent naissance aux cérébelleuses supérieures,

moyennes et inférieures ainsi qu'aux cérébrales postérieures.
Les artères nourricières du bulbe, bien décrites par Duret (1)
aujourd'hui professeur distingué à la faculté libre de médecine
de Lille, proviennent de ces divers troncs ou branches. Les plus
importantes sont les artères sous-protubérantielles qui se rendent aux noyaux du pneumo-gastrique, du glosso-pharyngien
et de l'auditif.

Toutes les causes qui abaissent la pression du sang dans les
artères du bulbe excitent le besoin de respirer ; celles qui entravent l'arrivée du sang dans ces vaisseaux, notamment dans
les artères sous-protubérantielles, tel qu'un caillot occupant la
partie inférieure du tronc basilaire, provoquent des accès de
dyspnée bientôt suivis d'une mort prompte ou subite. Les causes
qui, au contraire, augmentent la pression artérielle dans ces
vaisseaux émoussent le besoin de la respiration. C'est ce que je
vais démontrer par les faits suivants.

*A. — Tout obstacle à la circulation fœto-placentaire détermine
chez le fœtus une hyphémie bulbaire qui excite le centre
respiratoire et met en jeu les phénomènes mécaniques de la
respiration.*

Toutes les fois que la circulation fœto-placentaire est
interrompue, soit par une compression du cordon, soit par
un décollement du placenta ou une compression de ses capillaires occasionnée par des contractions tétaniques de l'utérus, telles que celles observées à la suite de l'abus de l'ergot
de seigle, le fœtus exécute aussitôt des mouvements d'inspiration. Ces faits ont été constatés par bien des physiologistes
et des accoucheurs. Mayer a vu des embryons exécuter, dans

(1) *Archives de physiologie*, t. v, p. 97, Paris, 1873.

11.

l'intérieur de l'œuf, des mouvements respiratoires lorsqu'il comprimait le cordon. Béclard a vu un fœtus, encore contenu dans les membranes intactes de l'œuf, inspirer de l'eau au lieu d'air. Les accoucheurs savent que dans les présentations du siège suivies de l'arrêt de la tête dans l'excavation, il arrive parfois que le fœtus se livre à de violents efforts d'inspiration qui se manifestent par des contractions brusques et répétées du thorax et du diaphragme. Ceci ne se produit qu'autant qu'il y a compression du cordon ou décollement du placenta.

Ces efforts inspirateurs des fœtus n'indiquent pas qu'ils semblent, comme l'a dit Haller, chercher un bien inconnu ; ni, comme le soutiennent les modernes, qu'ils sont l'expression d'une excitation du bulbe causée par un sang non hématosé. Ils sont dus à une hyphémie des centres respiratoires ; et ils ont pour but, non de rechercher un bien inconnu, mais d'exercer une action hémospasique vers le cœur et les poumons pour suppléer à l'arrêt du sang venant du placenta.

La suppression de la circulation placentaire exerce sur l'encéphale une action hyphémique d'autant plus prononcée que, ainsi que je l'ai dit plus haut, les vaisseaux du placenta et du cordon contiennent une grande partie du sang fœtal ; que de plus le sang de la veine ombilicale est destiné à la tête et aux membres supérieurs. En effet, l'on sait que le sang de la veine ombilicale est en partie versé directement dans la veine cave inférieure par le *canal veineux d'Aranzi*, et que l'autre partie y arrive par les veines sus-hépatiques. Le sang de la veine cave inférieure se rend dans l'oreillette droite d'où il est dirigé par la valvule d'Eustache à travers le trou de Botal dans l'oreillette gauche, puis dans le ventricule qui le chasse dans l'aorte, les carotides et les sous-clavières. Il résulte de cette disposition circulatoire du fœtus qu'aussitôt qu'il y a arrêt dans l'arrivée du sang de la veine ombilicale, cet arrêt cause immédiatement une anémie des centres nerveux, notamment du bulbe rachidien, qui se révèle par des tentatives d'inspiration.

La preuve que c'est le manque de sang qui excite le centre respiratoire du fœtus, et non un défaut d'hématose, c'est que dans les expériences où l'on s'oppose à l'hématose du sang fœtal sans interrompre la circulation fœto-placentaire, le fœtus continue cependant à vivre sans faire des tentatives d'inspiration.

Zweifel, cité par Tarnier et Chantreuil (1), fit des expériences en vue de démontrer l'hématose fœtale. Il opérait sur des lapines pleines qu'il pouvait faire respirer artificiellement ou rendre apnéiques à volonté. Après avoir extrait par l'abdomen les petits qui restaient toujours en communication avec la mère par le cordon et les avoir placés dans un vase rempli d'eau chaude et salée, en évitant qu'ils fussent en rapport avec l'air extérieur, Zweifel vit que, quand la mère respirait, le sang de la veine était rouge et celui des artères noir. Si on l'empêchait de respirer le sang de la veine prenait la couleur du sang veineux et devenait, au bout d'un certain temps, plus noir que celui des artères.

Si le sang non hématosé était un excitant du centre respiratoire il aurait dû, dans ces expériences, alors surtout que le sang de la veine était plus noir que celui des artères, provoquer des efforts d'inspiration accompagnés de changements dans la circulation des vaisseaux du cordon : or, comme Zweifel reste muet à cet égard, il y a lieu d'en conclure qu'il n'a rien remarqué.

Un autre fait qui plaide en faveur de mon opinion, c'est l'extraction d'enfants vivants par l'opération césarienne pratiquée cinq, dix, quinze minutes et même davantage après la mort de leur mère. Si les fœtus ont pu vivre aussi longtemps dans des utérus dont la circulation était éteinte, ce n'est pas à

____

(1) *Traité de l'art des accouchements*, p. 425. Paris, 1880.

leur faible besoin d'oxygène qu'il faut attribuer cette survie intra-utérine, mais à la continuation de la circulation fœto-placentaire. En effet, l'on sait qu'aussitôt que cette circulation est interrompue, le fœtus commence par faire des efforts répétés d'inspiration. Si la mort de la mère avait pour conséquence d'interrompre cette circulation, cette interruption provoquerait des tentatives d'inspiration introduisant le liquide amniostique dans les voies aériennes de fœtus qui ne seraient sans doute pas retrouvés vivants un quart d'heure après.

Je sais qu'il arrive que le fœtus est mort lorsqu'on l'extrait seulement quelques minutes après la mort de la mère. Ces faits loin de contredire ma thèse sont plutôt en sa faveur. En soutenant que la survie intra-utérine peut s'expliquer par la continuation de la circulation fœto-placentaire j'y mets forcément, comme condition, la liberté du cordon, l'absence de contractions tétaniques et le maintien des adhérences placentaires. Si l'une d'elles manque on comprend que le fœtus ne survive pas à la mort de sa mère. Je ne sache pas que l'observation des accoucheurs ait été spécialement attirée sur ces questions qui méritent d'être étudiées. L'on ne sait pas, par exemple, pourquoi la circulation fœto-placentaire continue dans un placenta adhérent et s'arrête avec un placenta décollé. L'étalement du placenta, l'immersion des villosités fœtales dans les lacunes sanguines du placenta maternel, ne sont-ils pas des conditions favorables à la circulation placentaire du fœtus ?

Enfin, lorsque dans les derniers temps de la grossesse ou pendant le travail, l'enfant meurt par suite de la compression du cordon ou du décollement du placenta, sa mort est précédée de mouvements convulsifs que les mères ne manquent pas d'accuser. Or, ces mouvements convulsifs sont dans ce cas, comme dans bien d'autres, le signe d'une ischémie du bulbe et de la protubérance.

*B. — Les grandes hémorragies chez les animaux à double cir-
culation causent toujours une hyphémie bulbaire, souvent
une ischémie, suivies d'une excitation motrice du centre respiratoire qui se traduit par un pressant besoin de respirer et
de violents et grands efforts d'inspiration qui se terminent
fréquemment par des convulsions suivies de mort. Les mêmes
faits s'observent quelquefois à la suite d'hémorragie puerpérale. Cas d'une primipare sauvée par la transfusion. —
Ils se voient aussi chez l'homme surtout à la suite de blessures intéressant les gros vaisseaux. Cas du président
Carnot. — Application, à propos de sa blessure, de la plessimétrie et de l'hémospasie thoraco-pulmonaire au diagnostic et au traitement des plaies des gros troncs veineux
abdominaux. Réflexions.*

Lorsqu'on fait périr un animal par hémorragie on est surpris
de l'influence que la perte du sang exerce sur la respiration.
Dans ses expériences sur les pertes de sang chez les chiens (1),
Piorry signale *des mouvements respiratoires convulsifs ; de
longues et profondes inspirations ; une respiration suspirieuse
largement et longuement développée ; une accélération de la
respiration devenant stertoreuse ; de grandes respirations ;
une respiration convulsive et suspirieuse, etc.*

Un sansonnet vigoureux sur lequel je fais la section de l'artère axillaire perd son sang en abondance. Bientôt il s'agite,
sa respiration s'accélère et il éprouve des convulsions qui
durent une dizaine de secondes ; puis reste immobile tout en
faisant une dizaine de respirations profondes, précipitées, et
meurt.

Dans l'espèce humaine c'est surtout à la suite d'hémorragie

(1) *Du procédé opératoire dans l'exploration des organes, etc.*, p. 208.
Paris, 1835.

post-partum que l'on peut bien juger de l'effet des pertes de sang sur la respiration : « Il se développe bientôt une agitation extrême, écrit le Dr W. S. Playfair, la femme se remue violemment dans son lit, elle rejette d'un air égaré ses bras pardessus sa tête ; la respiration est pénible et profonde, le besoin de respirer se fait énergiquement sentir et la femme crie en demandant plus d'air, la peau se glace et se couvre d'une transpiration profuse ; si l'hémorragie continue sans être enrayée, on assiste bientôt à la perte complète de la vue, aux soubresauts, aux convulsions et à la mort (1). »

Il m'est arrivé quelquefois d'être appelé en consultation auprès de femmes mourantes à la suite d'hémorragies survenues, soit pendant, soit après le travail. Ce qui m'a frappé, c'est que ces malheureuses, tout en respirant largement, s'écriaient qu'elles étouffaient et réclamaient de l'air avec instance.

J'ai été assez heureux pour sauver, par transfusion, l'une d'elles qui était sur le point de succomber à la suite d'hémorragies occasionnées par un *placenta prævia*. Je cite le fait parce qu'il est très intéressant au point de vue de l'importance de la transfusion. C'était en avril 1873. Une jeune fille de 17 ans, arrivée au 8e mois de la grossesse, est prise sur la voie publique, en venant à pied à Arras, d'une hémorragie abondante qui lui occasionne une perte de connaissance. On la transporte à son domicile situé à 4 kilomètres de la ville. Un officier de santé fait, avec un mouchoir, un tamponnement insuffisant qui n'arrête pas l'écoulement du sang. Le lendemain matin, la voyant très mal, on me fait chercher. Je trouve une fille exsangue, ayant le pouls petit, rapide et la respiration pénible. Je constate, à travers un col dilaté et dilatable, la présence du placenta sur le segment inférieur de l'utérus. J'extrais immédiatement fœtus et placenta ; et, malgré l'absence d'écoulement de sang, rien que sous l'influence du soohk

____

(1) *De l'art des accouchements traduit par Vermeil*, p. 571. Paris, 1879.

opératoire cette fille tombe en syncope. Je la ranime en faisant maintenir en l'air les membres inférieurs et en comprimant l'aorte. Je lui fais prendre de l'ergot de seigle et tamponne exactement le vagin. Seulement je remarque qu'aussitôt que la compression de l'aorte cesse ou est imparfaite la patiente perd immédiatement connaissance.

Jugeant que malgré les lavements de vin que j'avais fait donner il sera impossible de maintenir, sans la transfusion, la vie dans cet organisme épuisé par de grandes hémorràgies répétées coup sur coup, je fis prendre chez moi l'appareil de Dieulafoy, le seul instrument que j'avais à ma disposition pour faire la transfusion. L'ayant eu au bout d'une heure, je confie la compression de l'aorte au médecin ordinaire et je me hâte de saigner une personne de bonne volonté, de défibriner le sang, de le passer à travers un linge fin, de mettre à découvert une des veines du pli du bras de l'accouchée et d'y introduire une canule. Il n'y avait pas de temps à perdre ; à chaque instant nous pensions qu'elle allait mourir dans nos mains.

L'aspirateur était rempli et prêt à injecter le sang lorsque nous constatons que cette personne ne donne plus signe de vie. Dans ces conditions, comme il n'y avait pas hésiter de tenter quand même la résurrection de la malade, je lui injecte d'abord 50 grammes de sang, contenance de l'aspirateur Dieulafoy ; puis une 2ᵉ, puis une 3ᵉ injection, le tout sans aucun résultat. N'ayant rien à redouter de pis que la mort que je craignais définitive, j'en tente une 4ᵉ qui, cette fois, est suivie de quelques inspirations. Enfin, j'en fais une 5ᵉ à la suite de laquelle cette jeune fille reprend connaissance, ouvre les yeux qui ont de la vie et parle, le tout comme si elle sortait d'un long sommeil. Après une dizaine de jours elle était rétablie complètement.

La mort de Carnot, précédée de dyspnée et de convulsions, a été un bien triste et navrant spectacle de l'action excitatrice que les grandes hémorragies exercent sur le bulbe rachidien.

A propos de ce tragique événement qui a impressionné si douloureusement le monde entier, je vais montrer le parti que l'on peut, en certaines circonstances tirer de la *plessimétric* et de la *théorie hémodynamique de la respiration* pour le diagnostic et le traitement des blessures des gros troncs veineux abdominaux. Dans l'exposé de ces applications dont le but n'est certainement pas de mettre en cause les savants chirurgiens de Lyon, je discuterai et j'interpréterai des faits, qui aujourd'hui appartiennent à l'histoire, avec la liberté d'esprit et de pensée qu'autorisent l'impersonnalité de la science et les principes de la critique expérimentale.

Parmi les documents sur lesquels je vais m'appuyer je dois faire remarquer qu'il en est un qui, malgré son importance et bien qu'il ait été destiné à la publicité, pèche par un laconisme que je n'oserai dire intentionnel, mais certainement regrettable : c'est le procès-verbal de l'autopsie.

Il est bien relaté que la lame du poignard a pénétré dans le lobe gauche du foie ; qu'elle a perforé l'organe de gauche à droite et de haut en bas, blessant sur son passage la veine porte qu'elle a ouverte en deux endroits ; mais le procès-verbal est muet sur une foule de faits permettant d'apprécier le plus ou moins de gravité de la blessure, et par suite ses degrés de chance de guérison.

Ainsi, il n'est pas dit quel était le point de la face inférieure du foie par lequel la pointe du poignard est sortie de ce viscère ; si c'était au niveau du hile ou à côté, ni l'étendue de la plaie ; l'endroit des blessures de la veine porte n'est pas mentionné davantage, de sorte que l'on est à se demander si c'est le tronc qui a été atteint et à quelle distance de son origine, ou bien si c'est le sinus de la veine porte hépatique. Dans cette hypothèse, est-ce la portion qui va au lobe droit du foie ou celle qui se rend au lobe gauche ?

La direction des blessures n'est nullement indiquée. Nous ne savons pas si les plaies de ce vaisseau étaient longitudinales, obliques ou tranversales ; nous ignorons également leur étendue.

Quelle était la quantité de sang épanché dans l'abdomen ? Ce sang était-il réuni en foyer ou diffus ? Y avait-il des caillots adhérents sur les ouvertures de la veine porte ? Nous n'en savons pas davantage.

Qu'aurait dit aujourd'hui Littré de cette autopsie, lui qui dans son étude sur la mort d'Henriette d'Angleterre, tout en se plaignant que « dans ce temps-là les autopsies étaient fort imparfaites » (1) a pu cependant avec le mémoire d'un chirurgien du roi d'Angleterre présent à l'ouverture du corps de Madame, démontrer que cette princesse était morte des suites d'une perforation d'un ulcère simple de l'estomac, et non d'un empoisonnement comme l'avaient cru ses contemporains ?

Le 24 juin 1894, à 9 heures 30 du soir, au moment où le Président se rendait en voiture du Palais de Commerce au Grand Théâtre, un exécrable fanatique le frappe dans la région épigastrique d'un coup de poignard qu'il laisse dans la plaie. Le Président l'extrait lui-même, le jette, porte la main sur sa blessure et la retire ensanglantée en disant : « Je suis blessé » ; puis il s'affaisse et perd connaissance. Le Dr Poncet arrivant aussitôt apprend du Dr Gailleton qui se trouvait dans le landau que le Président a reçu un coup de poignard dont la lame a été enfoncée jusqu'à la garde. Il constate les signes généraux d'une hémorragie interne et craint une mort imminente. Après avoir arraché la chemise et le grand-cordon de la Légion-d'Honneur, ces deux médecins remarquent au-dessous des fausses côtes droites, à 3 ctm. de l'appendice xiphoïde, une plaie mesurant de 20 à 25 millimètres par laquelle suintait en bavant du sang noir. Le Dr Poncet évalue aux trois quarts d'un verre environ le sang qui s'était répandu et avait souillé les vêtements.

Dans ces circonstances que convient-il de faire ?

Tout d'abord transporter horizontalement le blessé avec le plus de ménagements possibles dans une habitation voisine ; le

______

(1) *Médecine et médecins*, p. 466. Paris, 1875.

placer sur un lit en supination dorsale légèrement inclinée vers la tête ; rétablir les mouvements respiratoires en fouettant vigoureusement la face, la région antérieure du cou et de la poitrine avec un coin de serviette trempée dans l'eau froide ; entretenir ces mouvements en faisant respirer de l'éther ou des eaux spiritueuses ou des sels excitant la pituitaire, et le condamner *au repos le plus absolu.*

Ensuite, s'efforcer de diagnostiquer les organes blessés. D'après le siège de la blessure aidé de la percussion il était facile de savoir que la lame du poignard avait pénétré dans le foie. La situation du Président et celle de l'assassin au moment du crime devaient faire penser qu'elle avait été dirigée de haut en bas. D'ailleurs, cette direction pouvait être facilement déterminée par l'introduction dans la plaie d'une bougie en gomme, à une profondeur de quelques centimètres. Avec ces données et la longueur de la lame du poignard il était possible d'affirmer que cette arme avait dû perforer complètement le foie, et que la pointe avait traversé sa face inférieure dans le voisinage du hile.

En raison des signes généraux d'une hémorragie interne, du siège et du volume de la veine cave inférieure et de la veine porte, deux hypothèses s'imposaient à l'esprit : l'un ou l'autre de ces deux vaisseaux qui sont voisins devait être blessé.

Pour les vérifier il fallait faire immédiatement appel à la plessimétrie, c'est-à-dire déterminer d'abord par la percussion la limite externe de l'oreillette droite qui, en raison de l'hémorragie interne, avait sans doute diminué de volume ; lever ensuite en l'air les membres inférieurs et constater si cette cavité augmentait. Normalement, chez l'adulte, ainsi que je l'ai démontré dans ma thèse (1) l'oreillette droite augmente de 3 ctm. par suite de l'afflux du sang veineux qui vient des membres inférieurs. Chez un blessé qui a perdu beaucoup de sang cette augmentation est certainement moindre. Mais en admet-

_____

(1) *Qu'est-ce que l'albuminurie ?* p. 29 et suiv. Thèse de Paris, 1864.

tant qu'elle n'ait été même que de moitié, c'était suffisant pour conclure que le sang de la veine cave inférieure arrivait facilement dans l'oreillette droite, et que par conséquent si ce vaisseau était blessé, ce ne pouvait être au point de provoquer un écoulement de sang occasionnant les phénomènes généraux d'une hémorragie interne.

Pour interroger la veine porte il fallait s'assurer par la percussion de la longueur du diamètre longitudinal de la rate. A l'état normal ce diamètre a chez l'adulte en moyenne 9 ctm. Après un bon repas la rate mesure 13 à 14 ctm. Je puis d'autant mieux affirmer ce fait que, dans mes recherches sur la physiologie de la rate, il m'est arrivé de prendre la longueur de ce viscère sur une série d'individus avant leur dîner ; de les examiner de nouveau une demi-heure après en ayant eu soin de recommander à la personne qui les dirigeait d'en laisser, *à mon insu*, un ou plusieurs d'entre eux à la diète.

Rien qu'au volume de leur rate il m'était facile de désigner ceux qui avaient mangé et ceux qui étaient restés à jeun.

Ce mode d'exploration me sert aussi pour m'assurer si les malades *grands buveurs* se corrigent ou retombent dans leurs abus. Le degré de volume de leur rate est un signe qui me permet de savoir, à leur grand étonnement, s'ils ont suivi mes conseils ou s'ils s'en sont écartés.

J'ajouterai qu'il y a quelques années il m'a été d'un puissant secours dans le traitement d'une hystérique. Cette malade, tombée dans un état inquiétant d'inanition, ne voulait plus boire et se bornait à se rafraîchir la bouche en y introduisant l'extrémité de l'index trempé dans l'eau froide. Sa rate mesurait à peine 6 ctm. et donnait peu de matité, vu la diminution de son épaisseur. Pressée de s'alimenter et de prendre des liquides, elle promit de suivre mes conseils et m'assura bien des fois qu'elle les suivait. Seulement la petitesse de sa rate accusait toujours ses mensonges. Enfin, désespérée de ne pouvoir me convaincre et d'être toujours confondue, elle finit par ingérer des aliments liquides.

Chez le président Carnot sortant du banquet ce viscère devait mesurer au moins 13 ctm. Dans l'hypothèse d'une blessure de la veine porte il fallait forcément que, par suite de l'écoulement du sang, il subit une diminution considérable de volume. Je soutiens la nécessité de ce fait avec d'autant plus d'assurance que mes recherches sur la physiologie de la rate m'ont démontré que le volume de cet organe est subordonné à deux facteurs : à son *tonus* et à la pression du sang de la veine porte. Or le *tonus* restant le même, la rate augmente ou diminue suivant que la pression du système porte s'élève ou s'abaisse. Les Sthaliens le savaient bien, eux qui avaient observé qu'il suffit d'un flux hémorrhoïdal ou de l'application de sangsues à l'anus pour faire diminuer le volume de la rate.

Bien des faits pathologiques, aujourd'hui oubliés, déposent en faveur de ma thèse. Bonnet, dans la sixième section du *Sepulchretum*, signale des observations où il est dit que la rate s'était plus d'une fois gonflée, mais qu'elle se désenflait après un vomissement très abondant de sérosité sanguinolente ou de sang.

Nepple (1) rapporte que D., d'Orléans, ayant négligé une fièvre intermittente, avait une rate enflée, dure, et si volumineuse qu'elle remplissait les deux tiers de la région épigastrique, et tout l'hypochondre gauche. Après des lipothymies effrayantes, le malade vomit une quantité énorme de pus mêlé de sang fétide et coagulé, il en rendit même par les selles. La tumeur s'affaissa en proportion, et une guérison complète s'ensuivit.

Latour, dans son traité des hémorragies, cite l'observation de Desnoyers dont la rate, tellement volumineuse qu'elle occupait presque toute la capacité de l'abdomen, s'affaissa après des évacuations sanguines par les vomissements et par les selles au point qu'un mois après elle avait repris son volume ordinaire.

---

(1) *Essai sur les fièvres rémittentes et intermittentes*, p. 253. Paris, 1828.

Le même auteur assure avoir observé plusieurs faits semblables.

Ces observations, auxquelles je pourrais en ajouter d'autres, jointes aux expériences sur les animaux qui démontrent que l'ouverture de la veine splénique provoque un écoulement de sang suivi de la diminution du volume de la rate, m'autorisent à soutenir que, chez Carnot, la plaie de la veine porte a été certainement suivie d'un retrait de ce viscère dont le diamètre longitudinal a dû descendre à 9 ctm., et peut-être même au-dessous.

En présence d'une rate qui, chez une personne en pleine digestion, mesure environ 4 ctm. en moins que normalement et dont la diminution continue ne peut s'expliquer que par une hémorragie consécutive à une blessure qu'elle vient de recevoir, que conclure, vu la région blessée, si ce n'est à une plaie dé la veine porte ?

Aussi, je pense qu'avec la connaissance des données qui précèdent et l'examen plessimétrique de la rate du Président, le diagnostic d'une blessure de la veine porte pouvait être porté, au moins comme très probable, par les médecins qui pratiquent habilement la plessimétrie.

Ce diagnostic établi avec autant de probabilités que le permettent nos moyens d'investigation, que convient-il de faire ?

La première indication, c'est d'arrêter l'écoulement du sang. Pour la remplir il faut se rappeler ce principe hydrodynamique de Toricelli, que la vitesse de l'écoulement d'un liquide par un orifice pratiqué à un vase est proportionnelle à la pression qu'il subit. Si par exemple, nous appliquons ce principe à deux tubes remplis de liquide à inégalités de pressions et sur lesquels nous pratiquons deux ouvertures égales, la vitesse de l'écoulement sera plus grande par l'ouverture du tube où la pression est la plus élevée. C'est ce qui fait qu'une même ouverture faite sur un artère dont la pression est en moyenne de 16 ctm. donnera beaucoup plus de sang que sur une veine où elle ne dépasse pas souvent 1 ctm.

La pression d'un liquide contenu dans un tube se mesure d'après la différence qui existe entre celle qu'il subit et celle qui s'exerce sur le pourtour du tube ; ce qui revient à dire que la vitesse de l'écoulement d'un liquide est proportionnelle à la différence qui existe entre sa pression et celle du milieu dans lequel il s'écoule.

Appliquant ces données à une plaie des capillaires cutanés il est facile d'activer ou d'arrêter l'écoulement du sang. Il suffit de poser au-dessus une ventouse communiquant avec une pompe aspirante et d'y raréfier l'air. Aussitôt la peau rougit et l'écoulement sanguin augmente. Si la ventouse communique avec une pompe foulante et qu'elle est solidement maintenue sur la peau, on voit, en faisant manœuvrer la pompe que, par suite de l'augmentation de la pression de l'air, la peau pâlit et que l'écoulement sanguin s'arrête.

Ce qui se passe tous les jours dans la saignée du bras est l'image de cè principe hydrodynamique. On place une ligature au-dessus du pli du coude pour arrêter le cours du sang veineux et augmenter sa tension ; puis on pratique sur une veine une ouverture par laquelle le sang s'écoule avec jet. Pour l'arrêter il suffit de diminuer la pression intra-vasculaire en enlevant la ligature, et d'exercer une légère compression extra-vasculaire sur la plaie veineuse au moyen d'un simple bandage.

J'en pourrais dire autant des plaies sur lesquelles on applique des bandages pour arrêter des écoulements sanguins, et qu'on laisse même en place tout en les surveillant, malgré qu'ils se souillent par la continuation momentanée de l'hémorragie, mais avec la pensée que le sang écoulé formera un caillot hémostatique.

Il est même des cas où les blessures des veines, loin de donner lieu à des hémorragies laissent entrer l'air. Ces faits malheureux dont l'un d'eux a même été observé sur la veine faciale (1) prouvent qu'une plaie veineuse peut donner lieu, soit

(1) *Opération de Mott, Gaz. méd.* p. 355, 1831.

à un écoulement de sang, soit à l'entrée de l'air. Ces conséquences si différentes s'expliquent facilement par une inégalité
de pression qui, suivant les circonstances, est tantôt à l'avantage ou au désavantage du contenu veineux.

D'après ce qui précède l'indication d'arrêter une hémorragie
de la veine porte se dédouble : 1° effectuer sur le pourtour de
ce vaisseau une compression qui s'oppose à la sortie du sang ;
2° diminuer la tension veineuse, de manière à créer une
inégalité de pression qui soit à l'avantage de celle qui s'exerce
sur le pourtour de cette veine.

La compression périveineuse existe normalement dans
l'abdomen par suite de la force expansive des gaz abdominaux,
du *tonus* des muscles de cette cavité et s'oppose en partie aux
hémorragies. Ce fait a été signalé par Petit fils dans un mémoire
présenté à l'académie de chirurgie (1).

Après avoir indiqué comment le sang qui sort d'un vaisseau
ouvert, se répand dans le voisinage et forme foyer, il écrit :
« Il continuera ainsi jusqu'à ce qu'enfin la résistance que les
viscères opposeront à l'épanchement soit égale à l'effort que le
sang fera pour sortir de ce vaisseau ; et je suis persuadé que
cette résistance fait cesser l'hémorragie, avant même qu'il se
soit formé à l'ouverture du vaisseau un caillot capable de
s'opposer pour toujours à l'hémorragie. Comment sans cette
explication peut-on rendre raison des faits rapportés dans
l'article premier de ce mémoire (2) ? ».

Plus bas : « La seconde conséquence qu'on doit tirer de la
résistance qui naît de la pression réciproque des viscères du
bas-ventre, c'est que l'épanchement dans cette cavité est bien
moins facile qu'on ne pense. On croit communément que
l'ouverture d'un médiocre vaisseau peut produire un épanchement considérable parce qu'on ne peut en comprimer l'ouverture, comme on comprime celle d'un vaisseau extérieur ; il est

(1) *Mémoires de l'Académie royale de chirurgie*, t. ii, p. 67 et suiv.
Paris, 1819.
(2) Id., t. i, p. 180.

vrai que la compression immédiate ne peut avoir lieu pour l'ouverture des vaisseaux intérieurs ; mais la résistance que les viscères opposent à l'épanchement y supplée ».

A propos des épanchements consécutifs aux blessures des vaisseaux et des viscères creux, Boyer a écrit : « Pour qu'un liquide contenu dans un conduit quelconque s'en échappe, il faut que la force qui tend à le pousser au dehors soit supérieure à la résistance qui s'y oppose ». Dans l'abdomen « cette résistance, dit-il, comme le remarque Petit est une véritable compression qu'emploie la nature pour suspendre ou modérer l'épanchement . Ici l'écoulement du liquide et par conséquent l'épanchement ne pourra avoir lieu qu'autant que la force qui pousse le liquide vers la plaie sera supérieure à la résistance que ces parties contiguës lui opposent.

Toutes les fois que ces deux puissances seront égales, l'épanchement n'aura pas lieu, à plus forte raison lorsque la résistance exercée par les viscères contigus sera supérieure à la force qui tend à le produire. Ainsi, la blessure d'une artère donnera lieu à cet accident plus souvent que celle d'une veine (1) ».

Le même auteur s'exprime ainsi, p. 439 : « Si la force avec laquelle le sang ou tout autre liquide cherche à s'épancher est de beaucoup supérieure à la résistance, l'épanchement est considérable et rapide comme on l'observe dans. les plaies de l'aorte ventrale ou de la vessie. Si la différence est petite, il peut arriver que la résistance augmentant par le fait même de l'épanchement, l'hémorragie s'arrête avant même que le sang ait pu se coaguler. »

« Cette force compressive qu'exercent les parois abdominales sur les viscères, sur les conduits et les vaisseaux n'est pas seulement démontrée par le raisonnement, elle est établie par des faits nombreux. Sans parler ici de ces cas où l'abdomen a été traversé de part en part sans qu'il soit survenu aucun des acci-

____

(1) Boyer, *Traité des Maladies chirurgicales*, t. VII, p. 438. Paris, 1831.

dents de l'épanchement, on a vu quelquefois, à l'ouverture des cadavres, les intestins gangrénés se déchirant sous les doigts, criblés de trous dans plusieurs points sans que les matières qui les remplissaient se fussent épanchées dans la cavité abdominale. » J'ai tenu à citer ces divers passages pour montrer l'importance que les chirurgiens du siècle dernier et du commencement de celui-ci attachaient, avec raison, à la pression intra-abdominale comme obstacle aux épanchements dans cette cavité.

Cette compression naturelle peut être augmentée et elle doit l'être aussitôt qu'une blessure de l'abdomen fait soupçonner une hémorragie interne. Outre le pansement de la plaie avec une compresse de gaze iodoformée et quelques rondelles d'amadou intercalées pour arrêter le sang, il était indiqué, chez Carnot, de maintenir ces pièces de pansement avec une forte couche de collodion, puis de serrer modérément le ventre immédiatement au-dessous du foie avec un large bandage de corps en tissu élastique, de manière à ne pas gêner les mouvements inspiratoires (1).

Ce moyen est d'un usage courant en obstétrique. Dans les hémorragies utérines les accoucheurs, après avoir tamponné le vagin, n'oublient pas de comprimer le ventre dans un bandage afin d'éviter une hémorragie interne.

Dans les accouchements prompts ils font usage, comme les médecins après la paracentèse abdominale, du même moyen afin de prévenir les syncopes qui se manifestent fréquemment après une déplétion brusque ou rapide de l'abdomen par suite d'un afflux trop considérable de sang.

La seconde indication, c'est-à-dire la diminution de la pres-

---

(1) Je dis immédiatement au-dessous du foie parce que de Betz, dans ses expériences sur la circulation artificielle du foie, a remarqué que les pressions extérieures exercées sur cet organe entravaient la circulation de la veine porte. J'ai aussi constaté que les pressions exercées sur l'hypochondre droit et dirigées vers la colonne vertébrale compriment la veine cave inférieure et causent un obstacle à la circulation veineuse qui se traduit par une diminution de l'O. D.

12.

sion de la veine porte est facile à remplir. En raison de la béance permanente des veines sus-hépatiques l'*hémospasie thoraco-pulmonaire* s'exerce énergiquement sur le foie et en diminue rapidement le volume. C'est à Piorry que l'on doit la notion de ce fait qu'il a fait connaître dans un mémoire adressé à l'Institut en 1858. Dans ses expériences sur la pression de la veine porte Rosapelly a constaté que la tension des veines sus-hépatiques qui ne s'élève pas au-dessus de 3 et 4 millimètres de mercure s'abaisse après d'amples inspirations entre $+ 1$ et $— 8$ millimètres.

Cette aspiration sanguine exercée sur le foie par les mouvements inspirateurs, je la constate à volonté et je la produis avec d'autant plus d'intensité que je rends difficile l'entrée de l'air dans les poumons. Ainsi, il suffit de faire respirer un individu par le nez et de lui boucher une narine pour obtenir une diminution rapide et prononcée du foie. Souvent, dans mes expériences sur les animaux, j'ai vu qu'en fermant en partie le robinet adopté à la trachée, le foie diminuait beaucoup de volume, que sa surface se chagrinait et qu'il s'anémiait. Ce fait confirme la troisième loi de la circulation pulmonaire en prouvant que quand l'air ne pénètre que difficilement ou pas dans les poumons, c'est le sang qui comble les vides.

L'action hémospasique du thorax s'étend aussi à la veine porte. En vidant les veines sus-hépathiques elle diminue les résistances que le sang du *système porte* éprouve pour traverser le foie, et abaisse par conséquent la pression intravasculaire de ce vaisseau. Ce fait je l'ai bien des fois constaté. Pour l'observer je n'ai qu'à prendre un individu dont la rate est dilatée, soit par suite de boissons ingérées généralement en grande abondance, soit par l'effet d'un trouble dans la circulation pulmonaire ou cardiaque, et de lui faire faire une dizaine d'inspirations profondes pour produire une diminution de quelques centimètres dans le diamètre longitudinal de ce viscère. Par contre, si je fais suspendre les mouvements respiratoires, j'observe une augmentation de volume. Il y a quelques

jours, soignant un malade ayant l'habitude de boire beaucoup
et dont le cœur avait été forcé, je remarque que sa rate mesure
longitudinalement plus de 12 ctm., — je lui fais faire une quin-
zaine d'inspirations profondes avec la bouche et une narine
fermées, et je vois aussitôt après, que l'organe splénique est
descendu au-dessous de 10 ctm. En faisant suspendre la respiration pendant 15 secondes ce viscère augmente et dépasse
14 ctm. Cet exemple suffit pour montrer le rôle hémodynamique
de la respiration sur le volume de la rate, et par conséquent
sur la pression du sang de la veine porte. En effet, une diminution de la rate sous l'influence d'inspirations profondes est
un signe qui accuse un abaissement de la pression du sang
de ce vaisseau, tandis qu'une augmentation signale une élévation.

Après cet exposé, je suis en droit de conclure que, jointes à
la compression de l'abdomen, les inspirations profondes,
surtout avec une narine fermée, abaissent la pression du sang
de la veine porte et constituent un moyen puissant de lutter
contre les hémorragies consécutives à une plaie de ce vaisseau.

Tous les physiologistes savent que pendant la digestion il se
fait, dans le système vasculaire gastro-intestinal, un afflux de
sang considérable qui augmente la pression du système porte.
Cette circonstance défavorable, au point de vue des blessures
de ce vaisseau, existait chez le président au moment où il a été
frappé et donnait lieu à une troisième indication : celle de
vider autant que possible l'estomac par l'emploi de la pompe
stomacale.

Ensuite, il y avait lieu de se préoccuper de maintenir la rate
en systole et les artérioles gastro-intestinales en contraction
par l'application continue d'un sac de caoutchouc rempli de
glace sur la nuque comme excitateur des centres vaso-moteurs,
par l'emploi répété à petites doses (0,20 ctgr.) du bisulfate de
quinine, par la diète absolue jusqu'après l'arrêt de l'hémorragie
sauf un peu de glace ; de s'efforcer d'établir une dérivation du

sang vers la peau en dilatant les artérioles par la chaleur, et de faciliter le retour du sang veineux vers l'O. D. en plaçant les membres dans une situation élevée au-dessus du thorax. Enfin, si malgré l'emploi de ces moyens le blessé ne s'était pas ranimé suffisamment pour ne plus inspirer d'inquiétude au point de vue des conséquences immédiates de l'hémorragie, la transfusion s'imposait.

Les indications que je viens de formuler d'après les enseignements de la plessimétrie, de la physiologie et de la clinique sont loin d'avoir été remplies chez l'infortuné blessé. Peu après l'assassinat il est conduit au grand trot à la préfecture, saisi et transporté à bras-le-corps de la voiture dans sa chambre à coucher à travers les couloirs et les escaliers. D'après le *Progrès médical* dont les renseignements sont, dit-il, authentiques, ce transfert a exigé 25 à 30 minutes.

Si dans un cas de cette nature un chirurgien voulait faire continuer l'hémorragie, je ne crois pas qu'il puisse agir autrement. Non seulement les cahots d'une voiture et les mouvements que l'on imprime au blessé favorisent l'hémorragie, mais ils s'opposent aussi à la limitation du foyer sanguin, et par conséquent à la formation de l'obstacle qui pourrait arrêter l'écoulement. Cela est si vrai que lors même que l'hémorragie est arrêtée et que le foyer est limité par des adhérences, celles-ci peuvent se rompre sous l'influence de mouvements communiqués, occasionner la diffusion d'un épanchement dans tout le ventre et la mort. Petit rapporte, à cet égard, un exemple curieux que je vais citer : « Un blessé avait reçu un coup d'épée au côté droit du bas-ventre, un pouce au-dessous et à côté de l'ombilic ; il était au treizième jour de sa blessure lorsque je le vis : l'importance de sa plaie et les accidents qui l'avaient accompagnée, m'y firent apporter une attention particulière ; et comme, par les signes détaillés dans le troisième article, j'étais convaincu que ce blessé avait un épanchement dans le ventre, je résolus de lui faire le lendemain l'opération convenable. Mais il en arriva tout autrement ; on fit ce jour même un transport de malades ; et quoique j'eusse marqué exactement ceux qui devaient être transportés, ce qu'on avait coutume de suivre régulièrement, le blessé dont il s'agit, qui avait des parents dans la ville où l'on allait conduire les malades, fit tant d'instances à un infirmier qu'il le gagna et se fit porter dans un chariot. Voici quel fut son sort : Le désir d'arriver lui fit supporter patiemment les premiers cahots ; mais à peine eut-il fait un quart de lieue qu'il se plaignit de colique, de tranchée et d'une douleur insupportable dans tout le bas-ventre ; il vomit, il fut plusieurs fois à la selle et involontairement ; son pouls devint faible, concentré, dur, irrégulier ; il eut de fréquentes syncopes ; et quelques heures après être arrivé, il mourut dans les mêmes accidents. Le chirurgien qui avait accompagné ce convoi de malades est celui qui m'a appris ce que je viens de rapporter, et qui m'a dit de plus qu'à l'ouverture du cadavre, on avait trouvé environ trois chopines d'un sang noir et très fluide, répandu dans tout le ventre ; qu'à la région hypogastrique au-dessous de la plaie, il y avait des adhérences qui formaient une espèce de poche dans laquelle il y avait du sang caillé. Ce récit augmenta d'autant plus le regret que j'avais de la perte de ce blessé qu'il me démontra que l'opération que j'avais résolue aurait pu sûrement le sauver (1) ».

Il est juste de dire que c'est M. Rivaud préfet du Rhône qui a donné l'ordre aux artilleurs qui montaient les chevaux de se rendre à la préfecture, et que les inconvénients de ce transport ne paraissent pas avoir échappé au professeur Poncet qui, dans sa déposition, dit avoir songé tout d'abord à faire transporter le président à l'Hôtel-Dieu ou dans une maison voisine; mais qu'il renonça bientôt à cette idée en songeant qu'aucun service d'ordre n'était établi sur ce point. Il est aussi vrai d'ajouter qu'en présence d'un événement si tragique qui frappe

(1) Loc. cit., t. i, p. 189.

brusquement le chef de l'État, le désarroi s'empare facilement des esprits. Aussi, est-ce une raison de plus pour que les médecins n'oublient point qu'étant les observateurs, les interprètes et les agents régulateurs des troubles de l'organisme, ils doivent, surtout dans des circonstances aussi graves, conserver leur sang-froid et jouir d'une entière liberté d'action, sans se laisser arrêter par de petites considérations qui font perdre l'occasion d'agir fructueusement et deviennent, selon l'expression de Voltaire, le tombeau des grandes choses.

Je considère ce transport d'autant plus fâcheux que pendant une demi-heure, il n'a pas été possible de donner au président la position et des soins comme s'il avait été dans un lit.

L'aveu en est fait dans le *Progrès médical* où je relève ce passage : « Le collapsus qui avait persisté jusqu'alors, les renseignements fournis par M. Gailleton sur la violence du coup de poignard, enfin la possibilité de l'écoulement sanguin dans les lombes, dans le petit bassin, par suite de la position qu'avait dû nécessairement garder M. Carnot dans la voiture, pendant les 25 ou 30 minutes qui s'étaient écoulées jusqu'à son transfert dans son lit, faisaient supposer à M. Poncet des désordres beaucoup plus marqués que ceux qu'il pouvait constater. »

Je me garderai bien de reprocher au distingué professeur de l'École de Lyon de n'avoir pas employé, ainsi que je l'ai indiqué plus haut, la plessimétrie comme moyen de diagnostic et l'hémospasie thoraco-pulmonaire comme moyen de traitement, attendu que parmi les données que j'ai émises il en est qui ne sont pas connues, et que les autres ne sont guère mises en pratique. Mais là où je ne puis taire ma surprise, c'est en présence de la laparotomie. Je sais bien que c'est une opération à la mode, et qu'il est des chirurgiens qui ouvrent facilement les parois du ventre. Malgré ces exemples je ne vois pas, dans le cas présent, l'utilité que l'on pouvait retirer de cette opération, tandis que les inconvénients m'apparaissent d'une façon évidente.

Il est dit dans le récit du *Progrès médical* que le Dr Poncet
prolongea la plaie du poignard en incisant les parois abdominales dans une étendue de 12 à 14 centimètres ; que cette incision « donna issue à une assez grande quantité de sang et
permit de reconnaître très nettement avec l'extrémité de l'index
gauche introduite dans la profondeur de la plaie, l'existence
sur la face antérieure du lobe gauche du foie, à peu de distance
du ligament suspenseur, une blessure sensiblement des mêmes
dimensions que celles de la peau. Faisant écarter les bords de
la plaie avec des pinces hémostatiques servant de tracteurs, il
aperçut un peu au-dessus du rebord costal la plaie du foie dans
laquelle l'extrémité de l'index pouvait du reste pénétrer à une
profondeur de 2 à 3 centimètres.

Cette perforation hépatique paraissait, du reste, avoir plus
ou moins la forme conique répondant à celle de l'instrument
tranchant. Du sang s'écoulait par cette blessure. Une inspec-
tion aussi rapide et aussi complète que possible comme l'exi-
geait l'état grave du président ne releva aucune lésion de la
vésicule biliaire, du foie, de l'intestin, etc., et, si ce n'eut été la
nature du traumatisme, l'hémorragie s'arrêtant lorsque l'extrémité du doigt était introduite dans la plaie du foie, on eût pu
croire à une blessure relativement superficielle. »

A l'arrivée du professeur Ollier « M. Poncet lui fit constater
la nature de la blessure, l'impossibilité relative et du reste
inutile de faire une suture de la plaie superficielle du foie,
puisque l'hémorragie s'arrêtait par la compression et d'un
commun accord, il fut décidé, vu l'état du collapsus toujours
extrêmement grave, de recourir à un tamponnement méthodique. »

« Des fibres du grand droit faisant l'office de boutonnière et
gênant les manœuvres chirurgicales, M. Poncet fit un nouveau
débridement en dedans, vers la ligne médiane de 4 à 5 ctm.
La plaie fut donc tamponnée avec de la gaze légèrement
iodoformée, puis des compresses de gaze stérilisée et préalablement chiffonnée, maintenues sur la plaie à l'aide d'un

bandage de corps modérément serré, pendant qu'un aide qui avait pour mission de surveiller si un suintement se produisait, exerçait avec le plat de la main une légère compression. »

D'après ce récit je me demande quels ont été, au point de vue du diagnostic et du traitement, les avantages de cette laparotomie ? Il n'était pas nécessaire d'ouvrir le ventre pour savoir si le foie était blessé et connaître la forme et la profondeur de sa blessure. Le siège de la plaie à la région épigastrique, la percussion, la forme du poignard et l'indication fournie par le Dr Gailleton suffisaient largement pour renseigner le chirurgien à cet égard.

Quant à l'introduction de l'index dans la plaie du foie je juge cette manœuvre sans utilité et dangereuse, attendu qu'une plaie de cette nature n'est pas sans intéresser les veines sus-hépatiques qui, vu leur béance, pouvaient, si le retrait du doigt avait coïncidé avec une forte inspiration, donner lieu à l'entrée de l'air dans les veines.

La laparotomie n'était pas indiquée davantage pour s'assurer de l'état de la vésicule biliaire puisqu'avec le siège et la direction de la blessure faciles à connaître, ainsi que je l'ai indiqué plus haut, il était permis d'affirmer qu'elle n'était pas lésée. D'après les mêmes motifs on pouvait en dire très vraisemblablement autant de l'intestin.

D'ailleurs, en présence des caractères de cette plaie et des signes généraux d'une hémorragie interne, le diagnostic de la blessure d'un gros vaisseau s'imposait à l'esprit comme très probant.

En ce cas quels pouvaient être les avantages de la laparotomie? Je n'en vois aucun, tandis que ses dangers sautent aux yeux.

En effet, par l'ouverture des parois de l'abdomen suivie de l'écoulement d'une assez grande quantité de sang et par l'écartement et le soulèvement des bords de la plaie, le Dr Poncet annulait la pression intra-abdominale et enlevait l'obstacle qui pouvait arrêter l'écoulement de la veine porte. A moins que d'arriver à fermer directement l'ouverture du vaisseau lésé, tous les progrès réalisés dans la chirurgie du ventre, ne peuvent changer ce principe hydrodynamique d'après lequel la vitesse de l'écoulement d'un liquide qui se fait par l'ouverture d'un tube est subordonnée à la différence qui existe entre la pression intérieure et extérieure du tube, de sorte qu'à pression égale l'écoulement s'arrête ; à plus forte raison si la pression extérieure l'emporte.

Les chirurgiens du siècle dernier et du commencement de celui-ci, bien qu'ils aient eu pour règle de conduite de donner issue à tout épanchement sanguin dans la cavité de l'abdomen, se gardaient bien de procéder ainsi.

Ils attendaient que l'hémorragie fût arrêtée et n'ouvraient le ventre que plusieurs jours après la blessure, alors que le sang réuni en foyer donnait lieu à des accidents locaux et généraux de nature à compromettre l'existence.

Boyer écrit à ce sujet : « Lorsque le liquide épanché dans le ventre est du sang, l'opération offre des chances bien plus favorables ; on doit la faire aussitôt qu'on a reconnu l'épanchement, à moins qu'on ne juge d'après les signes précédemment indiqués que le vaisseau divisé fournit encore du sang. Dans ce cas, il faudrait différer l'opération jusqu'à ce qu'on eût acquis la certitude que le sang a cessé de couler (1). »

A propos du traitement de l'épanchement de sang dans l'abdomen, Velpeau dit : « Tant qu'il est diffus, il serait non-seulement inutile, mais encore extrêmement dangereux de chercher à lui frayer une issue au dehors. Jusqu'à ce que le travail d'oblitération du vaisseau ou de circonscription du kyste soit assez avancé pour opposer une digue à la tendance hémorragique, sa présence est souvent indispensable au maintien de la vie. Sans lui l'artère continuerait de donner jusqu'à extinction. En conséquence, s'il y a plaie pénétrante loin de l'agrandir on la ferme (2). »

---

(1) Loc. cit., t. vii, p. 451.
(2) *D^{re} de Médecine*, en 30 v., t. i, p. 195. Paris, 1832.

La laparotomie immédiate, tout en étant une opération de nature à favoriser l'hémorragie interne, avait encore d'autres inconvénients. Elle pouvait par la douleur causée et *vu la faiblesse du blessé*, provoquer un arrêt définitif du cœur. D'ailleurs, qui nous dit qu'en ajoutant un traumatisme à un autre elle n'a pas contribué à aggraver cet état de stupeur qui s'était emparé de Carnot et qui se remarque surtout, ainsi que l'a signalé Dupuytren, à la suite des grandes blessures qui affectent la cavité abdominale ? Ensuite, par l'écoulement du sang épanché dans l'abdomen, elle le privait d'éléments qui devaient concourir, rien que par une résorption partielle, à restaurer la masse du sang.

Les moyens de diagnostic et de traitement que j'ai exposés, et les critiques que je viens de formuler à propos de la blessure du président Carnot pourront être considérés comme n'ayant pas leur raison d'être, attendu que le procès-verbal de l'autopsie se termine ainsi : « Une hémorragie intra-peritonéale, fatalement mortelle, a été le fait de cette double perforation veineuse. ».

D'après cette phrase Carnot devait nécessairement mourir de sa blessure ; de même que, d'après la déposition du Préfet du Rhône, il ne pouvait échapper à l'homme résolu qui l'avait désigné à ses coups.

Je regrette ces manières de voir qui sont l'expression d'une sorte de fatalisme oriental qui fait bon marché de la prudence humaine, ébranle la sécurité publique, rabaisse la puissance et la dignité de l'art, paralyse l'activité mentale, trouble la confiance des malades et impose, parfois témérairement, des limites à l'action curative de la nature qui se joue souvent de nos prévisions.

Aussi, en ce qui concerne la blessure de Carnot, je ne puis partager l'avis des signataires du procès-verbal de l'autopsie. Tout en étant convaincu que cette blessure était très grave et que la mort devait en être la conséquence très probable, je n'admets pas que cette conséquence soit fatale en ces sortes de blessures. C'est ce que je vais m'efforcer de démontrer.

Il me sera difficile d'apprécier avec autant d'exactitude que je le désire les chances de guérison que pouvait avoir l'illustre blessé attendu, ainsi que je l'ai fait remarquer plus haut, que le procès-verbal de l'autopsie est muet sur une foule de points qu'il eût été intéressant de connaître. — Toutefois, malgré ces lacunes je suis autorisé à penser que les plaies de la veine porte étaient petites et que c'était plutôt, pour parler le langage chirurgical, des plaies par instruments piquants. Ce qui me le fait dire, c'est d'abord la longueur du trajet de la blessure dans l'intérieur du foie, qui était de 11 à 12 ctm. Cet organe était un foie cadavérique et anémié par le sang qui s'était écoulé de la plaie. Or, nous savons, depuis les recherches de Sappey, que le foie cadavérique pèse en moyenne 1,450 grammes, tandis qu'en tenant compte du sang perdu le poids physiologique serait, d'après ce savant anatomiste, de deux kilogrammes. Ces faits me permettent de soutenir qu'au moment où la lame du poignard a pénétré dans le foie, le trajet devait être au moins de 14 ctm. Si à ce chiffre j'ajoute 1 ctm. 1/2 pour l'épaisseur de la chemise et des parois abdominales, j'obtiens une longueur de 15 ctm. 1/2. En la retranchant de celle de la lame qui a 16 ctm. 1/2 il reste 1 ctm. Cette portion du poignard, située à la pointe, étant sortie du foie par sa face inférieure et ayant blessé la veine porte, il est donc permis d'admettre une blessure par instrument piquant et par conséquent peu étendue.

En outre, pour qu'une partie si courte de la lame blesse la veine porte en deux endroits, il y a lieu de penser qu'elle a rencontré ce vaisseau en sortant du foie au niveau du sillon transversal. Dans cette hypothèse, la blessure de la paroi en contact avec le foie ne pouvait avoir, au point de vue hémorragique, autant de gravité attendu que le sang qu'elle fournissait s'écoulant dans la plaie de ce viscère n'était pas difficile à arrêter.

D'ailleurs, si la veine porte avait été largement ouverte, la mort eût été prompte. L'expérience nous l'apprend. Pour le prouver je ne citerai qu'un cas en disant, d'après Boyer (1), que Fabrice de Hilden a vu périr sur le champ un jeune homme qui avait reçu un coup d'épée entre le rebord des fausses côtes et l'ombilic. A l'ouverture du corps on reconnut que la mort avait été le résultat de la blessure de la veine ombilicale non encore oblitérée.

Or, le président frappé à 9 h. 30^m a survécu 3 heures un quart à sa blessure, malgré des conditions défavorables devant favoriser l'hémorragie et augmenter la stupeur.

L'ensemble de ces faits de nature à nous faire penser que les plaies de la veine porte étaient petites, joints à ce que l'expérience nous apprend sur les blessures des gros vaisseaux, me permettent d'affirmer que celle de Carnot ne doit pas être considérée comme ayant été fatalement mortelle. En cela je m'appuie sur l'opinion d'illustres chirurgiens et sur des faits.

A propos de la blessure de l'aorte, de la veine cave inférieure, de la veine porte et des grosses branches artérielles ou veineuses et de leur gravité, Boyer ajoute : « Quelquefois lorsque c'est une veine qui est blessée et que l'ouverture est étroite, il peut se faire que le malade se soutienne quelque temps, et même qu'il guérisse, surtout si l'on emploie dès le moment de la blessure tous les moyens propres à modérer ou à arrêter l'hémorragie intérieure (2). »

A l'article *plaies de l'abdomen* (3) Marjolin écrit : « Les plaies de l'*aorte*, de la *veine cave*, et des autres gros vaisseaux sanguins contenus dans l'abdomen sont, suivant leur largeur, ou promptement mortelles, ou bien elles donnent lieu à des épanchements de sang auxquels les blessés succombent un peu plus tard et qui sont quelquefois cependant susceptibles de curation. »

(1) Loc. cit., p. 463.
(2) Loc. cit., p. 436.
(3) *D^{re} de médecine*, t. i, p. 168. Paris, 1832.

Petit cite (1) l'observation d'un militaire qui reçut un coup d'épée au même point où Carnot fut frappé.

Le douzième jour Vacher, chirurgien-major de l'hôpital de Besançon, lui ouvrit le ventre, en fit sortir trois chopines d'un sang noir très fluide ; le lendemain il en sortit encore environ une chopine et le blessé fut guéri au bout de trente-six jours.

Je sais bien que ce fait ne prouve pas que la veine porte fût blessée ; mais il démontre que malgré une plaie qui avait certainement atteint le foie et malgré un épanchement sanguin considérable le blessé a pu guérir.

Garengeot rapporte (2) : « Vers la fin de l'été 1735 je fis l'ouverture du cadavre d'un blessé afin de constater la cause de sa mort. Ce blessé avait reçu un coup d'épée au côté droit du ventre, un pouce au-dessous de la seconde côte flottante, dont il mourut le neuvième jour. Dès que j'eus ouvert le péritoine dans sa partie antérieure, j'aperçus un épanchement de sang fluide, noirâtre et putride, ressemblant à de la lavure de chair ; et quoique le sang fut sorti de la veine émulgente droite, néanmoins il fut transmis à une partie du ventre tout opposée, par le mécanisme que je viens d'indiquer.

Je penchai le cadavre sur le côté pour évacuer le sang, après quoi j'ouvris les téguments transversalement, et je n'aperçus aucune trace de sang dans les infractuosités des intestins, ni dans le bassin ; tous les viscères étaient enflammés. Je trouvai la plaie de la veine émulgente droite couverte d'un caillot de sang noir et assez solide, de la grandeur d'une pièce de vingt-quatre sous sur deux d'épaisseur, qui avait écarté le péritoine et la graisse qui couvre cette veine ; en détachant ce caillot qui était assez adhérent, j'aperçus dans son milieu postérieur une avance en forme de petit mamelon qui me paraissait carnifié et qui fermait exactement l'ouverture de la veine. Je conclus de là que la veine n'avait fourni l'épanchement que dans les pre-

(1) *Mémoires de l'Acad. de chir.*, t. i, p. 180.
(2) *Mémoires de l'Acad. de chir.*, t. ii, p. 82.

miers jours ; que la source de cet épanchement était tari par le moyen de ce bouchon ; que la putréfaction survenue par la décomposition et la pourriture du sang épanché, avait produit l'inflammation et la mort et que si on avait évacué le sang par une contre-ouverture faite à temps, on eût sauvé le blessé. »

L'anatomie nous montre que les veines rénales sont très volumineuses ; la physiologie nous apprend que la circulation est très active dans les reins, que chacun d'eux, d'après Béclard, livre passage à 19 kilogrammes de sang par heure, que selon Brown-Séquard il s'y fait une destruction de fibrine, que le sang veineux qui en sort se coagule difficilement et après une longue exposition à l'air. Or, si dans ces conditions anatomo-physiologiques la plaie d'une veine rénale peut s'oblitérer par la formation d'un caillot, je ne vois pas pourquoi le même fait ne pourrait pas se produire dans une blessure de la veine porte !

Il y a aussi dans les *Mémoires de l'académie des sciences*, année 1795, le récit d'un fait curieux signalé par Boyer (1). Il s'agit d'un maniaque qui se fit avec un conteau 18 plaies au bas-ventre dont huit pénétraient dans la cavité et blessaient les viscères. En 2 mois il guérit de sa blessure et de sa folie. 17 mois après cet homme se précipita d'un lieu élevé et mourut à l'instant même. On l'ouvrit et on reconnut par les cicatrices qu'on lui trouva que le lobe moyen du foie, ainsi que le jéjunum et le colon avaient été blessés.

En dehors de ces avis et de ces faits d'après lesquels les blessures des gros vaisseaux veineux abdominaux et des viscères ne sont pas fatalement mortelles, je citerai le cœur et l'aorte. D'après les statistiques de Fischer les plaies du cœur donnent 10 pour 100 de guérison. Heil, cité par Duplay (2), a rapporté l'observation d'un blessé qui vécut douze mois après une plaie pénétrante de l'*aorte ascendante*.

(1) Loc. cit., p. 474.
(2) *Traité de pathologie interne*, t. v, p. 527. Paris, 1878.

Pelletan relate un fait de plaie de *l'aorte descendante* qui fut suivie de mort plus de deux mois après la blessure (1).

Si des blessures du cœur ne sont pas toujours mortelles, si des blessures de l'aorte où la pression du sang s'élève à plus de 16 ctm. n'occasionnent pas nécessairement une mort prompte par hémorragie, à plus forte raison doit-on espérer qu'il peut en être de même pour la veine porte où la pression, qui est en moyenne d'après Rosapelly, de 13 millimètres chez le chien, peut être abaissée si pas rendue négative, sous l'influence des moyens que j'ai signalés plus haut.

Je me suis étendu longuement sur la blessure de Carnot par la raison que ce tragique événement, qui a si vivement ému le public, n'est pas sans avoir frappé les chirurgiens, et qu'il est de nature à éveiller leur attention au point de vue des services que la plessimétrie est appelée à rendre dans le diagnostic des blessures des viscères et de quelques gros vaisseaux, et du rôle thérapeutique que peuvent remplir certaines applications physiologiques.

Cette étude m'a paru d'autant plus utile qu'en chirurgie on fait très rarement appel à la plessimétrie. Quant à la physiologie il faut avoir le courage d'avouer que, médecins et chirurgiens, nous ne possédons généralement sur cette science que des données bien insuffisantes. Nous oublions, suivant la juste expression de Broussais, que la pathologie n'est que de la physiologie troublée et qu'il faut connaître l'ordre pour apprécier le désordre.

En nous spécialisant, en limitant notre observation et notre thérapeutique au cercle des études que nous avons choisies et déterminées, nous perdons de vue la notion des rapports sans nous préoccuper suffisamment que l'organisme vivant est un vaste champ d'activités où les phénomènes mécaniques, physiques, chimiques vitaux et psychiques, en conflit incessant avec le milieu, s'associent de mille façons dans le but de con-

(1) *Clin. chir.*, t. i, p. 92.

courir au maintien de l'existence : et nous méconnaissons facilement que la connaissance des diverses manières d'agir des causes morbides sur l'ensemble des phénomènes de la vie, ainsi que l'appréciation des indications curatives, exigent un esprit profondément analytique et puissamment synthétique, deux qualités rares vers lesquelles nous devons cependant tendre constamment.

C. — Le besoin de respirer se fait sentir et augmente dans tous les cas d'hyphémie ou d'ischémie bulbaire dus à un obstacle à la circulation siégeant sur une partie quelconque du trajet circulatoire compris entre le tronc d'embouchure des veines caves et le tronc basilaire.

Je citerai comme exemple :

1° L'oblitération du tronc basilaire.

Dans les archives de physiologie, tome ı, page 270, le professeur Hayem a rapporté plusieurs observations de mort rapide, causée par une thrombose consécutive à une artérite du tronc basilaire. Le caillot, siégeant à la partie inférieure du tronc basilaire, oblitérait les artères des noyaux du pneumo-gastrique et du glosso-pharyngien. Dans ces cas à début brusque se manifestant en dehors de l'observation du médecin, l'état de la respiration au moment où l'oblitération s'est produite ne peut guère être noté ; toutefois, il a été constaté ensuite que la respiration était suspirieuse et stertoreuse.

2° La compression ou la ligature des artères qui conduisent le sang à l'encéphale et au bulbe rachidien.

Si l'on en juge d'après les expériences rapportées par Morgagni dans sa dix-neuvième lettre sur la suffocation et la toux ainsi que par les faits cités à l'article carotide de Léon Lefort *(1ʳᵉ encycl. des Sc. médicales),* l'oblitération artificielle de ces vaisseaux produirait des phénomènes différents, suivant qu'elle est pratiquée sur l'homme ou sur les animaux et même sur des individus d'une même espèce. Il n'entre pas dans le plan de ce travail de me livrer à une étude approfondie sur cette question. Je ferai seulement remarquer que, même en dehors de celle occasionnée par une tumeur anévrysmale, la dyspnée a été constatée nombre de fois dans ces cas. J'ajoute que les différences observées à la suite de la ligature des carotides primitives peuvent s'expliquer par les communications plus ou moins larges que ces vaisseaux ont dans le crâne avec les vertébrales. Ainsi, Duret rapporte (1) avoir vu « une artère du volume d'un tronc basilaire normal naître du tronc carotidien du côté droit *dans le sinus caverneux*, perforer la paroi interne de ce sinus et se diriger en arrière sur les côtés de la gouttière basilaire vers la partie moyenne de la protubérance. Les deux vertébrales n'avaient pas plus de la moitié de leur calibre normal et formaient, par leur réunion, un très petit tronc basilaire. Celui-ci, immédiatement après avoir reçu la branche d'anastomose de la carotide, triplait de volume. »

Des expériences qui prouvent bien en faveur de ma théorie sont celles d'Austin Flint rapportées par Mathias Duval dans le *Nouveau Dre de médecine et de chirurgie pratiques* à l'article respiration, p. 297. Cet auteur a constaté « que la dyspnée est produite par la ligature du tronc artériel innominé, de l'artère sous-clavière gauche et de la veine cave descendante ; au contraire la ligature de l'aorte descendante n'a pas produit d'effet semblable sur la respiration. Mais en arrêtant la circulation dans les vaisseaux qui partent de la crosse aortique et dans la veine cave correspondante, on amène une stagnation du sang dans le bulbe et par suite à la fois le manque d'oxygène et l'accumulation d'acide carbonique au niveau du centre respiratoire. »

Ces expériences faites en vue d'appuyer la théorie chimique

(1) Loc. cit., p. 100.

13.

du besoin de respirer doivent recevoir une autre interprétation. En effet, l'auteur en liant d'abord le tronc artériel innominé et l'artère sous-clavière, suspend l'arrivée du sang à l'encéphale, au bulbe rachidien et provoque dans ce dernier organe une hyphémie cause de la dyspnée qu'il observe. La ligature de la veine cave supérieure n'est, *dans cette circonstance*, j'en suis convaincu, pour rien dans la dyspnée qui se produirait sans elle.

D'ailleurs en quoi la ligature de cette veine pourrait-elle empêcher les artères de se vider par suite de leur élasticité et de leur contractilité, et le bulbe de s'anémier ?

3° *Les rétrécissements de l'aorte.*

Outre les phénomènes qui accompagnent la petitesse congénitale de l'aorte, tels que pâleur, tendance aux syncopes, retard dans le développement de tout le corps, on a observé que plusieurs des individus, atteints de ce vice de conformation, avaient été toute leur vie sujets à des palpitations et à de la dyspnée.

4° *Les lésions de l'orifice aortique ou de ses valvules, celles du ventricule gauche, de son orifice auriculo-ventriculaire ou de ses valvules, ainsi que ses troubles fonctionnels.*

Toutes les fois qu'une lésion organique de l'orifice aortique ou de ses valvules ou du ventricule gauche, ou qu'une perturbation fonctionnelle ont pour effet d'abaisser la pression artérielle, il existe une dyspnée subordonnée à la diminution de cette pression, et au plus ou moins de rapidité de sa manifestation.

Pour prouver l'exactitude de cette proposition je me bornerai à citer quelques faits :

Dernièrement je soignai un malade âgé de 54 ans, atteint d'une insuffisance aortique dont tous les symptômes se manifestaient d'une façon très accentuée. Appelé près de lui le 10 octobre 1893, je constate d'abord le phénomène respiratoire de Cheyne-Stokes. Cherchant s'il existe une relation entre ce mode de respiration et l'état du cœur, voici ce que j'ai observé : au moment où le besoin de respirer se faisait sentir, la limite du V. G. passait 2 ctm. en dehors de la ligne mamelo-claviculaire droite du triangle cardiaque : celle de l'O. D. se trouvait à plus de 7 ctm. de la ligne médio-sternale. Lorsqu'après une série d'inspirations rapides et profondes l'apnée faisait suite au besoin de respirer, la limite du V. G. passait par la ligne M. C. D. et celle de l'O. D. se trouvait 3 ctm. en dedans de la précédente.

Que prouvent ces faits ? 1° que le V. G., fatigué par l'excès du travail imposé par l'insuffisance aortique se laissait dilater ; 2° que par suite de cette dilatation consécutive à la faiblesse des contractions, il se produisait un abaissement de la pression artérielle et une élévation de la tension veineuse ; 3° que l'abaissement de la pression artérielle se révélait par la faiblesse et la dépression du pouls, et l'élévation de la pression veineuse par la dilatation de l'O. D. : 4° que le besoin de respirer, se réveillant par l'hyphémie artérielle, provoquait des mouvements respiratoires qui attiraient le sang du C. D. dans les poumons et le chassait vers le V. G. ; 5° que ce dernier surexcité par une arrivée abondante de sang se contractait plus énergiquement et le chassait en plus grande quantité dans les artères, ce qui était facile à constater par l'augmentation de la force des battements du cœur et du pouls ; 6° qu'après une série de fortes inspirations le malade se trouvait dans l'état d'*apnée* qu'éprouvent les sujets bien portants après une dizaine d'inspirations bien profondes et bien lentes ; 7° mais que cet état était de courte durée en raison de la faiblesse du cœur qui ne tardait pas à reparaître et de la rentrée partielle du sang artériel dans le V. G.

La preuve qu'il en était ainsi que je viens de le dire, c'est que, sous l'influence de la digitaline, j'ai rendu de la tonicité au cœur, ramené les limites de ses cavités à leur situation normale et fait disparaître rapidement le phénomène respira-ratoire de Cheyne-Stokes.

Le 18 novembre 1893, je fus mandé en toute hâte près du même malade. Ce sujet, d'une intelligence supérieure, me disait qu'il allait perdre la tête ; il était dans un état cérébral caractérisant la *faiblesse irritable* et éprouvait un malaise général avec besoins fréquents de respirer, de la perte de mémoire et de la paramnésie ; à chaque instant il craignait de tomber en syncope. La face était très pâle ainsi que la muqueuse des lèvres ; le pouls rapide et dépressible ; les cavités cardiaques n'offraient rien d'anormal dans leur volume.

Le baromètre marquant ce jour-là 738 millimètres, j'attribuai ces phénomènes à l'abaissement de la pression atmosphérique qui, en diminuant celle qu'elle exerce sur les capillaires, permettait au sang artériel de passer plus facilement dans les veines, d'où diminution de la pression déjà faible du sang des artères et anémie cérébrale avec ses conséquences.

Pour calmer ces accidents il m'a suffi de faire coucher ce malade et de lui placer les membres inférieurs dans une situation élevée le plus possible au-dessus du tronc.

Dans la suite ce malade éprouva un besoin constant de respirer ; il me disait que ce besoin n'était jamais satisfait, bien qu'il fît fréquemment de profondes inspirations et que ses conduits aérifères fussent complètement libres. En présence de cette situation j'imaginai de lui comprimer momentanément les artères fémorales. A chaque compression il accusait un sentiment de mieux être et me disait qu'il respirait plus facilement. Aussitôt que je la cessai il se plaignait vivement de sentir le long de ces artères une chaleur brûlante due au passage du sang.

En janvier 1890, j'ai été témoin d'un autre fait démontrant l'influence de l'anémie du bulbe sur le besoin de respirer. Il s'agissait d'une personne de quarante et quelques années atteinte d'influenza avec prostration extrême. Un matin, à ma visite, je vois sa femme sortir précipitamment de la chambre à coucher en me disant : « Je cours chercher de l'éther, mon mari étouffe ! » En me voyant, le malade s'écrie : « Vite, docteur, j'étouffe, je me sens partir, je vais mourir ! » Je constate cependant qu'il respire bien, que l'arbre aérien n'est nullement embarrassé et que le murmure vésiculaire est pur. Aussitôt j'examine le V. G. ; je vois que sa limite passe plus de 2 ctm. en dehors de la ligne mamelo-claviculaire droite, et que les battements sont faibles. Le pouls est très lent, irrégulier, faible et dépressif. Je conclus immédiatement à une asystolie du V. G. A l'instant même où j'avais le pouls sous le doigt, je remarque qu'il cesse de battre ; en même temps le sujet perd connaissance, fait quelques inspirations convulsives, la face pâlie, prend un aspect cadavérique et est agitée par des convulsions comme chez une personne qui se meurt d'hémorragie. Sur le champ, trempant la main dans l'eau froide, je soufflette violemment les joues, frappe la région antérieure du thorax, parviens à rétablir les mouvements respiratoires et à ranimer ce malade qui reprend connaissance, tout en disant qu'il se sent très mal et qu'il va mourir. Il accuse en outre une douleur presque constante au niveau de la nuque.

Les mêmes accès se sont répétés deux fois les jours suivants. Le hasard fit que, témoin de l'un d'eux, je pus vérifier l'exactitude de mes premières observations. Quant au troisième il fut beaucoup moins fort.

Grâce aux excitants, caféine, injections d'éther, vin de champagne, vin avec extrait de quinquina et de noix vomique, cet intéressant malade se rétablit, peu à peu, tout en conservant pendant plus d'un an la crainte du retour des accidents qu'il avait éprouvés.

Mon ami, le regretté professeur Peter, qui avait été appelé près de lui, jugea comme moi que nous avions affaire à la forme syncopale de l'influenza, et considéra la situation d'autant plus grave qu'il venait de perdre, des mêmes accidents, un de ses confrères de Paris.

Ce cas m'a permis de m'assurer qu'une asystolie brusque du V. G. cause une hyphémie artérielle qui anémie le bulbe et provoque de la dyspnée bientôt suivie, par ischémie cérébro-bulbaire, de perte de connaissance et de convulsions.

Je ne parlerai pas de la dypsnée qui accompagne les embarras de la circulation dus aux maladies du myocarde ou de l'endocarde, au rétrécissement ou à l'insuffisance de l'orifice auriculo-ventriculaire gauche. Ces lésions sont trop connues pour que je doive m'y arrêter.

5° L'occlusion momentanée et partielle des orifices des veines pulmonaires et auriculo-ventriculaire gauche.

Ce fait que j'ai découvert il y a bien longtemps joue un rôle très important dans les fièvres pernicieuses où il est souvent cause de la mort. Comme je dois traiter longuement ce sujet dans un autre travail, je ne ferai que l'effleurer dans celui-ci. Je renvoie le lecteur au ch. 1er § 5 où j'ai parlé de la disposition des veines pulmonaires, de l'oreillette et de l'orifice auriculo-ventriculaire gauches. Si, lorsque ces parties sont disposées et visibles ainsi que je l'ai indiqué, on vient, par une ouverture pratiquée à la paroi abdominale, à soulever à travers le diaphragme la pointe du cœur avec les doigts, de manière à lui faire décrire un arc de cercle autour de la jonction de la veine cave inférieure avec l'oreillette, on voit la base du ventricule gauche se diriger vers la colonne vertébrale et se rapprocher de la paroi postérieure de l'oreillette gauche. En même temps les parois latérales de cette cavité se plissent et les plis obturent en partie l'orifice auriculo-ventriculaire et ceux des veines pulmonaires, surtout à gauche.

Ce qui m'a conduit à la découverte de ce fait, ce sont les accès d'étouffement que j'ai observés dans les cas d'*hypersplénodiastolie* sans luxation de la rate. Dans ces cas j'ai toujours constaté que la pointe du cœur est soulevée parfois de 4 à

5 ctm. ; que les poumons, surtout le gauche, se congestionnent ; que l'O. D. se dilate ; que le pouls devient petit et
rapide ; qu'outre la dyspnée souvent excessive, il se produit
quelquefois du coma ; et que tous ces phénomènes se dissipent, comme par enchantement, à la suite de la contraction
de la rate.

Intrigué par ces faits, et surtout par la dyspnée que je ne
pouvais pas expliquer par la diminution de la capacité vitale des
poumons, attendu que dans ces cas, les sujets peuvent encore
faire des inspirations assez profondes, j'imaginai d'examiner
l'oreillette gauche et le ventricule par le procédé que j'ai décrit.
Cet examen m'a permis de juger que les accès de suffocation,
consécutifs au soulèvement de la pointe du cœur par le gonflement de la rate, sont occasionnés par les plis auriculaires qui
forment obstacle à l'action hémopulsive des poumons dans le
ventricule gauche.

L'obstacle que je signale, comme cause d'excitation motrice
par hyphémie du centre respiratoire, est surtout dangereux
chez ceux qui ont le cœur hypertrophié ou sont porteurs de
lésions cardiaques. Dans ces cas l'ischémie bulbaire fait rapidement suite à l'hyphémie.

C'est ainsi qu'il faut expliquer bien des cas de mort subite où
l'on ne trouve à l'autopsie, comme lésion principale, qu'une
dilatation considérable de la rate.

Cette relation entre la mort subite et le volume de ce
viscère, tout en restant inexpliquée, n'avait pas échappé
aux anciens médecins. Dans le *Journal des savants* (1) De-
nis termine une dissertation sur les usages de la rate en
disant : « Et ce n'est pas merveille, si la rate se dilatant tout
à coup, elle peut tant presser le cœur, le diaphragme et les
poumons, qu'elle interrompe leurs actions ordinaires, et
qu'elle cause dans cet instant une suffocation et une mort
imprévue. »

(1) *Journal des savants*, t. III, p. 254.

*6° La compression des capillaires du champ respiratoire due
à une augmentation de la pression de l'air respiré ou de
celui retenu dans les canaux aérifères.*

J'ai constaté qu'en faisant respirer à un lapin, en contact
avec l'air ambiant, un air dont la pression lui était supérieure
de 4 ctm. de mercure, aussitôt la respiration s'accélère, les
poumons pâlissent, la carotide diminue de volume et des convulsions suivies de mort éclatent après 30 secondes. Je renvoie
le lecteur à l'article suivant, pour prendre connaissance de
ces curieuses expériences qui montrent que, tout en respirant un air dont la pression de l'oxygène est plus élevée,
l'animal n'en succombe pas moins, et très rapidement, avec les
phénomènes de l'asphyxie.

Elles sont remarquables en ce sens qu'elles montrent que,
malgré la respiration, il se produit de violents besoins de respirer, des convulsions et la mort le tout dû à l'hyphémie, puis
à l'ischémie bulbaire, occasionnées par la compression des
vaisseaux du champ respiratoire.

L'effort, en augmentant la pression de l'air emprisonné dans
les canaux aérifères, produit sur les mêmes vaisseaux une
compression qui ne tarde pas à se traduire, pour peu qu'elle
dure, par les mêmes effets. C'est surtout chez ceux qui ont la
pression artérielle faible que ces effets sont rapides ; ce qui
s'explique en sachant que dans ces cas les artères se vidant
promptement, ne peuvent subir un long arrêt dans la réception
des ondées sanguines, sans qu'il se produise rapidement les
phénomènes de l'hyphémie artérielle. C'est aussi pourquoi les
efforts sont si pénibles et parfois si dangereux chez les individus
atteints de maladie de cœur.

Avec ces données, il est facile de s'expliquer les cas de mort
volontaire cités par Galien et provoquée rien qu'en retenant et
en comprimant la respiration.

Une suite d'efforts interrompus seulement par des inspirations incomplètes, comme dans le cyclisme et la course, cause une compression des vaisseaux du champ respiratoire et une entrave à la circulation pulmonaire qui s'accuse par une dilatation du C. D. et un rétrécissement du V. G. Mais, en même temps, il se manifeste un essoufflement, un pressant besoin de respirer que des inspirations profondes et rapides ne satisfont pas immédiatement ; parfois on éprouve le vertige, l'étourdissement et même la syncope. A quoi sont dus ces divers phénomènes ? Évidemment à une hyphémie suivie d'ischémie bulbaire et cérébrale provoquées par les obstacles que les efforts apportent dans la circulation pulmonaire, obstacles qui se décèlent souvent aussi par la pâleur de la face que Racine a signalée dans ce vers :

Où courez-vous ainsi, tout pâle et hors d'haleine ?

7° La congestion aiguë des poumons.

Dans toute congestion aiguë des poumons, qu'elle soit due au froid ou à toute autre cause, la circulation est ralentie ; ce ralentissement se constate par la dilatation du C. D. surtout de l'oreillette, par la diminution du V. G. et l'abaissement de la pression artérielle. Il existe dans ces cas de la dyspnée malgré l'entrée de l'air dans les poumons. Que dans ces circonstances on rétablisse la circulation pulmonaire par une saignée ou de puissants révulsifs sur la poitrine, aussitôt on constate que le C. D. diminue, que le V. G. augmente ainsi que la pression artérielle, et le sujet vous annonce avec plaisir qu'il respire mieux, qu'il se sent bien soulagé. Comment expliquer ces faits ? Tout simplement par l'hyphémie bulbaire causée par l'embarras de la circulation pulmonaire, et par le retour de la pression artérielle due au rétablissement de cette circulation. Ce fait n'avait pas échappé aux anciens qui, sans pouvoir l'expliquer, avaient observé que dans les maladies inflammatoires de la poitrine, la saignée relève le pouls. C'est ainsi qu'il faut interpréter ce cas, cité par Vinay, d'un malade de Peter, atteint de pneumonie, et chez lequel la respiration, qui donnait soixante-huit à la minute, fut ramenée à quarante-huit après une saignée (1).

J'ai fait aussi des expériences prouvant qu'on peut provoquer des congestions pulmonaires causant la mort, par anémie artérielle, en un temps très court. Je remets à l'article suivant le récit détaillé de quelques-unes de ces intéressantes expériences. Pour le moment, je me borne à dire qu'en faisant respirer à un lapin de l'air dont la pression se trouve 4 ctm. de mercure au-dessous de l'air ambiant, aussitôt les poumons se congestionnent, la pression baisse dans le système artériel et augmente dans le système veineux ; l'animal fait de grands efforts d'inspiration, suivis au bout de 45 secondes, de convulsions et de mort. Par ces faits, il faut nécessairement conclure que, malgré les mouvements de la respiration, le sang se trouve arrêté dans les vaisseaux du champ respiratoire par l'effet de la diminution de la pression de l'air ; que cet arrêt cause une hyphémie bulbaire qui excite le besoin de respirer, et à laquelle fait suite rapidement une ischémie qui provoque des convulsions et la mort.

8° La congestion chronique des poumons, son diagnostic. Coefficient pneumo-sternal. — Importance du rôle qu'elle joue dans l'évolution de la phtisie pulmonaire. Moyens de la combattre.

L'obstacle à la circulation pulmonaire causé par la congestion chronique des poumons ne se produisant que peu à peu, il en résulte que la respiration s'accommodant insensiblement — toutefois en partie seulement — à cet obstacle, la gêne pour respirer n'est pas bien grande. Mais elle se manifeste sous

(1) *Dʳ enc. des Sc. méd.*, article hémorragie, p. 401.

l'influence d'une marche rapide ou sur un plan ascendant, par la montée d'un escalier et par tout exercice exigeant des efforts.

Ces congestions chroniques sont dues, soit à des bronchites chroniques, à des pleurésies avec adhérences etc. ; mais, le plus souvent siégeant dans le lobe supérieur de l'un des poumons, surtout au sommet, elles sont déjà l'expression d'une tuberculose miliaire en voie d'évolution sur les bronchioles, sur les conduits alvéolaires ainsi que sur leurs vaisseaux.

Bien que ce sujet doive être traité dans un *travail consacré aux applications pathologiques et thérapeutiques des lois de la circulation pulmonaire,* je ne puis, vu son importance, résister au désir d'en dire quelques mots en passant.

Les sujets atteints de congestion chronique des poumons sont généralement pâles ; le pouls est faible, le V. G. petit ; le C. D. dilaté, surtout l'oreillette dont la limite passe 7 à 8 ctm. de la ligne M. S. ; le foie est congestionné et dépasse supérieurement le mamelon. Ils se plaignent de manquer de forces, ils n'ont pas d'appétit, digèrent mal, accusent des symptômes de catarrhe pharyngo-gastrique et sont vite à court d'haleine.

Si la congestion siège au sommet de l'un des poumons ainsi qu'on l'observe généralement, on constate, en faisant déshabiller le malade, que l'épaule du côté lésé est affaissée ; sa région externe plus rapprochée de la ligne M. S. que celle de l'épaule opposée ; la clavicule est aussi plus saillante ainsi que l'angle inférieur de l'omoplate qui est abaissé et rapproché de l'épine dorsale ; en faisant faire une expiration prolongée on voit que la jugulaire externe se dilate plus rapidement du côté malade.

Ces signes indiquent que sous la région déformée il existe un lobe du poumon affaissé, congestionné, et dont l'état est mis facilement en évidence par la percussion. Il suffit de comparer le son rendu, en avant et en arrière, par les deux poumons, pour juger que l'affaissé donne un son plus mat et offre plus de résistance au doigt. Au même niveau le bruit respiratoire est plus rude et souvent l'expiration prolongée.

Cette sorte d'*atélectasie acquise* du poumon s'accuse en outre par un signe certain auquel je donne le nom de *coefficient pneumo-diasto-systolique*. Par cette expression j'entends la mesure de l'écart qui existe entre le poumon *dilaté* et *rétracté*.

Pour mesurer cet écart, voici comment je procède :

A l'état normal le bord antérieur des deux poumons arrive, en avant et en haut, jusqu'à la ligne médio-sternale. Dans une forte inspiration ils se recouvrent même. Si l'on fait faire une expiration prolongée maintenue quelques instants on constate, par le plesselimite, que le bord antérieur de chaque poumon s'est éloigné de 4 à 5 ctm., quelquefois davantage, de la ligne M. S. C'est à cet écart que je donne le nom de *coefficient pneumo-diasto-systolique* ou plus simplement *coefficient pneumo-sternal*. Ce coefficient me donne la mesure du degré de dilatabilité et de rétractilité du poumon ; par conséquent de son fonctionnement plus ou moins facile et de son état anatomique.

En effet, lorsque l'un des sommets du poumon est congestionné, atélectasié, le bord antérieur de ce poumon n'arrive pas — la respiration étant au repos — jusqu'à la ligne M. S. ; il en est distant de un à plusieurs centimètres. Si, dans ces cas, je fais faire une forte inspiration au malade et garder l'air, je constate au moyen du plesselimite que le bord antérieur du poumon reste immobile ou n'avance que très peu. De même j'observe que, pendant une expiration prolongée et maintenue, ce bord s'éloigne peu de la limite qu'il avait au repos ou pendant une forte inspiration. Dans la plupart des cas que j'ai examinés l'écart variait entre 1/2 et 2 ctm.

Par ce moyen bien simple il est facile de juger et de mesurer la *faculté diasto-systolique* des poumons, de s'assurer s'ils sont sains ou malades, et de constater si leur état s'améliore sous l'influence du traitement.

Il va sans dire que ce moyen peut être employé pour les lobes inférieurs examinés en arrière au niveau de leur base. L'écart prend alors le nom de *coefficient pneumo-lombaire*.

La plupart de ces malades, porteurs d'une congestion

chronique du sommet des poumons, se plaignant de troubles digestifs et de faiblesse, de tristesse, d'irratibilité nerveuse, d'insomnie, rarement de toux, sont traités pour des maladies d'estomac ou pour de l'anémie, alors qu'ils sont des candidats à la phtisie. Comme la cause de leurs maux est méconnue, le traitement reste sans effets. Mais la lésion pulmonaire évoluant, *tantôt lentement, tantôt rapidement,* finit par se manifester avec des signes que le médecin ne peut plus méconnaître et qui lui font diagnostiquer une phtisie déjà avancée. Ce sont des faits de cette nature qui ont conduit certains médecins à soutenir que le fer peut causer le développement de la tuberculose. Ils n'ont pas vu qu'administrant cette substance à des anémiques par hémostasie pulmonaire chronique, elle ne pouvait avoir aucun effet, ni en bien, ni en mal.

Dans ces cas de congestion chronique des sommets qui est *presque toujours* l'expression d'une hérédité tuberculeuse qui, dans la même famille, se manifeste presque constamment sur le même sommet, ainsi que j'ai pu le constater nombre de fois sur trois et quatre générations, je rétablis la circulation par des moyens bien simples. Il me suffit d'appliquer, en avant et en arrière, au niveau des régions malades, des pointes de feu avec le merveilleux et si utile instrument qui a tant contribué à diminuer la mortalité des opérés et que la thérapeutique médicale doit au génie du docteur Paquelin, ou de mettre une série de ventouses avec une forte pompe aspirante de manière à produire un abaissement considérable de pression.

Sous l'influence de ces moyens il se manifeste une amélioration instantanée qui s'accuse par une série de phénomènes. D'abord, le poumon se décongestionne et donne à la percussion un son plus clair et moins de résistance au doigt ; le *coefficient pneumo-sternal* augmente d'étendue ; la limite supérieure du foie baisse d'un à deux ctm. ; il en est de même de l'O. D. Par contre, le V. G. augmente de volume ; par le sphygmomètre il est facile de constater que la tension artérielle s'élève, souvent les joues se colorent et les yeux deviennent plus animés ; les malades respirent plus facilement ; leur capacité respiratoire mesurée au spiromètre de Boudin augmente de 2 à 3 décilitres.

Outre l'amélioration de la respiration les malades éprouvent un sentiment de bien-être et de satisfaction qu'ils traduisent à leur façon ; les uns me disent qu'ils sont regaillardis ; d'autres qu'il leur semble qu'ils ont pris un verre de vin ou qu'ils ont bien dîné ; enfin tous affirment qu'ils se sentent plus de forces, plus de courage et qu'ils pensent plus facilement.

Tous ces phénomènes sont la conséquence d'une circulation pulmonaire rendue plus facile, et suivie d'une augmentation de la pression artérielle qui se traduit aussitôt par une activité plus grande dans la manifestation des propriétés des systèmes nerveux et musculaire.

En répétant l'action des mêmes révulsifs tous les deux ou trois jours, associés aux injections sous-cutanées d'huile de pavot créosotée et phosphorée, à la dose de 5 à 10 ctm. cubes ; en soumettant le malade à l'emploi de 40 gouttes (pour les adultes) de mixture amère dans 1/4 de verre d'eau, trois fois le jour avant les repas (1), à l'usage d'un régime laissé en partie à son goût, sans le forcer à prendre une alimentation forte qu'il ne peut digérer ; en lui recommandant expressément d'éviter le froid et de faire de *fréquentes et profondes inspirations d'air pur*, suivies *d'expirations prolongées*, on est surpris de l'amélioration qui s'opère chez ces sortes de malades, à tel point qu'il en est qui changent, pour ainsi dire à vue d'œil : leur respiration devient de plus en plus facile : la toux diminue et disparaît chez ceux qui l'éprouvaient ; il en est de même du catarrhe pharyngo-laryngien ; l'appétit se développe de plus en plus ; les digestions deviennent faciles ; les forces renaissent ; les sujets engraissent et éprouvent un sentiment de bien-

(1) Liqueur amère de Baumé 6 gr.
Liqueur de Fowler 3 ou 4 gr.
Teinture d'absinthe ⎱ 16 gr.
Teinture de badiane ⎰

être qui leur paraît d'autant meilleur que, venu rapidement, ils peuvent en faire la comparaison avec le souvenir de leurs maux, souvenir qu'ils n'ont pas eu le temps de perdre. L'amélioration des fonctions digestives s'explique facilement par la disparition du catarrhe stomacal dû à la congestion passive de l'estomac, de l'intestin et du foie liée à celle du poumon.

Ce mode de traitement qui, souvent en moins de quelques mois, transforme des individus s'acheminant vers la phtisie, j'ai tenu, vu son importance, à l'indiquer dans ce travail pour montrer combien il est nécessaire, chez de nombreux malades, de veiller sur leur circulation pulmonaire et de s'efforcer de la leur rendre libre et facile. Je ne veux pas décourager les travailleurs qui cherchent le moyen de tuer le bacille de la tuberculose sans tuer le sujet ; mais, en attendant ce résultat, je suis convaincu qu'en rétablissant et en maintenant le cours normal du sang dans les poumons on rend le terrain défavorable à son évolution. On comprend d'autant mieux l'importance d'avoir une circulation pulmonaire libre qu'on ne perd pas de vue que, d'après le calcul des physiologistes, il passe dans les poumons près de *14 litres de sang par minute.*

Quant au mode d'action des révulsifs et des injections huileuses hypodermiques, ce serait trop m'écarter de l'objet de ce travail que d'en fournir ici l'explication.

9° *L'oblitération totale ou partielle de l'artère pulmonaire.*

Ce fait pathologique est celui qui démontre le mieux, et d'une façon frappante, que le besoin de respirer n'est pas un besoin d'air, mais un besoin de sang dû à l'hyphémie, puis à l'ischémie bulbaire.

J'emprunte à quelques auteurs les symptômes de cette lésion.

Dans son traité de pathologie interne et de thérapeutique, tome premier, Paris, 1869, Niemyer écrit, page 491 : « Quand des branches — de l'artère pulmonaire — d'un certain volume sont oblitérées, il peut en résulter une dyspnée intense, même une mort subite dues à cette circonstance qu'une grande portion du poumon est devenue impropre à la respiration et que toute circulation y est arrêtée. Dans ces dernières années, j'ai observé deux cas où la mort est survenue au bout de quelques heures au milieu des symptômes de la plus grande dyspnée et d'un collapsus général, et où l'autopsie a montré qu'un grand thrombus détaché de la veine crurale et entraîné par la circulation avait déterminé cette singulière asphyxie, en oblitérant les branches principales de l'artère pulmonaire. »

Sur le même sujet Grisolle s'exprime ainsi : « Si l'obstacle est considérable, si la branche oblitérée est volumineuse, les malades éprouvent une dyspnée extrême qui survient en général subitement ; l'anxiété précordiale est des plus pénibles et le besoin de respirer ne peut être satisfait nonobstant les plus grands efforts. Le pouls est petit, faible, irrégulier, bientôt insensible nonobstant la violence des contractions du cœur. Bientôt ses battements s'affaiblissent ; des syncopes surviennent de temps en temps ; les extrémités se refroidissent, la face pâlit ou bien au contraire se cyanose ; la prostration est extrême ; l'intelligence devient à peine obtuse, et les malades succombent, les uns comme asphyxiés, les autres dans un état syncopal (1). »

Le professeur Jacoud peint, sous une forme saisissante, les symptômes de l'oblitération de l'artère pulmonaire. « Dyspnée caractérisée entre toutes les dyspnées par les particularités que voici ; entièrement subjective, cette anomalie est constituée par un sentiment impérieux du besoin d'air, cette sensation va jusqu'à l'angoisse ; vainement le malade accélère sa respiration et remplit sa poitrine d'air, la sensation n'est point apaisée, et cependant il n'y a nul obstacle à la pénétration du fluide, nulle entrave au jeu des muscles, la liberté et la régularité des mouvements thoraciques contrastent d'une façon saisissante avec la peine et la soif d'air accusées par le patient. » Il ajoute : « la mort a lieu par asphyxie (2). »

(1) *Traité de path. int.* t. ii, p. 331. Paris, 1865.
(2) *Traité de pathologie interne*, 2ᵉ édition, tome second, page 32, Paris, 1872.

Dans le *D^{re} encycl. des Sciences médicales*, à l'article Embolie, F. Reymond écrit page 624 : « Le malade est bien portant, paraît être en pleine convalescence ; puis, à l'occasion d'un effort, d'un mouvement, il pousse un cri, sa face devient vultueuse, cyanosée ; il fait de grandes inspirations, reste la bouche ouverte, les narines dilatées et se place dans l'orthopnée. Si l'embolus est de gros calibre, il peut y avoir mort presque subite ; mais si l'embolus n'obstrue que l'une des principales divisions de l'arbre artériel, les phénomènes d'asphyxie persistent pendant un temps variable, depuis quelques minutes jusqu'à un quart d'heure, et le malade succombe ».

Ce qui frappe dans les symptômes de l'oblitération complète ou partielle de l'artère pulmonaire, c'est que malgré de profondes et fréquentes inspirations, malgré l'entrée facile de l'air dans les poumons, et en plus grande quantité qu'à l'état normal attendu que dans cette lésion l'air prend la place du sang, le besoin de respirer, au lieu de s'apaiser, devient de plus en plus pressant, les malheureux patients réclament de l'air avec angoisse.

Ce contraste qui existe entre l'accomplissement large et facile d'une fonction, et la persistance de la sensation intolérable du besoin qu'elle est, d'après la croyance générale, destinée à satisfaire, au lieu d'inspirer des doutes aux observateurs sur les causes du besoin de respirer, est considérée comme une *anomalie*, comme une *sensation entièrement subjective*, tant est grande l'influence des préjugés, même dans les sciences.

Cependant, que se passe-t-il dans cette lésion ? un arrêt plus ou moins complet de la circulation pulmonaire. Cet arrêt se traduit assurément par une dilatation du C. D. et un rétrécissement du V. G. ; phénomènes que n'ont pas recherchés les cliniciens, que ne signalent pas les auteurs, mais qui sont certains ; il se traduit aussi par l'hypertension veineuse et l'hypotension artérielle.

Dans cet état pathologique il y a deux grands faits à considérer : d'une part, le mouvement de l'air dans les conduits aérifères du poumon qui se fait largement et facilement ; d'autre part, un obstacle à la circulation pulmonaire suivi immédiatement d'hyphémie artérielle, d'anémie cérébrale et d'une dyspnée excessive et persistante.

Si donc le besoin de respirer devient impérieux aussitôt que l'artère pulmonaire est oblitérée, et s'il persiste malgré de faciles et larges mouvements respiratoires, il faut en conclure que ce n'est pas un besoin d'air, mais un besoin de sang, c'est-à-dire, une sensation interne causée par l'hyphémie, l'ischémie du bulbe rachidien, et provoquant impérieusement des mouvements respiratoires destinés à exercer sur le sang une action hémospasique et une action hémopulsive qui lui permettent, par les contractions du V. G., de circuler dans le système artériel et d'entretenir l'activité des centres nerveux, surtout de ceux dans lesquels il ne peut y avoir arrêt du mouvement nutritif sans que la mort s'en suive immédiatement.

Si, dans cette lésion, le besoin de respirer est excessif malgré de profondes inspirations, c'est que, nonobstant ces mouvements, l'arrêt de la circulation pulmonaire n'en persiste pas moins quoi que fasse le sujet, et que son bulbe continue à s'ischémier de plus en plus jusqu'à la mort.

10° L'entrée de l'air dans les veines.

Peu après la découverte de la circulation l'injection de l'air dans les veines des animaux avait appris que par ce moyen on pouvait les tuer plus ou moins rapidement suivant la quantité d'air injecté. Vers 1667, Redi écrivait à Stenon qu'il avait fait périr subitement deux chiens et un lièvre en leur injectant de l'air dans la veine jugulaire. Depuis, ce moyen a été souvent employé par des vétérinaires pour tuer des animaux dont on voulait se débarrasser.

A partir du fait de Beauchêne arrivé en 1818, les chirurgiens ont eu malheureusement l'occasion de constater qu'une opération pratiquée dans le voisinage de la région supérieure du thorax peut occasionner l'entrée de l'air dans les veines, suivie d'une mort plus ou moins rapide, rarement de la guérison.

Cet accident se signale par un bruit de sifflement aigu ou peu différent. A ce bruit succède, suivant la quantité d'air entré, des phénomènes morbides variables en intensité, mais toujours très graves, tels que pressentiment d'une fin prochaine, dyspnée malgré une respiration facile et profonde, angoisse inexprimable, pâleur de la face, petitesse du pouls, phénomènes asphyxiques, tremblement général, souvent convulsions, syncope mortelle, excepté dans quelques cas heureux où l'opéré revient à lui.

Rien que par ces symptômes il est déjà facile de pressentir que la cause de la mort doit être due à un arrêt de la circulation pulmonaire. C'est en effet ce qui a été démontré par les travaux de Poiseulle et d'Erichsen. Le premier affirme que « la seule et unique cause de la mort est que le sang spumeux ne traverse pas les poumons (1). »

Le second (2) adapte à l'artère pulmonaire d'un chien récemment tué un tube muni d'un hémodynamomètre et par lequel il pousse, avec une seringue, un liquide dans l'artère. Il constate que pour faire passer ce liquide dans les capillaires du poumon il faut une pression qui fait monter le mercure d'un pouce et demi à deux pouces. Il insuffle ensuite de l'air dans l'artère, répète la même opération et observe que le liquide ne peut circuler dans les capillaires qu'avec une pression faisant équilibre à une colonne de mercure de trois pouces à trois pouces et demi.

Dans sa thèse Couty combat à tort cette théorie que ses expériences confirment, attendu qu'il observe par ordre de succession :

1° Diminution de l'ondée aortique et accélération cardiaque ;

(1) *Gaz. méd.*, 1837, p. 671.
(2) *Arch. gén. de Méd.*, 4ᵉ série, t. ɪv, p. 217.

2° Chute plus marquée de la tension artérielle, accélération respiratoire, syncope ;

3° Ondée aortique nulle ou à peu près, convulsions par anémie cérébrale ;

4° Mort par anémie cérébrale avec arrêt de la respiration et du cœur.

Que penser de ces faits, sinon qu'ils sont l'expression d'une interruption de la circulation pulmonaire !

La conclusion de Couty qui admet que dans l'introduction de l'air dans les veines la mort succède à une asystolie aiguë, due à la distension des cavités du cœur droit avec insuffisance assez forte pour que le sang ne puisse plus être chassé dans l'artère pulmonaire, n'est que l'énoncé d'un fait qui dépose contre l'interprétation qu'il prétend lui donner. En effet, pourquoi le cœur droit se laisse-t-il distendre ? Est-ce parce que le contact d'un sang écumeux sur l'endocarde paralyserait le myocarde ? Nullement, puisqu'alors on observe des battements tumultueux du cœur.

Quelle peut donc être la raison de cette dilatation ? Tout simplement, comme l'ont soutenu Poiseulle et Erichsen, parce qu'un sang écumeux ne peut traverser, ou que très difficilement, les capillaires du poumon. Il résulte forcément de cette difficulté que la tension augmente dans l'artère pulmonaire comme cela arrive dans nombre de cas qui provoquent la congestion du poumon, et que le V. D., impuissant à vaincre cet excès de tension, se laisse dilater.

Cet arrêt de la circulation pulmonaire par entrée de l'air dans les veines prouve en outre que, malgré la pénétration facile de l'air dans les poumons, il se manifeste un grand besoin de respirer qui persiste et ne peut s'expliquer que par l'hyphémie et l'ischémie bulbaire.

11° L'oblitération des veines caves et des grosses veines.

Il paraît évident à première vue, que si tout obstacle sérieux à la circulation de l'artère pulmonaire, tels que l'embolie, l'entrée de l'air dans les veines, provoquent un besoin excessif de respirer qui ne tarde pas à être suivi de la mort, il doit en être de même pour les obstacles qui, siégeant dans les veines caves, s'opposent à l'arrivée du sang dans l'O. D.

Je n'ai pas trouvé dans la littérature médicale des faits bien démonstratifs à cet égard.

Dans sa 19e lettre où il est question de tant de faits relatifs à la suffocation, notamment page 436 de la traction de la langue chez les noyés, moyen qu'un savant physiologiste contemporain J.-V. Laborde vient d'ériger en méthode pour ranimer la respiration, Morgagni parle, dans un passage qui n'est pas bien clair, des canicides de Drelincourt, rapportées dans les préleçons de Boerhaave et qui prouvent, qu'après la ligature des jugulaires externes et des quatre veines crurales et axillaires, le chien a la respiration stertoreuse, se gonfle et est suffoqué (1).

Dans son mémoire sur les oblitérations de la veine cave supérieure Oulmont cite bien, parmi les symptômes, de la dyspnée et des accès de suffocation ; mais il est difficile de dire si ces symptômes sont dus à l'oblitération de la veine ou aux causes qui l'ont déterminée.

Expérience. — Pour résoudre cette question je chloroforme un lapin, lui ouvre l'abdomen, abaisse le foie, saisis et comprime la veine cave inférieure, immédiatement au-dessous du diaphragme avec une pince à forcipressure. Aussitôt l'animal fait des inspirations profondes et fréquentes au nombre de 90 par minute ; bientôt tout en gardant la même fréquence elles deviennent plus courtes.

Pendant la 2e minute les mouvements respiratoires continuent d'être courts et un peu moins fréquents. Ils conservent ainsi le même rythme tout en s'affaiblissant peu à peu, et rapidement vers la 5e minute. Alors l'animal est sans mouvements, inerte comme un cadavre, le foie, très gonflé, sort en

(1) Loc. cit., p. 422.

grande partie de la cavité abdominale ; par contre les poumons, vus à travers le diaphragme, sont pâles.

Après 6 minutes j'enlève la pince. Immédiatement, pendant quelques secondes, les inspirations sont profondes et rapides, puis elles se ralentissent ; le foie diminue à vue d'œil, les poumons se colorent, les mouvements reparaissent et le lapin se ranime.

Au bout de quelques minutes, j'applique de nouveau la pince sur la veine cave ; presqu'au même instant la respiration se précipite — 72 inspirations par minute — le foie se congestionne, les poumons pâlissent et le lapin est sans mouvement. Aussitôt l'enlèvement de la pince, mêmes phénomènes que précédemment.

Vingt minutes après le début de l'expérience, j'ouvre le diaphragme ; les poumons s'affaissent, des convulsions éclatent et le lapin meurt.

Une semblable expérience faite sur un autre lapin m'a donné les mêmes résultats.

Il n'est pas douteux qu'en pratiquant à la fois l'oblitération des deux veines caves, l'animal succomberait rapidement avec les symptômes provoqués par l'oblitération de l'artère pulmonaire.

§ III. — *La théorie hyphémique et ischémique du besoin de respirer est confirmée par l'apnée observée à la suite d'une élévation de la pression artérielle.*

Je viens de démontrer que le besoin de respirer est provoqué par les causes qui abaissent la pression dans les artères du bulbe rachidien, et qu'il est d'autant plus vif que la pression décroît davantage. Je vais dans ce paragraphe prouver que ce besoin s'apaise par l'élévation de la pression artérielle.

Il est une expérience fort simple qui a été faite bien souvent et que chacun peut répéter. Il suffit de faire une dizaine d'inspirations profondes et lentes pour apaiser le besoin de respirer pendant une durée de vingt secondes et même plus.

La respiration artificielle, pratiquée activement pendant quelque temps sur des animaux n'ayant subi aucune lésion, est immédiatement suivie d'un arrêt momentané des mouvements respiratoires naturels.

La respiration artificielle pratiquée sur un animal, chien ou lapin, dont la poitrine vient d'être ouverte, ranime la circulation et fait cesser les efforts infructueux d'inspiration.

Que penser de ces faits ?

Les physiologistes admettent généralement avec Rosenthal que cette absence momentanée du besoin de respirer qu'il désigne sous le nom *d'apnée*, est due à l'entrée de l'oxygène en excès dans le sang par l'effet des grandes inspirations et de la respiration artificielle. Comme conséquence, cette richesse du sang en oxygène éteindrait pour quelques instants le besoin de respirer.

Cette hypothèse n'est ni démontrée, ni admissible, attendu qu'elle repose sur une donnée fausse, à savoir que c'est le défaut d'oxygène qui éveille le besoin de respirer.

Voici comment ces faits doivent être interprétés.

Sous l'influence de profondes inspirations le thorax exerce une puissante action hémospasique sur le sang veineux ; celui-ci, par une action opposée, est chassé hématosé en égale quantité vers le V. G. qui le lance dans les artères. Il en résulte une augmentation de la pression artérielle que, dans ses expériences, Bichat avait déjà reconnue par la hauteur qu'atteignait le jet de sang sortant des artères. et que l'on peut facilement constater par l'élévation de l'ensemble de la ligne du tracé obtenu au moyen du sphygmographe ou par le sphygmomètre.

La respiration artificielle active produit les mêmes effets. Pour le prouver il suffit de rappeler qu'après l'ouverture de la poitrine, on peut par ce moyen réveiller les battements du V. G., faire arriver le sang dans les artères, ranimer un animal et faire cesser ses tentatives d'inspiration. J'ai indiqué au chapitre IV, article V, le mécanisme du rétablissement de la circulation pulmonaire par ce mode de respiration.

De ce qui précède il faut nécessairement admettre que l'élévation de la pression artérielle, par l'effet de grands mouvements respiratoires naturels ou artificiels, est un fait indéniable. Or, si dans ces conditions il y a cessation momentanée du besoin de respirer, c'est parce que la tension artérielle, par suite de son élévation, subsiste à un degré suffisant pour maintenir, pendant un certain temps, le milieu intérieur des éléments du centre respiratoire dans des conditions impropres à exciter son activité.

Des faits et des considérations que je viens d'exposer dans cet article il résulte qu'une insuffisance de sang dans le bulbe rachidien éveille le besoin de respirer ; que ce besoin devient excessif et angoissant lorsque ce liquide y fait défaut, et qu'il s'éteint quand il y arrive en abondance.

§ IV. — *Réponse à une objection qui peut être faite à la théorie de l'hyphémie et de l'ischémie bulbaire.*

Je prévois qu'à la théorie que je viens de soutenir il sera fait une objection qui, au premier abord, paraît fondée. Les faits, dira-t-on, qui démontrent que l'hyphémie bulbaire excite le besoin de respirer, que l'ischémie provoque une soif d'air que des respirations profondes ne peuvent apaiser, sont exacts ; mais ils ne prouvent pas que c'est le défaut de sang dans le bulbe qui cause et attise ce besoin, et non le manque d'oxygène. On ajoutera sans doute : personne n'ignore que le sang est le véhicule qui, au moyen de ses hématies, colporte l'oxygène dans l'intimité des tissus ; or si la circulation faiblit, si elle s'arrête, l'oxygène n'arrive plus en quantité suffisante ou fait défaut dans le centre respiratoire ; d'où besoin de respirer qui devient d'autant plus pressant que ce gaz manque davantage.

Cet argument, j'en conviens, paraît sérieux, mais il n'est que spécieux. En effet, pour démontrer qu'il n'est pas fondé, qu'il est sans valeur, il n'y a qu'à prouver que l'arrivée dans le bulbe d'un sang non oxygéné, du sang veineux, suffit pour apaiser le besoin de respirer. C'est ce qu'il me sera facile d'établir.

Au chapitre vi, dans l'examen critique de la théorie de Bichat, je démontre que le sang noir peut entretenir la vie pendant un certain temps. Je cite l'expérience d'un chien qui vécut une demi-heure en ne respirant que l'azote et sans présenter aucun signe de dyspnée. Il respirait facilement et n'offrait à noter de ce côté qu'une accélération des mouvements respiratoires.

Plus loin, après avoir prouvé que l'on peut rappeler des animaux à la vie en pratiquant la respiration artificielle avec de l'azote ou de l'hydrogène, je cite la curieuse expérience d'un lapin que j'ai ressuscité en lui insufflant de l'azote, et chez lequel la respiration de ce gaz pendant une demi-heure n'a déterminé aucun accident.

En étudiant le mal des aéronautes je rapporte plusieurs expériences dans lesquelles des oiseaux placés sous une cloche, haletant par l'effet de la raréfaction provoquée de l'air et sur le point de succomber, se raniment et reprennent leur respiration normale, en faisant entrer rien que de l'azote dans la cloche.

Si, ainsi que le prouvent ces expériences, un chien peut vivre une demi-heure en respirant de l'azote sans manifester de signes de dyspnée ; si un lapin, ayant été ranimé par la respiration artificielle faite avec de l'azote, continue à respirer ce gaz pendant une demi-heure avec la même facilité que si c'était de l'air et sans mourir ; si, surtout, un oiseau succombant en présentant les signes d'une dyspnée excessive, peut être rappelé à la vie et reprendre une respiration régulière avec de l'azote, il faut conclure forcément de ces faits que le besoin de respirer n'est pas excité par le défaut d'oxygène, ni apaisé par sa présence dans le sang qui irrigue le bulbe rachidien ; et que si la respiration de l'azote donne satisfaction à ce besoin, comme le fait l'air et comme le feraient d'autres gaz inertes ayant la pression de l'atmosphère, c'est parce qu'il contribue à l'accomplissement régulier des mouvements respiratoires, mouvements qui assurent la circulation pulmonaire et permettent au sang de cheminer, sous l'action du V. G., dans les artères, notamment dans le bulbe rachidien où, par sa présence, qu'il soit ou non hématosé, il fait disparaître la dyspnée ainsi que le démontrent les expériences dont je viens de parler.

Expériences sur la respiration de l'azote par l'homme.

Je ne me suis pas borné à des expériences sur des animaux, j'ai voulu aussi observer les effets de la respiration de ce gaz sur l'homme.

En novembre 1893, j'ai respiré pendant quelques minutes de l'azote préparé par le pharmacien M. Fourcy, ancien interne distingué des hôpitaux de Paris. Je faisais 13 inspirations par minute sans éprouver aucune gêne, ni sentir une excitation du besoin de respirer.

Pour me permettre de m'assurer si ce gaz exerce une action sur le volume des cavités du cœur l'élève en pharmacie de M. Fourcy, M. Dupond, a bien voulu se prêter à l'expérience.

Ce jeune homme, âgé de 20 ans, bien développé, examiné le 29 novembre 1893 à 9 heures 45 minutes du matin, a le pouls à 76 ; la limite externe de son O. D. passe à 5 ctm. de la ligne M. S. Il respire de l'azote contenu dans un sac en caoutchouc.

Après 1' pouls à 72 ;
— 3' — à 90 ;
— 4' — à 100 ;
— 5' pouls plus fort et toujours à 100.

J'arrête l'expérience : l'O. D. a conservé le même volume, et le sujet n'éprouve qu'un peu de trouble dans la vue.

Le 30, le même sujet respire de l'azote contenu en quantité de 15 litres dans un sac de 30. Sa respiration est facile, tantôt ordinaire, tantôt profonde ; elle s'accélère légèrement pour arriver à 24 par minute ; il en est de même du pouls qui s'élève à 100. Comme je lui avais recommandé de cesser lorsqu'il éprouverait un malaise sensible, il s'arrête au bout de 8 minutes 1/2, accusant de la céphalalgie frontale, un trouble de la vue qui se dissipe immédiatement, et m'assurant qu'il aurait pu continuer à respirer ce gaz si c'eût été nécessaire, attendu qu'il n'éprouvait pas de gêne dans la respiration.

Les yeux et la face sont un peu injectés ; la muqueuse des lèvres présente une teinte d'un rouge foncé qui rappelle celle du sang veineux ; il lui suffit de faire quelques larges inspirations au grand air pour leur rendre une coloration vermeille.

La limite de l'O. D. est restée à 5 ctm. de la ligne **M. S.**

Ces expériences, dont la durée de l'une d'elles suffit pour causer successivement la mort de deux individus ayant les voies respiratoires obstruées, démontrent que la circulation pulmonaire s'effectue aussi facilement avec la respiration de l'azote qu'avec celle de l'air, avec du sang noir aussi bien qu'avec du rouge ; que le manque d'oxygène n'excite pas le besoin de respirer ; qu'il en est de même de l'acide carbonique puisque dans ces expériences le sujet respirait celui qu'il avait expiré et dont la quantité augmentait à chaque expiration.

§ V. — *Solidarité relative au besoin de respirer, existant au moyen du pneumo-gastrique, entre le centre respiratoire et quelques organes dont le fonctionnement régulier importe à la circulation du bulbe rachidien.*

Sous ce titre je soulève, plutôt que je ne vais résoudre, une question physiologique et pathologique que je considère très importante, mais bien peu connue.

En parlant de l'excitation des nerfs de la sensibilité comme un des modes excitateurs du centre respiratoire, j'ai mis en avant le nerf pneumo-gastrique. Parmi les organes auxquels il donne la sensibilité je citerai la muqueuse des voies aériennes, le cœur, l'estomac et les voies biliaires.

Sans prétendre trancher une question qui divise toujours les physiologistes, je rappellerai que la plupart d'entre eux pensent que l'excitation du bout central du pneumo-gastrique agit sur le centre respiratoire, soit en provoquant des mouvements inspirateurs si elle a lieu sur les filets pulmonaires, soit en causant des mouvements expirateurs si elle porte sur les filets laryngiens.

Cette façon de considérer le rôle de ce nerf dans la respiration n'est pas exactement conforme à ce qu'apprend l'observation journalière. En effet, qu'un corps étranger quelconque, gazeux, liquide ou solide s'introduise dans les voies aériennes, il provoque aussitôt un mouvement d'inspiration suivi d'une expiration bruyante — toux — destinée à expulser le corps étranger.

Que ce corps vienne des poumons, qu'il soit solide ou liquide, l'impression qu'il cause sur la muqueuse des bronches produit aussi de profondes inspirations suivies de toux ayant le même but.

Qu'un poumon atélectasié soit rendu en partie perméable à l'air sous l'action de révulsifs et de profondes inspirations, presque toujours la toux se manifeste; et cela, parce que l'air pénètre dans des bronchioles et dans des conduits alvéolaires qui, depuis longtemps, n'étaient plus habitués à son contact.

Ces faits prouvent que, le long des conduits aérifères, les filets pulmonaires du pneumo-gastrique peuvent subir, dans certaines conditions, des impressions qui, transmises au bulbe rachidien, excitent successivement l'activité motrice des centres inspirateurs et expirateurs.

De plus, ils montrent la solidarité qui existe entre le poumon et le centre respiratoire. En effet, le sang ne peut être transmis en quantité suffisante au bulbe rachidien qu'autant que l'action hémospasique et hémopulsive du poumon s'effectuera facilement. Or, l'une des conditions de cette facilité c'est que les voies aériennes soient libres. Si elles ne le sont pas le pneumo-gastrique en avertit le centre respiratoire, qui aussitôt provoque des mouvements respiratoires chargés de dissiper l'obstruction.

La même solidarité paraît exister entre le cœur droit et le centre respiratoire par l'intermédiaire du pneumo-gastrique. Dans tout embarras de la circulation pulmonaire il y a dilatation du V. D. et surtout de l'O. Outre le besoin de respirer causé par une hyphémie bulbaire occasionnée par un embarras de la circulation pulmonaire, je me demande d'après quelques faits, si, lorsque l'O. D. se *dilate rapidement*, cette dilatation ne cause pas sur l'endocarde une excitation, qui, transmise par le pneumo-gastrique au centre respiratoire, déterminerait une inspiration destinée à favoriser l'action du C. D. et à en diminuer le volume ?

D'après les expériences de François Franck, l'injection d'une solution concentrée de chloral dans le cœur droit produit des troubles respiratoires caractérisés le plus souvent par l'arrêt de la respiration. Ces effets, qui n'ont plus lieu après la section des pneumo-gastriques à la base du crâne, prouvent la solidarité qui existe, par ces nerfs, entre le C. D. et le centre respiratoire.

J'ai aussi constaté, il y a bien longtemps, chez des personnes qui éprouvaient de la dyspnée par suite d'un embarras de la circulation cardio-pulmonaire et qui avait l'O. D. très dilatée, qu'il suffisait de leur tirer un peu de sang par la saignée de la jugulaire externe droite pour les soulager immédiatement et observer une diminution de l'O. D.

Je sais qu'on peut m'objecter que par la saignée on diminue la tension du V. D. qui peut se contracter plus facilement et accélérer la circulation pulmonaire. Tout en ne me dissimulant pas la valeur de cette objection, je ne puis faire sans dire combien j'ai été frappé du peu de sang qu'il fallait tirer pour diminuer la dyspnée. D'ailleurs la relation que je signale entre la dilatation du C. D. et le besoin de respirer ne me paraît pas assez démontrée pour la donner autrement que sous forme d'hypothèse.

Le bon fonctionnement de l'estomac importe à la respiration qui est gênée par le refoulement du diaphragme lorsque cet organe se vide mal ou qu'il est distendu soit par des gaz ou des aliments.

Cette dyspnée de cause mécanique s'explique facilement, et il n'y a pas lieu pour le moment de m'y arrêter. Mais, il en est une autre que l'on observe quelquefois dans les inflammations aiguës ou chroniques de l'estomac, alors qu'il est en état de vacuité. Ainsi, j'ai eu l'occasion d'observer plusieurs malades chez lesquels il suffisait de leur faire ingérer un peu de bouillon ou de lait pour provoquer de la dyspnée. L'un d'eux m'a surtout frappé. C'était un homme d'environ 55 ans, souffrant depuis longtemps de l'estomac, très amaigri, chez lequel l'ingestion d'un demi-verre d'eau déterminait des accès de dyspnée. Je n'étais pas bien rassuré sur l'issue de sa maladie, lorsque le médecin ordinaire me dit qu'il avait soigné autrefois la mère de ce malade pour les mêmes accidents, et qu'elle s'était parfaitement rétablie. Il en fut de même pour le fils.

Ces faits démontrent qu'il y a aussi solidarité, au moyen du pneumo-gastrique, entre l'estomac et le centre respiratoire qui peut être mis en jeu par des impressions partant de ce viscère.

En est-il de même du foie? L'on sait que cet organe livre passage à une grande quantité de sang et que la béance des veines hépatiques favorise l'action hémospasique du thorax. Aussi, il importe, pour que cette action s'exécute pleinement et assure la circulation bulbaire, que celle du foie soit facile. Le pneumo-gastrique est-il là pour avertir, d'un embarras de la circulation hépatique, le centre respiratoire qui traduirait cet avertissement par un plus grand besoin de respirer? Il me paraît difficile actuellement de résoudre cette question. Les auteurs signalent bien de la gêne pour respirer dans la congestion du foie, de la suffocation dans l'hépatite; mais ces accidents doivent plutôt être attribués au refoulement du diaphragme.

Le fait pathologique qui semble le mieux indiquer la solidarité existant entre le foie et le centre respiratoire, ce sont les sensations très pénibles d'oppression, d'étouffement qui accompagnent les coliques hépatiques. Alors, ces sensations que le volume du foie n'explique pas, ne peuvent être dues qu'à l'excitation des filets hépatiques du pneumo-gastrique.

§ VI. — *Remarques relatives au besoin de respirer.*

Ce besoin qui se sent mieux qu'il ne se définit est souvent confondu, lorsqu'il n'est pas ou incomplètement satisfait, avec l'obstacle qui s'oppose à son apaisement. Aussi, il ne me paraît pas inutile de faire remarquer que dans la respiration, étudiée au point de vue de la sensibilité, il y a deux ordres de faits à considérer :

D'abord le besoin de respirer qui a pour siège excito-moteur le centre respiratoire, et devient conscient par les communications de ce centre avec les couches corticales du cerveau ; ensuite, les sensations causées par l'accomplissement plus ou moins facile de la fonction respiratoire.

Le besoin de respirer est subordonné aux impressions sensitives transmises au bulbe, à sa circulation et à divers états de conscience. Ce besoin peut provoquer des mouvements respiratoires profonds et réguliers sans être apaisé. Ceci s'explique facilement. Ainsi dans les cas où des impressions morbides partant de l'estomac excitent le nœud vital, le besoin de respirer n'en persiste pas moins malgré une respiration régulière et profonde ; il en est de même dans le cas d'une oblitération de l'artère pulmonaire. La crainte d'avoir un accès de suffocation peut aussi exciter le centre respiratoire et causer de la dyspnée.

Parallèlement aux sensations qu'éveille le besoin de respirer, il en est d'autres qui viennent des organes qui entrent en jeu dans la respiration.

Si cette fonction s'exécute facilement il en résulte une sensation de bien-être fournie par l'ensemble des organes.

Si, au contraire les mouvements respiratoires sont, par exemple, entravés par un refoulement du diaphragme, ils sont accompagnés d'une gêne, d'une douleur au niveau de la région diaphragmatique ; si l'air circule difficilement dans les canaux aérifères, c'est une sensation de pesanteur au niveau de la région antérieure de la poitrine, due à la pression atmosphérique devenue supérieure à celle de l'air intra-pulmonaire, par suite de la raréfaction qu'il subit par des tentatives infructueuses d'inspiration.

Il en est de même lorsque la fonction hémodynamique de la respiration est entravée par une lésion cardio-vasculaire. Je prends comme exemple un cas d'asystolie. Outre le besoin de respirer qui persiste sans être apaisé malgré les efforts du malade, celui-ci éprouve au niveau de la région du ventricule gauche une sensation de plénitude, de distension, de poids qui lui est très pénible et à laquelle il ne manque pas de rapporter sa dyspnée.

Par ces quelques faits il est facile de voir que la distinction que je signale est fondée, bien qu'elle soit souvent méconnue. Inutile d'ajouter que les deux ordres de sensations existent souvent à la fois.

ARTICLE III.

DE LA FONCTION AÉRODYNAMIQUE DE LA RESPIRATION. DU ROLE PHYSIQUE DE LA CIRCULATION DE L'AIR DANS LES POUMONS. EXPÉRIENCES SUR CE SUJET. ROLE CHIMIQUE DE L'AIR DANS LA RESPIRATION.

Dans les articles précédents j'ai démontré que la respiration joue un rôle capital dans le mouvement qu'elle imprime à la

circulation cardio-pulmonaire et générale. Malgré son importance, cette fonction a été jusqu'à ce jour laissée dans l'ombre
au profit du fait de l'entrée de l'air dans les poumons, de sa
sortie et de son action chimique sur le sang. Ce qui s'explique
par la raison que ce dernier rôle est plus apparent que le premier. Encore, faut-il faire remarquer que dans la fonction
aérodynamique de la respiration, on n'y a vu guère que le rôle
chimique sans s'occuper du rôle physique, qui cependant est
une condition *sine qua non* de la circulation pulmonaire.

§ I. — *Du rôle physique de l'entrée de l'air dans les poumons
et de sa sortie. Expériences sur les effets mortels de l'inégalité de pression atmosphérique entre les surfaces cutanée et
pulmonaire.*

L'entrée et la sortie de l'air des poumons exercent sur ces
viscères un triple effet.

1° Par son entrée dans les canaux aérifères l'air facilite
l'hémospasie pulmonaire.

En effet, en pénétrant dans les voies aériennes au moment
d'un mouvement inspirateur, l'air permet au poumon de se
dilater dans tous les sens. Cette dilatation se fait non-seulement au moyen des canaux aérifères qui s'allongent et s'agrandissent, mais aussi grâce aux canaux vasculaires qui subissent
les mêmes effets. Il en résulte dans ces vaisseaux une diminution de pression qui attire le sang de l'artère pulmonaire et
facilite le travail du V. D.

2° La sortie de l'air des poumons est une condition de
l'hémopulsion pulmonaire.

Cette relation se comprend facilement. Il suffit de penser que
l'air ne peut sortir des canaux aérifères que par le retrait du
poumon, retrait qui les raccourcit, en diminue le calibre et les
aplatit. Or, le même phénomène se passe dans les vaisseaux

pulmonaires et fait que le sang contenu dans les divisions de l'artère, les capillaires respiratoires, les origines et branches des veines pulmonaires, est chassé dans le C. G. par un mécanisme analogue à celui qui chasse l'air au dehors.

3° L'entrée de l'air dans le poumon et sa sortie, au moment des mouvements respiratoires, a pour effet de maintenir, entre la surface des voies aériennes et la surface cutanée, une égalité de pression tellement indispensable au maintien de la circulation pulmonaire qu'un écart de 4 ctm. de mercure fait périr un lapin en 30 ou 45 secondes.

Les faits que je vais signaler sont extrêmement intéressants surtout considérés au point de vue des théories de l'asphyxie. Ils montrent qu'un animal peut mourir asphyxié au bout de 45 secondes en respirant un air dont la pression est 4 ctm. au-dessous de celui qui l'entoure, et après 30 secondes lorsqu'elle est 4 ctm. au-dessus. Pour le moment je vais les étudier relativement au titre de cet article.

Pendant une inspiration la pression atmosphérique fait pénétrer l'air dans les voies aériennes où il exerce sur toute leur surface, notamment sur celle du champ respiratoire, une pression égale à la pression cutanée.

Cette égalité de pression est indispensable, ai-je dit, à la régularité de la circulation pulmonaire.

Que se passe-t-il lorsqu'elle lui est inférieure de quelques centimètres?

Pour résoudre cette question voici comment je procède :

Expérience. — Je dispose, ainsi que le montre la pl. VII, deux flacons dont l'un, d'une contenance de trois litres, communique par sa tubulure supérieure au moyen d'un tube en T, d'un bout avec un baromètre, de l'autre avec un tube en caoutchouc terminé par une canule destinée à s'adapter dans la trachée d'un lapin.

Ce flacon est en communication avec un autre plus petit, con-

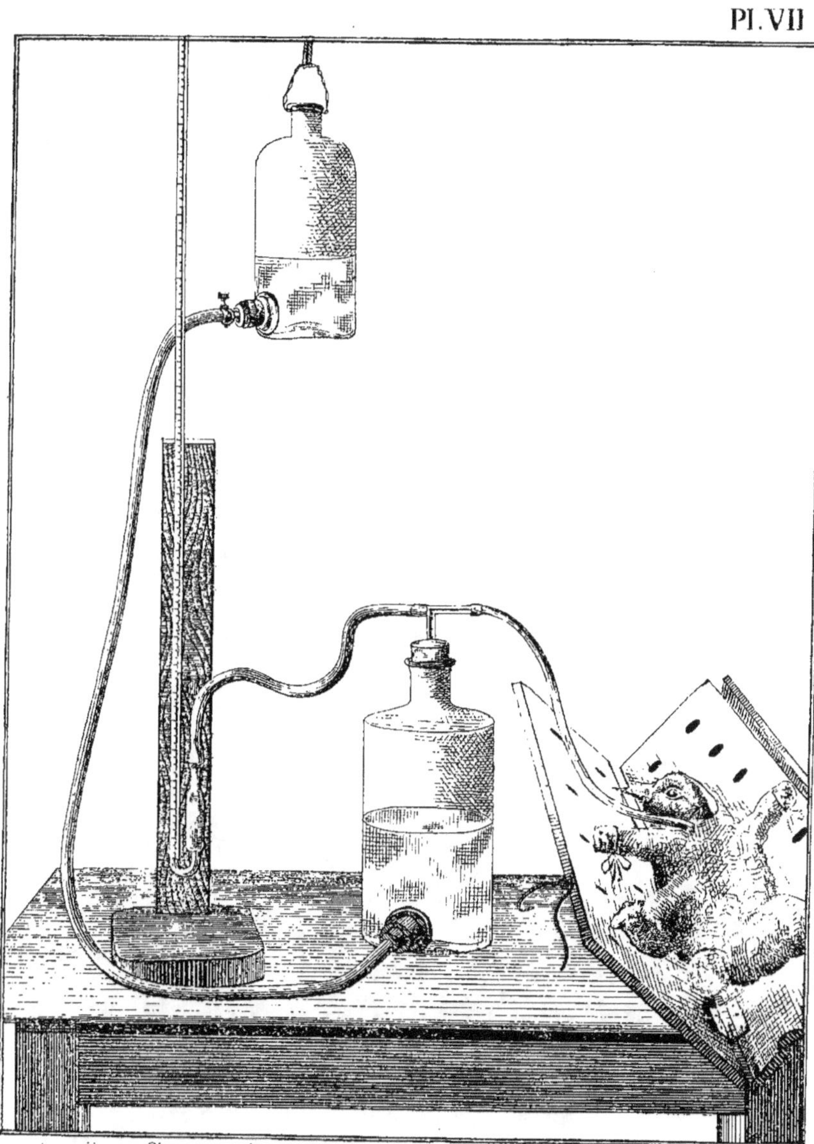

tenant un litre et demi, par un tube en caoutchouc adapté à la tubulure inférieure de chacun d'eux.

Je mets dans ces flacons une quantité d'eau telle que le niveau arrive au quart de la hauteur du grand, et au tiers de celle du petit. Ainsi disposés ils constituent deux vases communiquants dans lesquels l'eau est au même niveau.

Lorsqu'après avoir fermé le tube en caoutchouc portant la canule trachéale, j'abaisse ou j'élève le petit flacon de 55 ctm., en 8 secondes la colonne de mercure s'abaisse ou s'élève de 4 ctm.

Je dispose les préparatifs de l'expérience de manière à n'avoir qu'à placer le petit flacon sur un support ou à l'accrocher à une hauteur déterminée pour avoir immédiatement une diminution ou une élévation de pression de 4 ctm.

Les appareils étant ainsi préparés, je prends, le 6 mai 1894, un lapin de taille moyenne, je lui introduis la canule dans la trachée et passe un fil sous la carotide gauche. J'ouvre ensuite l'abdomen de manière à découvrir le diaphragme à travers lequel je vois la coloration des poumons qui est d'un pâle rosé. A 1 heure 52 minutes je fais diminuer, par l'abaissement du petit flacon, de 4 ctm. la pression de l'air respiré par le lapin. Immédiatement je remarque que les inspirations sont longues, pénibles, suspirieuses ; la voussure diaphragmatique s'accentue, la coloration des poumons devient plus foncée et le foie se gonfle.

Au bout de 45 secondes les convulsions éclatent et deviennent très fortes ; la carotide affaissée contient peu de sang.

A 1 heure 53 minutes je rends à l'air respiré la pression de l'atmosphère. La respiration reprend son rythme normal, les convulsions cessent peu à peu ; l'animal se ranime et le foie diminue.

A 2 heures 55 minutes je diminue de nouveau de 4 ctm. la pression de l'air respiré. Aussitôt la respiration devient pénible, des convulsions éclatent, presqu'immédiatement la carotide blanchit.

A 2 heures 55 minutes 45 secondes je rétablis la pression ; la respiration revient faiblement, les convulsions cessent, la carotide rougit et l'on voit à travers ses parois l'ondée sanguine lancée par le cœur ; mais bientôt la respiration cesse et l'animal meurt à 2 heures 58 minutes.

A l'ouverture de la poitrine je constate que les poumons sont 2 à 3 fois plus volumineux que ceux observés dans l'expérience ci-dessous ; ils présentent surtout en arrière une coloration d'un rouge lie de vin ; le reste de leur surface est d'un rouge foncé parsemé d'un pointillé hémorragique.

Le C. D. est dilaté par le sang ; le C. G. en contient très peu ; la veine cave inférieure en est gorgée et le foie congestionné.

Par cette curieuse expérience il est facile de constater combien il importe que la pression de l'air contenu dans les voies aériennes soit égale à celle de l'air ambiant, attendu qu'il suffit d'un abaissement de 4 ctm. pour amener la mort d'un lapin très rapidement.

Devant revenir au chapitre de l'asphyxie sur l'interprétation de ces faits, je me bornerai à faire remarquer que la diminution de pression provoque immédiatement une congestion des vaisseaux capillaires du champ respiratoire, suivie d'une augmentation de la pression du sang contenu dans l'artère pulmonaire et de l'asystolie du V. D.

Les faits que je viens de démontrer par cette expérience se produisent chez l'homme toutes les fois que l'air ne peut entrer. ou n'entre pas librement dans les voies aériennes. Si un obstacle ferme complètement son passage, comme dans la strangulation, le sujet n'en fait pas moins des tentatives d'inspiration qui, en diminuant la pression de l'air emprisonné dans les conduits aérifères, provoquent rapidement une congestion des capillaires du champ respiratoire suivie bientôt d'un arrêt de la circulation pulmonaire et de la mort.

Lorsque l'entrée de l'air a lieu, mais difficilement, il se produit encore, dans l'inspiration, un abaissement de pression qui, pour être moindre et n'avoir pas des effets si subits, n'en est pas moins redoutable par la congestion pulmonaire qui s'établit et augmente peu à peu avec toutes ses conséquences.

Si un abaissement de 4 ctm. de la pression de l'air inspiré provoque une mort presque foudroyante, une élévation de pression de 4 ctm. est encore plus redoutable, ainsi que va le démontrer l'expérience suivante :

Expérience. — Avec le même appareil, le même jour j'introduis la canule dans la trachée d'un lapin et passe un fil sous la carotide gauche. J'ouvre l'abdomen de manière à voir les poumons à travers le diaphragme.

A 1 heure 32 minutes la pression de l'air respiré est augmentée de 4 ctm. par l'élévation du petit flacon. Aussitôt la respiration se précipite et devient courte, la colonne de mercure oscille d'un bon ctm., les poumons pâlissent, la voussure diaphragmatique diminue, le foie se gonfle. Au bout de 30 secondes l'animal est agité par des convulsions, l'artère carotide est affaissée et pâle, le foie de plus en plus gorgé de sang ainsi que la veine cave inférieure.

A 1 heure 32 minutes 45 secondes je rétablis la pression normale, mais l'animal ne fait plus que quelques rares inspirations et meurt.

A l'ouverture de la poitrine je constate que les poumons sont très petits, complètement revenus sur eux-mêmes, présentant une coloration uniforme d'un rose foncé. Le C. G. est vide ; le C. D. contient des caillots sanguins sans être dilaté ; la veine cave inférieure est très distendue par le sang, le foie est congestionné très fort et plus que dans l'expérience précédente.

Ce qui se passe dans cette expérience est facile à expliquer. D'abord, la pression intra-pulmonaire de l'air étant plus forte que celle du sang aplatit les capillaires du champ respiratoire et arrête la circulation ; ensuite, au moment de l'inspiration la tendance au vide intra-thoracique, provoquée par l'ampliation du thorax, est comblée par le fluide qui a sur l'autre une supériorité de pression. Dans les conditions normales deux fluides entrent à chaque inspiration dans la cavité thoracique : l'air et le sang, l'air sous l'influence de sa propre pression et le sang sous l'action de la pression intra-vasculaire et de celle de l'air. Or, dans l'expérience ci-dessus les conditions sont changées. L'air inspiré a sur l'air ambiant un excès de pression de 4 ctm. qui fait qu'au moment d'une inspiration, il se précipite dans les poumons en prenant la place du sang venant des veines caves et du foie ; d'où distension de ce viscère et de ces vaisseaux, et mort par arrêt de l'hémospasie thoracique.

C'est à ces inégalités de pression qu'il faut attribuer les morts subites observées chez les *scaphandriers* au moment de leur descente, et celles qui se produisent quelquefois à la suite d'efforts soutenus et même courts, comme cela a lieu parfois, chez les individus affaiblis.

Par ces faits qui montrent qu'un animal meurt asphyxié en respirant un air dont la pression est supérieure de 4 ctm. à celle de l'air ambiant, il est déjà facile de juger ce que vaut la théorie de l'asphyxie par défaut d'hématose et de voir le rôle important joué, dans la circulation, par les lois de l'hydraulique si injustement dédaignées par Bichat.

§ II. — *Du rôle chimique de l'air dans la respiration.*

Ce rôle est trop connu pour que je m'y arrête surtout dans un travail qui a pour objet un exposé de recherches personnelles et non de faits acquis à la science. Je me bornerai à dire que, principalement au moment où par l'inspiration, l'air se trouvant en contact médiat avec le sang contenu dans les capillaires du champ respiratoire, il se fait à travers les parois de ces vaisseaux un échange gazeux qui consiste dans une absorption de l'oxygène qui se fixe sur les globules sanguins qu'il rougit, et une élimination d'acide carbonique, de vapeur d'eau et presque toujours d'un peu d'azote.

CHAPITRE VI.

DE L'ASPHYXIE CONSIDÉRÉE D'APRÈS LES RÔLES QUI ONT ÉTÉ SUC-
CESSIVEMENT ATTRIBUÉS A LA RESPIRATION PAR LES PHYSIO-
LOGISTES — SES PHÉNOMÈNES MORBIDES ET CADAVÉRIQUES
— EXPOSÉ ET EXAMEN CRITIQUE DES THÉORIES DES IATRO-
MÉCANICIENS, DE GOODWIN ET DE BICHAT.

Le mot asphyxie, qui d'après son étymologie (ɑ, privatif, et
σφύξις, pouls) signifie absence de pouls, a été appliqué par les
anciens aux accidents morbides et à l'état de *mort apparente*,
provenant d'obstacles à l'accomplissement régulier des phénomènes mécaniques de la respiration.

Cette expression est critiquée par les modernes qui cependant l'ont conservée en la définissant : la mort par suspension des phénomènes respiratoires, c'est-à-dire de l'*absorption de l'oxygène* et de l'*exhalation de l'acide carbonique.*

Par ces définitions il est facile de voir que les causes et les
phénomènes de l'asphyxie ont été différemment envisagés
suivant les époques : pour les anciens qui ne voyaient dans
la respiration qu'une fonction destinée à rafraîchir le sang
et à favoriser la circulation pulmonaire, l'asphyxie était l'expression d'un arrêt de cette circulation occasionné par la suspension des phénomènes mécaniques de la respiration. A
partir de la découverte de Lavoisier la respiration ayant été
considérée comme une fonction ayant pour objet d'hématoser

le sang, l'asphyxie a été, depuis lors, jugée comme un état morbide dû à un défaut d'hématose.

Dans ce chapitre je ne m'occuperai que de l'asphyxie produite par un obstacle quelconque à la circulation de l'air dans les conduits aérifères, attendu que ce n'est que sur ce genre d'asphyxie que roulent les théories que je vais combattre.

Cet obstacle, quel qu'il soit, ayant toujours pour effet de causer, plus ou moins rapidement, un arrêt de la circulation aérifère des poumons, je désigne, pour bien fixer la pensée, cet arrêt sous les noms d'*aérostasie pulmonaire* ou plus simplement d'*aérostasie* (de κερ air et σταω arrêter).

Je vais, dans un premier article, passer en revue les divers modes d'asphyxie par *aérostasie*, et décrire les principaux phénomènes morbides et cadavériques observés chez les individus et chez les animaux à double circulation aérostasiés ; dans le second je ferai un examen critique de la théorie des anciens sur l'asphyxie, de celles de Goodwin et de Bichat.

ARTICLE I.

§ I. — DES DIVERS MODES D'ASPHYXIE PAR AÉROSTASIE.

Ainsi envisagée, l'asphyxie peut être occasionnée par nombre de causes qui se rangent sous trois chefs :

Asphyxie par obstacle siégeant dans les voies respiratoires ;

Asphyxie par obstacle à la dilatation ou au retrait des canaux aérifères ;

Asphyxie par contracture ou paralysie des muscles respirateurs ;

A. — Dans la première catégorie se trouvent les modes si connus de la pendaison, de la strangulation et de la submersion. Viennent ensuite l'occlusion de la bouche ou des narines par la main ou un corps étranger quelconque ; celle de ces cavités par des tampons de diverses natures ; celle de l'isthme du gosier ou de la partie inférieure du pharynx, soit par un corps étranger, soit par une violente amygdalite ou un abcès rétro-pharyngien ; celle du larynx non-seulement par l'introduction d'un corps étranger, mais surtout par les causes pathologiques si nombreuses qui rétrécissent ou effacent le calibre de ce conduit ; l'obstruction de la trachée, des bronches, et de leurs divisions, soit par des corps étrangers, fausses membranes ou autres, soit par des liquides vomis ou du sang, du pus, du mucus, qui mettent alors les animaux à double circulation dans les mêmes conditions que les submergés.

B. — Dans la seconde, je placerai la compression de la trachée par un goître ou un anévrysme ; celle des bronches par la même cause ou par des ganglions hypertrophiés ; celle des poumons par un épanchement pleural, par des tumeurs, par le refoulement du diaphragme, par la compression des parois de la poitrine ou la déviation de la colonne vertébrale.

L'ouverture du thorax, en permettant aux poumons de revenir sur eux-mêmes, par suite de leur élasticité, fait partie de la même catégorie d'obstacles.

Il en est de même des adhérences pleurales généralisées, des fausses membranes qui recouvrent toute la surface des poumons. Ces lésions, s'opposant à la dilatation et au resserrement de ces organes, finissent quelquefois, peu à peu, par amener la mort par asphyxie.

La tuberculose diffuse du parenchyme pulmonaire ne tarde pas à causer les mêmes effets ; j'en dirai autant d'un emphysème pulmonaire étendu.

C. — Enfin, dans la troisième je rangerai le tétanos qui, en maintenant les muscles de la poitrine en contraction, s'oppose aux mouvements des poumons ; les convulsions de l'éclampsie, de l'épilepsie, de certains empoisonnements comme celui de la strychnine, produisent des effets analogues.

La section du bulbe rachidien ; sa paralysie, soit par suite de commotion cérébrale, d'hémorragie, d'anémie, de compression ou de sclérose provoquent l'asphyxie par suspension ou arrêt définitif des mouvements respiratoires.

Les lésions de la moelle à l'origine des nerfs phréniques et de ceux qui animent les muscles inspirateurs causent, par la paralysie de ces muscles, un obstacle aux mouvements des poumons qui ne tarde pas à entraîner l'asphyxie ; il en est de même de l'empoisonnement par le curare.

Considérée sous le rapport de sa marche, l'asphyxie est *prompte* ou *lente* ; sous celui de son degré de manifestation elle est *complète* ou *incomplète*, tout cela suivant que l'aérostasie est brusque ou graduelle, absolue ou relative.

§ II. — *Des principaux phénomènes morbides observés chez les individus et sur les animaux à double circulation aérostasiés.*

A. — Des phénomènes de l'asphyxie chez l'homme. — Lorsque l'aérostasie est brusque et complète les phénomènes morbides se manifestent immédiatement avec une grande intensité et ne tardent pas à révéler un embarras de la circulation pulmonaire qui provoque, dans le système artériel, une hyphémie suivie rapidement d'anémie, tandis que le système veineux s'hypertensionne de plus en plus.

D'abord les individus éprouvent une angoisse inexprimable, les battements du cœur se ralentissent pendant un court instant ; l' O. D. et le V. G. diminuent de volume au moment même des premiers efforts inspirateurs pour ne pas tarder à augmenter.

L'augmentation du C. D. continue pendant toute la durée de l'aérostasie ; il n'en est pas de même de celle du C. G. qui ne se manifeste que pendant l'instant où les premières tentatives inspiratrices sont suivies d'efforts expirateurs et d'agitation générale de l'individu. Due à la compression des poumons qui chasse le sang des veines pulmonaires et à la contraction de l'ensemble des muscles de la vie animale qui le retient passagèrement dans les artères et en augmente la pression pour un instant, cette dilatation ne tarde pas à faire place à une diminution de volume du V. G.

Les poumons donnent de la matité qui augmente avec la durée de l'aérostasie.

Les battements du cœur se précipitent, le pouls devient rapide, petit, de plus en plus dépressible, et finalement insensible ; l'anémie du système nerveux se traduit par des vertiges, des éblouissements, des tintements d'oreilles, l'affaiblissement de la vue et de l'intelligence et bientôt, environ après deux minutes, par des convulsions partielles ou générales, perte de connaissance et résolution complète.

L'hypertension du système veineux s'accuse par la tuméfaction de la face qui est bleuâtre ou livide et quelquefois pâle, par le gonflement violet des lèvres, par la saillie des yeux humides et injectés, par la distension des veines jugulaires, par la teinte violacée du nez, des oreilles, des mains et des pieds, et par les marbrures et les sugillations que présente la surface de la peau.

Les tentatives de respiration, violentes au début, ne tardent pas à s'affaiblir, à se ralentir et à se suspendre avant l'arrêt du cœur. Les battements de ce viscère après avoir été précipités, deviennent inégaux, intermittents, puis se ralentissent en s'affaiblissant de plus en plus pour devenir insaisissables. L'individu est alors dans un état de mort apparente, qui ne tarde pas à devenir réelle si les soins qui doivent le rappeler à la vie ne lui sont pas donnés, en général, avant l'expiration des 4 minutes écoulées depuis le début d'une aérostasie complète.

La mort n'arrive pas avec la même rapidité chez toutes les espèces animales à double circulation, ni même chez les animaux de la même espèce qui présentent, sous ce rapport, des différences suivant l'âge et suivant leur santé. Gratiolet a observé que dans la submersion les animaux malades sont plus longtemps à mourir que les vigoureux qui s'agitent davantage.

Cette différence, qui se remarque dans divers modes d'aérostasie, s'explique, ainsi que je le démontrerai dans la suite de ce travail, par le plus ou moins d'intensité des tentatives d'inspiration.

Lorsque l'aérostasie pulmonaire est incomplète ou ne se manifeste que peu à peu, les phénomènes de l'asphyxie ne se développent que lentement. D'abord faibles, ils augmentent graduellement d'intensité, parfois avec des rémissions, et n'entraînent la mort — ce qui heureusement est loin d'être constant — qu'après plusieurs heures ou plusieurs jours.

Cette asphyxie lente s'observe dans nombre d'affections des voies respiratoires.

B. — De quelques phénomènes observés chez les animaux dans l'asphyxie expérimentale.

L'asphyxie par *aérostasie* provoque dans les poumons, le cœur et les vaisseaux des lésions qu'il importe de constater sur les animaux afin de mieux interpréter celles observées chez l'homme.

C'est ce que j'ai fait bien souvent au moyen d'expériences pratiquées en 1861 et 1862 sur des chiens et des lapins. Les ayant renouvelées depuis en obtenant toujours les mêmes résultats, je me bornerai à les résumer.

Sur des chiens ou des lapins chloroformés, j'introduisais dans la trachée, mise à nu et ouverte, un tube en métal ou une plume d'oie sur lesquels était adapté un autre tube en caoutchouc muni d'un robinet. L'une des artères carotides, et quelquefois une fémorale, était également mise à nu avec un fil passé dessous. L'abdomen était ensuite largement ouvert. Parfois aussi, j'enlevais les muscles d'un espace intercostal afin de mettre à découvert la plèvre pariétale.

En examinant la face inférieure du diaphragme il est facile de voir, par transparence, la base des poumons avec leur coloration blanchâtre légèrement rosée ; on les voit de plus, à chaque inspiration ou expiration, descendre ou remonter en glissant sur le diaphragme et la face interne du thorax. Les mêmes mouvements s'observent à travers la portion de plèvre pariétale mise à nu.

Si, dans ces conditions, on ferme le robinet adapté à la trachée, il est facile de constater, rien que par le glissement des poumons, que l'animal exécute encore des mouvements inspirateurs, toutefois bien moins étendus. En même temps on remarque que la couleur des poumons change ; ils prennent graduellement une teinte d'un rouge grisâtre qui devient de plus en plus foncée. Sur la base, près des bords, on voit de petits vaisseaux qui se dilatent et deviennent variqueux. Lorsque l'on ouvre le robinet les mouvements respiratoires reprennent aussitôt de l'ampleur, et la teinte rouge foncé des poumons diminue peu à peu.

Quand le robinet est à moitié fermé l'animal peut, avec une respiration incomplète, prolonger son existence. Alors, les poumons se congestionnent d'autant plus qu'on prolonge la durée de cette respiration incomplète ; et cette congestion, aux approches de la mort de l'animal, acquiert une intensité bien plus prononcée que si on le faisait mourir par une suppression brusque de l'entrée de l'air dans les poumons. Ces faits qui n'avaient point échappé à la sagacité de Bichat, s'expliquent par la différence de durée de l'aérostasie.

Quand elle est brusque et complète, la mort survient rapidement et le temps manque pour que le sang veineux puisse arriver au C. D. en quantité suffisante pour congestionner fortement le poumon, tandis qu'il n'en est pas de même dans l'aérostasie lente et incomplète.

Une autre remarque que j'ai faite, c'est l'intensité de l'action aspiratrice du thorax sur le sang des veines caves, lorsque le robinet de la trachée est fermé. Cette action est telle qu'elle se fait sentir sur la veine cave inférieure jusqu'en arrière des reins, et que ce vaisseau s'aplatit complètement en prenant l'aspect d'un rubanc blanc. La même action s'exerce sur les veines sus-hépatiques et sur le foie qui diminue de volume, pâlit et se plisse à la surface. Lorsque l'aérostasie se prolonge, ce sont des faits contraires que l'on observe.

Dans ces expériences, je me suis surtout attaché à constater l'influence de la suppression de la respiration sur la tension artérielle. J'y suis arrivé, par un moyen bien simple, en introduisant dans l'artère carotide ou fémorale d'un chien une épingle, à pointe bien effilée, traversant le vaisseau de part en part. Il suffit de retirer un peu l'épingle pour laisser, entre la pointe et le pourtour de l'ouverture de la paroi artérielle, un espace suffisant au passage du sang. Pour arrêter l'écoulement je n'avais qu'à renfoncer l'épingle. En procédant de cette manière je pouvais prolonger l'expérience tout en ne faisant perdre que peu de sang à l'animal.

Dans ces conditions, si, avant la fermeture du robinet, je retirais un peu l'épingle, aussitôt un jet de sang rouge sortait autour de la pointe et s'élevait bien au-dessus de l'animal. Immédiatement après la fermeture du robinet le jet de sang, devenu noir, s'élevait encore aussi haut, mais il faiblissait notablement vers la deuxième minute et à la quatrième l'écoulement ne se faisait plus qu'en bavant.

Quand au début de l'expérience l'animal fait des efforts de respiration et s'agite, le jet de sang noir est momentanément plus fort que celui du sang rouge. Ce fait s'explique, ainsi que je l'ai dit plus haut, par une augmentation passagère de la tension artérielle due, d'une part à une contraction générale des muscles de la vie animale, et d'autre part à un afflux plus rapide, au moment d'un mouvement d'expiration, du sang des veines pulmonaires dans le C. G.

Dans ces expériences, le rétablissement de la respiration,

par l'ouverure du robinet, est immédiatement suivi du retour de la pression artérielle qui s'accuse par l'élévation rapide du jet de sang rouge sortant sur le pourtour de la pointe de l'épingle.

Si, au lieu de piquer une artère on se borne à soulever légèrement la carotide avec un fil, on remarque qu'après la fermeture du robinet, elle prend une teinte noirâtre et qu'au bout d'environ 3 minutes elle pâlit et laisse voir, à chaque contraction cardiaque, une traînée de sang noir lancé par le cœur.

L'ouverture du thorax est suivie d'un affaissement immédiat des poumons et d'un abaissement rapide de la tension artérielle. Ce fait est facile à constater par l'affaissement du jet de sang noir sortant de l'artère piquée. Lorsqu'il ne s'écoule plus qu'en bavant, on peut le faire sortir de nouveau en jet en pratiquant la respiration artificielle.

Si, dans ces circonstances, on observe les cavités cardiaques, on constate que le V. D. et l'O. D. sont très dilatés, tandis que l'O. G. et surtout son auricule s'affaissent. Alors, il suffit de faire quelques insufflations dans les poumons pour voir qu'après, l'O. D. est moins distendue, et qu'au moment où les poumons reviennent sur eux-mêmes en chassant l'air insufflé, l'O. G. se dilate à son tour ainsi que son auricule qui laisse voir, à travers ses parois, la teinte rutilante du sang.

§ III. — *Des principales lésions constatées sur les organes internes des individus et des animaux à double circulation aérostasiés.*

Tout individu ou tout animal qui succombe à l'aérostasie pulmonaire présente des lésions qui se rattachent à un embarras de la circulation qu'il faut, par l'évidence des faits cadavériques, placer dans les poumons.

Les lésions des poumons varient en intensité, suivant le

mode d'asphyxie, mais toutes sont l'expression d'une congestion pulmonaire et de ses conséquences.

Dans l'aérostasie par obstacle à la dilatation des canaux aérifères causé, par exemple, soit par un pneumo ou par un hydrothorax ayant produit l'affaissement des poumons, la congestion est faible dans les capillaires ; c'est dans l'artère pulmonaire et ses divisions que le sang s'est accumulé ; par contre les veines pulmonaires sont vides ou presque vides. Il n'en est plus de même si l'obstacle consiste dans une compression du larynx, de la trachée ou des grosses bronches. Alors les lésions sont celles provoquées par un obstacle siégeant dans les grandes voies aérifères.

Dans l'aérostasie par contraction ou paralysie des muscles respiratoires, les poumons sont plus congestionnés, violacés à leur surface et s'affaissent peu à l'ouverture du thorax.

S'il s'agit d'une aérostasie par obstacle siégeant dans les grandes voies aérifères tels que strangulation, pendaison, submersion ou occlusion par un corps étranger, la congestion des poumons est très intense ; ces viscères sont très volumineux ; ils ne s'affaissent que peu à l'ouverture de la poitrine ou pas comme dans nombre de cas de submersion, leur surface présente des ecchymoses sous-pleurales plus ou moins étendues, à la coupe on trouve souvent des noyaux apoplectiques dans leur parenchyme, les bronches laissent échapper une écume sanguinolente et parfois du sang pur.

Chez les noyés les noyaux apoplectiques ne sont pas volumineux, mais consistent, ainsi que l'ont constaté Brouardel et Vibert dans leurs belles études sur la submersion, dans de petits foyers hémorragiques, à peine de la grosseur d'une tête d'épingle, siégeant à l'extrémité terminale des petites bronches et dans les alvéoles correspondantes.

Outre les différences d'intensité que présente la congestion pulmonaire des aérostasiés suivant le mode d'aérostasie, il en est d'autres qui sont subordonnés à l'état pléthorique ou anémique du sujet, à sa force ou à sa faiblesse, au plus ou moins d'efforts qu'il a fait pour vaincre l'obstacle à sa respiration, à la durée de l'aérostasie et à son degré.

De plus, les cadavres des aérostasiés présentent des différences frappantes entre le système artériel et le système veineux.

Les cavités du cœur gauche sont vides de sang ou n'en contiennent que très peu. Il m'est arrivé, en faisant l'autopsie de noyés, de trouver les cavités de l'O. G. et du V. G. vides et nettes comme si elles avaient été lavées.

Les veines pulmonaires, surtout dans le voisinage de l'oreillette sont également vides, ou le sang n'y est qu'en petite quantité.

Il en est de même dans l'ensemble du système artériel.

Par contre, l'artère pulmonaire et les cavités du C. D. sont distendues, souvent énormément, par du sang noir.

La même hypertension sanguine se constate dans les veines caves, dans le foie très augmenté de volume et présentant parfois des noyaux apoplectiques, dans le système de la veine porte qui est distendue, dans la muqueuse gastro-intestinale congestionnée et dans la rate dilatée.

Du côté de la tête on observe que les veines et les sinus sont gorgés de sang. Quelques auteurs signalent un piqueté à la coupe du cerveau. Dans les autopsies que j'ai eu l'occasion de faire je l'ai constamment trouvé pâle et anémique. Le sang dont il paraît gorgé se trouve surtout à la surface dans les veines et leurs rameaux d'origine, et non dans les artères ni dans leurs divisions capillaires.

Les remarques que j'ai faites à propos des circonstances qui, chez les aérostasiés, concourent à congestionner plus ou moins le poumon et entraver sa circulation, je puis les appliquer, au moins en partie, au système circulatoire, c'est-à-dire, à l'égard des différences qui existent entre les états de vacuité des veines pulmonaires, du C. G. et des artères, et les états de réplétion de l'artère pulmonaire, du C. D. et des veines, différences qui seront d'autant plus tranchées que l'aérostasie pulmonaire a été plus lente à se produire.

16.

ARTICLE II.

EXAMEN CRITIQUE DES DIVERSES THÉORIES DE L'ASPHYXIE.

D'après les phénomènes morbides de l'asphyxie et les lésions cadavériques des asphyxiés par aérostasie brièvement exposés ci-dessus, il faut nécessairement conclure que chez les aérostasiés, le C. G. et le système artériel sont vides ou presque vides de sang, tandis que le C. D. et le système veineux en sont gorgés.

Des mêmes observations, un troisième fait se dégage avec une intensité et une évidence qui frappent même les physiologistes dont il contrarie les théories; c'est la congestion, souvent excessive des poumons; c'est le grand embarras de la circulation pulmonaire.

Cette congestion, on la sent naître chez l'homme par la percussion ; on la produit et on la voit se manifester à volonté, ainsi que je l'ai dit plus haut, chez les animaux à travers la transparence de leur diaphragme.

De ces trois faits indéniables faciles à observer et à provoquer, réplétion du C. D. et du système veineux, vacuité du C. G. et du système artériel, congestion souvent énorme des organes qui servent de trait d'union circulatoire entre les deux cœurs, il faut nécessairement conclure qu'il y a un arrêt de la circulation dans les poumons.

Ces données de physiologie et d'anatomie morbides vont me servir de base pour discuter les diverses théories de l'asphyxie.

Les théories sur l'asphyxie sont subordonnées aux théories de la respiration. Pour les anciens, à commencer par Galien, sans oublier Aristote, jusqu'à la fin du siècle dernier, les mouvements respiratoires avaient pour but de rafraîchir le sang par l'air et de favoriser la circulation pulmonaire.

A partir de Priestley qui découvrit l'oxygène avec sa propriété de convertir le sang noir en sang rouge, et principalement de Lavoisier qui exposa la théorie chimique de la respiration, cette fonction n'est plus considérée que comme un acte essentiellement chimique, ayant pour objet de fournir au sang l'oxygène nécessaire à l'entretien des phénomènes intimes de la vie et de l'épurer par l'élimination de l'acide carbonique.

Il résulte de ces différences dans la manière d'envisager la respiration que pour les anciens, l'asphyxie est due à un obstacle mécanique à la circulation pulmonaire ; tandis que pour les modernes, depuis Priestley et Lavoisier jusqu'à nos jours, elle est la conséquence d'un défaut d'hématose.

Je vais examiner ces diverses théories et démontrer leur insuffisance ou leur fausseté.

§ I. — *Théorie des iatro-mécaniciens.*

Les anciens physiologistes, et surtout les iatro-mécaniciens, expliquaient l'asphyxie en disant que l'arrêt des phénomènes respiratoires rend les poumons à peu près imperméables au sang venant du V. D., que ce liquide s'accumule dans l'artère-pulmonaire et ses divisions, dans le C. D. et le système veineux, tandis qu'il cesse d'arriver au C. G., d'où la mort par arrêt de la circulation.

Cette théorie est basée sur des faits morbides de physiologie et d'anatomie incontestables que j'ai signalés suffisamment plus haut pour qu'il soit inutile d'y revenir.

Mais, quelles sont les causes de cet arrêt ? Comment les iatro-mécaniciens l'expliquaient-ils ? C'est ici le point faible de leur théorie. Ils n'étaient pas embarrassés pour expliquer l'arrêt du sang lorsque le poumon est en état d'expiration. Ils prétendaient, avec raison, que par l'affaissement du poumon les vaisseaux deviennent flexueux et forment des plis qui entravent le cours du sang.

Il n'en était plus de même lorsqu'il s'agissait de démontrer les causes de l'arrêt du sang quand l'asphyxie se manifeste, les poumons étant et restant en état d'inspiration. Quelle est alors la cause de l'obstacle à la circulation pulmonaire ?

Les uns le plaçaient dans le cœur tiré en bas par l'abaissement du diaphragme ; d'autres soutenaient que par la dilatation du poumon les divisions de l'artère pulmonaire étaient allongées et plus étroites; un troisième, de Moor, pensait que ces divisions artérielles étaient comprimées par le réseau bronchique dilaté ; enfin d'après la généralité des physiologistes, l'obstacle était dû à l'échauffement de l'air qui, retenu dans la poitrine, se dilate et comprime les vaisseaux sanguins. L'immobilité des poumons fut aussi considérée par Boerhaave comme une cause d'arrêt du sang.

Haller, qui cite ces diverses explications sans les adopter, en émet une autre qui ne vaut pas mieux. D'après lui l'air, retenu dans le poumon, perd son ressort élastique et permet à cet organe de revenir peu à peu sur lui-même, en vertu de son élasticité, ce qui rend les vaisseaux flexueux et peu perméables.

Par cette explication l'asphyxie en état d'inspiration aurait pour résultat étrange d'arrêter la circulation pulmonaire de la même façon que l'asphyxie en état d'expiration.

L'insuffisance des explications fournies à l'appui de la théorie mécanique de l'asphyxie ne pouvait manquer de frapper nombre de physiologistes et de médecins. Aussi, à partir des découvertes de Priestley et de Lavoisier, on vit naître les théories chimiques d'abord dans celle de Goodwin, puis dans celle de Bichat qui est encore acceptée de nos jours.

§ II. — *Théorie de Goodwin.*

C'est en 1787 dans un petit essai en latin, puis en 1789 dans un ouvrage intitulé : *The connexion of life with respiration* que cet auteur expose et développe sa théorie qui fit une grande sensation dans le monde savant. Goodwin attribue comme les iatro-mécaniciens et avec les physiologistes qui l'ont précédé, la mort par asphyxie à un arrêt de la circulation. Mais au lieu de voir l'obstacle là où il est réellement, c'est-à-dire dans les poumons, il le place dans les cavités du C. G. Pour lui, les parois des cavités gauches du cœur ne se contractent qu'à la condition que leur face interne soit excitée par du sang artériel.

Lorsque la respiration est suspendue, le sang cessant d'être artérialisé, revient veineux au C. G. Comme, sous cet état de sang noir il est, d'après Goodwin, impropre à stimuler la face interne de cet organe et à exciter les contractions cardiaques, le cœur s'arrête ; d'où mort apparente et bientôt réelle.

Je ne me m'explique pas comment cette théorie, en contradiction formelle avec les faits, ait pu jouir d'un moment de faveur auprès des savants.

D'abord, puisque à l'état normal le C. D. se contracte sous l'influence de l'excitation endocardienne causée par le contact du sang noir, et le gauche sous celle du sang rouge, pourquoi dans l'asphyxie l'excitant normal du C. D. ne pourrait-il pas exciter également le C. G. ? Y a-t-il, dans la structure des deux cœurs et dans les propriétés de leurs éléments anatomiques, une différence quelconque qui puisse justifier la théorie de Goodwin et expliquer comment le C. G. ne se contracterait que sous l'excitation interne du sang rouge ? Pour soutenir cette thèse, pourquoi n'avoir pas fait la contre-épreuve, c'est-à-dire démontrer que le sang rouge est impropre à exciter les contractions du C. D. ? Alors, le gauche eut été noblement vengé d'une infériorité qui lui a été imposée bien gratuitement par Goodwin.

Cette simple remarque qui ruine la théorie de cet auteur, je ne sache pas qu'elle ait été faite.

Ensuite, si la mort arrivait, comme l'a soutenu ce physiologiste, parce que le sang noir étant impuissant à stimuler la face interne du V. G. ses battements s'arrêtent, on devrait chez les asphyxiés trouver le C. G. dilaté par le sang noir comme le sont, par leur contenu naturel, tous les organes creux dont les parois sont paralysées. Or, c'est précisément le contraire que l'on observe. Tous ceux qui ont autopsié des asphyxiés ont pu se convaincre que les cavités gauches du cœur sont vides ou presques vides.

Puisqu'il en est ainsi il faut nécessairement admettre que le V. G. se contracte sur du sang noir; qu'il s'acquitte même très bien de cette fonction puisqu'il chasse tout le sang noir qu'il reçoit, et que s'il cesse de se contracter c'est parce que, ne recevant plus de sang, son rôle finit forcément.

Outre cette preuve cadavérique fournie par les asphyxiés, il est des faits d'expériences sur les animaux qui montrent directement que le V. G. se contracte très bien sous l'excitation du sang noir. Je citerai la célèbre expérience de Haller que les physiologistes du temps de Goodwin auraient pu opposer victorieusement à sa théorie. Tout le monde sait que le C. D. est l'*ultimum moriens*. Pourquoi le C. G. meurt-il avant le droit? Haller a répondu que la raison de cette survie, c'est parce que ce dernier contient une grande quantité de sang qui continue à lui arriver par les veines et reflue du poumon.

Pour prouver que c'est bien la présence du sang qui prolonge les battements du C. D., il l'a vidé et lié l'aorte. Alors le C. G. est devenu l'*ultimum moriens*; ses battements se sont prolongés bien au-delà de ceux du C. D. « Or, écrit Bichat (1), il est manifeste que c'est du sang noir qui s'accumule dans l'oreillette et le ventricule aortiques, puisque pour la faire, il faut ouvrir préliminairement la poitrine, et que dès lors que les poumons sont à nu, l'air ne pouvant y pénétrer ne saurait colorer ce fluide dans son passage à travers les tissus de ces organes. »

Bichat a combattu Goodwin en s'appuyant sur diverses expé-

(1) *Recherches physiologiques sur la vie et la mort*, page 332, 5ᵉ édition, revue par Magendie. Paris, 1829.

riences parmi lesquelles je retiendrai celle qui consiste à boucher la trachée d'un animal et à ouvrir une artère quelconque pour voir que le sang devient à peu près aussi noir que le veineux. C'est donc qu'il est envoyé noir dans les artères par le V. G., et que, par conséquent, ce dernier se contracte sur le sang qu'il reçoit, quelle que soit sa couleur.

Le même physiologiste rapporte (loc. cit., p. 327) qu'il lui est arrivé de rétablir les contractions du cœur, anéanties dans diverses morts violentes, par le contact du sang noir injecté dans le ventricule et l'oreillette à sang rouge, avec une seringue adaptée à l'une des veines pulmonaires.

De tout ce qui précède il faut conclure forcément que la théorie de Goodwin est complètement fausse.

§. III. — *Théorie de Bichat.*

La théorie de cet illustre physiologiste sur l'asphyxie a été exposée dans ses immortelles *recherches sur la vie et la mort.*

A l'article sixième : *De l'influence que la mort du poumon exerce sur celle du cœur,* (loc. cit., p. 309), il écrit que « l'interruption de l'action du cœur ne peut succéder à celle des phénomènes mécaniques du poumon que de deux manières : 1° directement, parce que le sang trouve alors dans cet organe un obstacle mécanique réel à sa circulation ; 2° indirectement, parce que le poumon cessant d'agir mécaniquement, il ne reçoit plus l'aliment nécessaire à ses phénomènes chimiques dont la fin détermine celle de la contraction du cœur.

Dans la suite de son article Bichat combat la première manière et soutient la seconde.

Je vais exposer les opinions de cet auteur sur ces deux questions, montrer ses erreurs et ses contradictions, et réfuter sa théorie chimique de l'asphyxie.

A. — Bichat n'admet pas dans l'asphyxie l'existence d'un obstacle mécanique réel à la circulation pulmonaire.

Voulant prouver que, quand l'asphyxie se produit au moment où les poumons sont en état d'expiration, les plis et le resserrement des vaisseaux n'entravent pas la circulation, ce physiologiste soutient que l'état de vacuité ou de plénitude de l'estomac et de tous les organes creux n'apporte aucun changement apparent dans leur circulation, et qu'une artère mésentérique ouverte laisse jaillir le sang avec la même facilité, soit qu'on la plisse ou qu'on la déploie tour à tour.

Pourquoi, d'après lui, en serait-il autrement dans les poumons?

Ces raisonnements par analogie ne prouvent rien attendu que la structure de ces divers viscères est bien différente.

Bichat invoque ensuite les résultats de ses expériences sur les animaux. Dans une première il introduit dans la trachée d'un chien la canule d'une seringue à injection, tire sur le piston pour enlever l'air des poumons et ouvre en même temps l'artère carotide. « Il est évident, écrit-il, (loc. cit. p. 315), que dans cette expérience, la circulation devrait subitement s'interrompre, puisque les vaisseaux pulmonaires passent tout à coup du degré d'extension ordinaire au plus grand reploiement possible, et cependant le sang continue encore quelque temps à être lancé avec force par l'artère ouverte, et, par conséquent, à circuler à travers le poumon affaissé sur lui-même. Il cesse ensuite peu à peu, mais par d'autres causes que nous indiquerons. »

Dans une autre expérience Bichat ouvre, des deux côtés, la poitrine d'un animal vivant. Aussitôt les poumons s'affaissent. « Or, dit-il, p. 317, ici aussi la circulation n'éprouve point l'influence de ce changement subit; elle se soutient encore quelques minutes au même degré, et ne s'affaiblit ensuite que par gradation. »

Les expériences de Bichat démontrent précisément le contraire de ce qu'il soutient ; elles prouvent que, dans l'asphyxie, il se produit dans la circulation pulmonaire un obstacle mécanique qu'il s'efforce en vain de nier. Une grave erreur de ce physiologiste, c'est de penser que l'obstacle doit naître brusquement et arrêter tout d'un coup la circulation pulmonaire et artérielle. Cette thèse ne peut être soutenue, attendu que pendant les quelques minutes où le sang continue à s'écouler par la carotide il devient de plus en plus noir.

Or, comme ce sang noir ne peut venir que de l'artère pulmonaire et du C. D. c'est donc qu'il a traversé les poumons. Seulement, par suite de leur affaissement et aussi par d'autres causes qui seront exposées plus bas, le passage du sang à travers les capillaires du champ respiratoire est difficile et incomplet : ce liquide s'accumule dans les divisions de l'artère pulmonaire et dans ce vaisseau ; le V. D. malgré ses efforts succombe à la tâche, il se laisse dilater et tombe en asystolie ; les faibles contractions dont il est le siège pendant quelque temps étant impuissantes, même pour imprimer le moindre mouvement au sang de l'artère pulmonaire, l'arrêt de la circulation devient complet.

Par contre, les veines pulmonaires et le C. G. reçoivent de moins en moins de sang ; le débit de ce dernier devenant de plus en plus faible, le jet artériel, qui peut être fort au début et même s'accroître un instant, ne tarde pas à décroître graduellement ; bientôt l'écoulement du sang ne se fait plus qu'en bavant pour cesser en général 4 minutes après le commencement de l'expérience.

Ces faits hydrodynamiques peuvent-ils être l'expression d'une autre cause que celle d'un obstacle mécanique à la circulation pulmonaire ?

Est-il possible de nier cet obstacle lorsque l'on voit, après l'affaissement des poumons qui suit l'ouverture de la poitrine, le C. D. et surtout l'oreillette se dilater, tandis que le ventricule gauche, et principalement son oreillette s'affaissent ?

Ce qui frappe Bichat et paraît l'avoir induit en erreur, c'est la force du jet artériel au début de ses expériences et sa durée, bien qu'elle ne soit que d'environ 3 minutes, avec une intensité décroissante. Cependant rien n'est plus facile à expliquer.

En commençant à asphyxier un animal par une expiration provoquée, on force le sang contenu dans les veines pulmonaires, ses branches et rameaux d'origine, à affluer en quantité dans le C. G., d'où, lancé dans les artères, il produit un excès momentané de tension qui se traduit par l'élévation du jet. Ensuite, malgré la diminution de l'ondée sanguine, le jet persiste quelques minutes tout en s'affaiblissant et parfois avec quelques reprises d'intensité. Ces phénomènes s'expliquent par la tension artérielle due à l'élasticité des artères, force suffisante pour maintenir la circulation pendant quelques instants, même en l'absence de contractions cardiaques ; ils s'expliquent aussi par le concours qu'elle trouve dans la contraction des muscles. En effet les animaux asphyxiés se livrent à des efforts et à une agitation qui envahit une grande partie des muscles de l'économie.

Ces contractions, entravant le passage du sang dans les veines, prolongent la durée de la tension artérielle. Cela est si vrai qu'il m'a souvent suffi de faire raidir les quatre membres à un individu pour constater immédiatement que son V. G. se dilate généralement de 2 ctm. ; preuve certaine d'une élévation de la pression artérielle.

A l'appui de la même thèse Bichat prétend que (p. 320), dans les collections aqueuse, purulente ou sanguine, soit de la plèvre, soit du péricarde, la circulation pulmonaire se fait facilement malgré l'affaissement des poumons, et conclut que la disposition flexueuse de leurs vaisseaux « ne saurait jamais y être un obstacle au passage du sang ; que, par conséquent, l'interruption des phénomènes mécaniques de la respiration ne fait point directement cesser l'action du cœur, mais qu'elle la suspend indirectement, parce que les phénomènes chimiques ne peuvent plus s'exercer, faute de l'aliment qui les entretient ».

En émettant cette assertion Bichat commet une autre erreur qui montre qu'à l'âge où il écrivait, son expérience des malades était forcément insuffisante.

Quel est le médecin expérimenté qui ne sait qu'un épanchement assez considérable des plèvres cause une gêne de la respiration qui est l'une des expressions de l'embarras de la circulation pulmonaire?

Dans ces cas, il suffit de percuter l'O. D. pour constater qu'elle est dilatée; le V. G. pour voir qu'il est diminué, et juger par ces faits que la circulation des poumons est difficile et entravée.

Pour prouver que dans l'asphyxie qui débute au moment où le poumon est en état d'inspiration, il n'y a pas non plus obstacle à la circulation pulmonaire, Bichat dilate les poumons d'un animal en y injectant de l'air, en l'y maintenant par la fermeture d'un robinet adapté à la trachée. Il ouvre ensuite la carotide, et comme il voit le sang couler d'abord avec impétuosité, il en conclut qu'il n'y a pas d'arrêt dans la circulation pulmonaire parce que, s'il en était ainsi, le cours du sang artériel, dit-il, devrait aussi brusquement s'interrompre.

Cette opinion est passible de la plupart des objections faites ci-dessus et d'autres qui seront exposées plus bas.

B. — Bichat soutient que l'arrêt du cœur et les autres phénomènes de l'asphyxie sont dus à l'interruption des phénomènes chimiques du poumon.

Croyant avoir ruiné la théorie de l'obstacle mécanique, théorie des iatro-mécaniciens empruntée, comme il le dit, des phénomènes hydrauliques, Bichat, dans un second paragraphe, cherche à expliquer, par l'interruption des phénomènes chimiques du poumon, la cessation des mouvements du cœur qui se manifeste dans l'asphyxie due à un arrêt de la respiration.

Nous avons vu plus haut que pour Goodwin, la mort n'arrive,

dans l'asphyxie, que parce que le sang noir est impropre à stimuler la face interne du V. G. et à provoquer ses contractions ; d'où arrêt de la circulation.

Pour Bichat, c'est aussi le sang noir qui cause la mort seulement il explique autrement son action délétère et la généralise. « Je crois au contraire, écrit-il, (loc. cit., p. 332), que dans l'interruption des phénomènes chimiques du poumon, il y a affection générale de toutes les parties ; qu'alors le sang noir, poussé partout, porte, sur chaque organe où il aborde, l'affaiblissement et la mort; que ce n'est pas faute de recevoir du sang, mais faute d'en recevoir du rouge, que chacun cesse d'agir; qu'en un mot, tous se trouvent alors pénétrés de la cause matérielle de leur mort, savoir, du sang noir. »

Se bornant dans cet article à étudier l'action du sang sur les parois du cœur, Bichat soutient p. 329 « que le sang noir agit sur le cœur ainsi que sur toutes les autres parties, comme nous verrons qu'il influence le cerveau, les muscles volontaires, les membranes, etc., tous les organes, en un mot, où il se répand, c'est-à-dire en pénétrant son tissu, en affaiblissant chaque fibre en particulier : en sorte que je suis très persuadé que s'il était possible de pousser par l'artère coronaire du sang noir pendant que le rouge passe, comme à l'ordinaire, dans l'oreillette et le ventricule aortiques, la circulation serait presque aussi vite interrompue que dans les cas précédents, où le sang noir ne pénètre le tissu du cœur par les artères coronaires, qu'après avoir traversé les deux cavités à sang rouge. »

« C'est, dit-il, par son contact intime avec les fibres charnues, à l'extrémité du système artériel, et non par son contact sur la face interne du cœur, que le sang noir agit. Aussi, ce n'est que peu à peu et lorsque chaque fibre en a été bien pénétrée que sa force diminue et cesse enfin, tandis que la diminution et la cessation devraient, comme je l'ai fait observer, être presque subites dans le cas contraire. »

Plus loin (p. 330) Bichat précise sa pensée. « Arrêtons-nous.

écrit-il, quand nous arrivons aux limites de la rigoureuse observation ; ne cherchons pas à pénétrer là où l'expérience ne peut nous éclairer. Or je crois que nous établirons une assertion très conforme à ces principes, les seuls, selon moi, qui doivent diriger tout esprit judicieux, en disant en général et sans déterminer comment, que le cœur cesse d'agir lorsque les phénomènes chimiques du poumon sont interrompus, parce que le sang noir qui pénètre ses fibres charnues n'est point propre à entretenir leur action ».

D'après ces citations il est bien clair que pour Bichat, dans l'asphyxie, la mort n'arrive que sous l'influence délétère du sang noir qui paralyse l'activité du système nerveux et musculaire, notamment du cœur.

La théorie de Bichat a été acceptée avec enthousiasme par l'ensemble des physiologistes et des médecins ; et aujourd'hui elle règne encore dans les écoles.

Quelques-uns comme James Kay (1) l'ont combattue, mais sans succès. Ce dernier tout en soutenant le ralentissement et l'arrêt de la circulation pulmonaire, a attribué ces faits au sang noir qui ne traverserait qu'avec peine les capillaires du poumon ; d'autres, tel que Bérard (2) y apportent bien quelques restrictions, mais ils finissent par s'y rallier.

A l'article asphyxie du *Nouveau dictionnaire de médecine et de chirurgie pratiques*, Paul Bert écrit, p. 553 : « C'est à l'opinion de Bichat que s'est ralliée la grande majorité des physiologistes, opinion qui paraît en rapport avec tous les faits connus ; et c'est comme lui, à l'action du sang noir sur les fibres musculaires du cœur qu'on attribue l'arrêt de cet organe ».

Dans le même article p. 548, Paul Bert va même jusqu'à dire

(1) Expériences physiologiques et observations sur la cessation de la contractilité du cœur et des muscles dans le cas d'asphyxie chez les animaux à sang chaud (*Journal des progrès*), t. x et xi, traduit de l'anglais).

(2) *Cours de physiologie, théories de l'asphyxie*, t. iii. Paris, 1853.

dans la définition de l'asphyxie, *que le sang continue à circuler librement dans ses vaisseaux sans autre altération que celle due à une hématose incomplète.*

C. — *Erreurs, contradictions et embarras de Bichat au sujet de sa théorie.*

Si dans l'étude de l'évolution des sciences, il est un fait qui doit frapper tout observateur impartial et lui inspirer de tristes réflexions sur la marche et les défaillances de l'esprit humain, c'est assurément l'influence que la théorie de Bichat — théorie fausse — a exercée sur ses contemporains et exerce encore aujourd'hui, près d'un siècle après sa mort, parmi les physiologistes et les médecins ; et cela, malgré ce qu'avait écrit Galien sur la circulation pulmonaire, il y a bientôt dix-huit siècles.

Il suffit, pour partager ma conviction de lire attentivement l'article où Bichat traite de *l'influence que la mort du poumon exerce sur celle du cœur.* C'est, ainsi que je vais le démontrer, au milieu d'erreurs, de contradictions et d'embarras qu'il s'efforce d'édifier une théorie qui n'a pu devoir et ne doit son influence qu'au génie de son auteur.

Pour réfuter Bichat je n'ai d'abord qu'à prendre les arguments qu'il invoquait contre la théorie de Goodwin et à les lui opposer. Ce dernier physiologiste soutenait que dans l'asphyxie le C. G. s'arrêtait parce que le sang noir était impropre à stimuler sa face interne et à provoquer ses contractions.

Pour Bichat, l'arrêt du cœur est dû aussi au sang noir ; mais celui-ci exercerait son action délétère d'une autre façon, c'est-à-dire en pénétrant, par les artères coronaires, dans les parois du cœur et en paralysant ses fibres musculaires comme il paralyse l'action du système nerveux et des autres muscles de l'organisme.

Dans ces deux théories, soit que l'on soutienne avec Goodwin le défaut de stimulation du sang noir sur l'endocarde, ou avec Bichat son action paralysante sur les fibres musculaires cardiaques, c'est toujours pour aboutir par la même cause, le sang noir, à l'arrêt du cœur.

Je prie le lecteur de ne pas perdre de vue ce rapprochement.

Bichat combat Goodwin en faisant observer que d'après sa théorie on devrait constater à l'autopsie des asphyxiés, (loc. cit. p. 331) : « 1º Distension du ventricule à sang rouge et de l'oreillette correspondante par le sang noir qu'ils n'auraient pu chasser dans l'aorte ; 2º plénitude égale des veines pulmonaires et même des poumons ; 3º engorgement consécutif de l'artère pulmonaire et des cavités à sang noir. En un mot, la congestion du sang devrait commencer dans celui de ses réservoirs qui cesse le premier son action, et se propager de proche en proche dans les autres ».

Les réflexions de Bichat sont parfaitement exactes ; elles sont d'ailleurs d'une évidence vulgaire.

Tout le monde sait que tout obstacle qui, dans un canal ou dans un tube, intercepte le passage d'un liquide, provoque facilement un engorgement siégeant au niveau et en amont du lieu obstrué.

Or, comme le fait remarquer Bichat, le C. G. et les veines pulmonaires ne contiennent pas de sang noir, ou seulement en quantité très petite ; le terme où le sang s'arrête c'est principalement dans le poumon, et c'est de là qu'il faut partir pour suivre sa stase dans tout le système veineux. Si donc, chez les asphyxiés, la vacuité du V. G. ne permet pas d'attribuer, avec Goodwin, son arrêt au défaut d'excitation du sang noir sur sa face interne, elle ne permet pas davantage de soutenir, avec Bichat, que cet arrêt est dû à l'action paralysante du sang noir sur les fibres charnues du cœur.

En effet, s'il en était ainsi, les contractions cardiaques, s'affaiblissant de plus en plus, seraient impuissantes à vider le V. G. qui se laisserait dilater peu à peu par le sang et en serait rempli à l'autopsie, ainsi que l'O. G. et les veines pulmonaires

Or, comme c'est le contraire que l'on voit, il faut donc conclure, en s'appuyant sur les arguments soulevés contre Goodwin par Bichat, que sa théorie n'est pas plus fondée que celle du physiologiste anglais ; toutes les deux sont infirmées par les faits cadavériques.

Il est une autre objection contre laquelle ne peut tenir la théorie de Bichat, et que lui-même, entraîné par l'évidence des faits, n'a pu passer sous silence. Après avoir attribué l'arrêt du cœur au sang noir pénétrant ses fibres musculaires, il écrit p. 331 : « D'après cette manière d'envisager les phénomèmes de l'asphyxie relativement au cœur, il est évident qu'ils doivent également porter leur influence sur l'un et sur l'autre ventricule, puisque alors le sang noir est distribué en proportion égale dans les parois charnues de ses cavités, par le système des artères coronaires. Cependant on observe que le côté à sang rouge cesse le premier d'agir, que celui à sang noir se contracte encore quelque temps, qu'il est, comme on le dit *l'ultimum moriens.* »

Plus bas, Bichat cite l'expérience de Haller rapportée plus haut et dans laquelle le C. G. devient *l'ultimum moriens*, rien qu'en liant l'aorte et en vidant les cavités droites du cœur.

Attaché à combattre la théorie de Goodwin, sans se préoccuper d'accorder la sienne avec les faits, ce physiologiste conclut, p. 333 : « Que le sang noir excite, presque autant que le rouge, la surface interne des cavités qui contiennent ordinairement ce dernier, et que si elles cessent leur action avant celles du côté opposé, ce n'est pas parce qu'elles sont en contact avec lui, mais au contraire parce qu'elles n'en reçoivent pas une quantité suffisante, ou même quelquefois parce qu'elles en sont entièrement privées, tandis que les cavités à sang noir s'en trouvent remplies. »

Par ces passages Bichat reconnaît des faits et formule des conclusions absolument contraires à sa théorie. Après avoir attribué l'arrêt du cœur à l'influence paralysante du sang noir sur ses fibres charnues, il est forcé de reconnaître que le C. D.

continue à battre, malgré le sang noir qui pénètre ses parois, et alors que le C. G. a cessé d'agir.

Si ce dernier cesse d'agir avant son congénère il faut qu'il y ait une autre cause que l'influence paralysante du sang noir sur ses fibres charnues ; car on ne comprendrait pas que ce sang exerçât une action délétère sur un ventricule et pas sur l'autre.

Cette autre cause, Bichat nous la montre dans l'expérience de Haller où par la ligature de l'aorte et la ponction du C. D. on arrive à faire que le V. G., malgré le sang noir qui pénètre ses fibres charnues, devienne l'*ultimum moriens*; et, il nous l'explique en disant que si, dans l'asphyxie, le C. G. cesse de battre le premier c'est parce qu'il ne reçoit plus, dans ses cavités, de sang noir ou pas assez.

Si ce ventricule cesse de battre parce qu'il ne reçoit plus de sang noir dans ses cavités, ce n'est donc pas parce que ce fluide paralyse ses fibres charnues. Alors, que devient la théorie de Bichat ?

Par l'exposé des faits et des considérations qui précèdent, il est facile de constater que cet auteur a deux systèmes d'argumentation : S'agit-il de combattre Goodwin, il soutient que le C. G. cesse d'agir le premier parce qu'il ne reçoit plus de sang même veineux ; s'agit-il de défendre sa théorie, il prétend que le même cœur cesse d'agir parce que le sang noir qui pénètre ses fibres charnues, est impropre à entretenir leur action.

Ces deux thèses ne peuvent être également vraies ; et si l'une est vraie, l'autre ne l'est certainement pas. Or, les faits montrent que dans l'asphyxie, le C. G. cesse d'agir le premier parce que, ainsi que l'a soutenu Bichat contre Goodwin, il ne reçoit plus de sang noir, ou en quantité insuffisante. Si donc il cesse d'agir par cette cause, il faut conclure nécessairement que la théorie de l'illustre physiologiste français sur la cause de l'arrêt du cœur gauche a été réfutée en naissant par son auteur même.

D'autres contradictions se remarquent dans le même article. Après s'être élevé contre l'opinion des physiologistes de son

17.

temps qui considéraient l'interruption des phénomènes mécaniques du poumon comme la cause directe d'un obstacle mécanique à la circulation pulmonaire, et avoir cherché à prouver, par ses expériences, qu'après la suspension de la respiration le sang continue à couler, avec la même force, par une ouverture artérielle — ce qui est inexact — Bichat conclut p. 320 que la suspension de la respiration, en état d'expiration ou d'inspiration, ne saurait jamais être un obstacle au passage du sang, que ce n'est point l'interruption des phénomènes mécaniques qui fait cesser directement l'action du cœur, que c'est par la suspension des phénomènes chimiques que le cœur reste inactif, ainsi qu'il s'efforcera de le démontrer en soutenant, comme je l'ai dit plus haut, l'influence paralysante du sang noir sur le myocarde.

A la page 332 le même auteur affirme que chez les asphyxiés le sang s'arrête principalement dans le poumon, et que c'est depuis là qu'il faut partir pour suivre sa stase dans le système veineux. Revenant sur la même question. page 337. il dit encore que dans ce genre de mort : « Le poumon semble, en effet, être le terme où est venue finir la circulation, qui s'est ensuite arrêtée de proche en proche, dans les autres parties ».

Si dans l'asphyxie le poumon est le terme où finit la circulation, si c'est de là qu'il faut partir pour suivre la stase du sang dans le système veineux, si de plus les cavités du cœur gauche et les veines sont, ainsi que Bichat le reconnaît, vides ou ne contiennent que très peu de sang noir, c'est donc dans les poumons que gît l'obstacle à la circulation. Alors, pourquoi combat-il les physiologistes qui l'ont précédé en niant que l'interruption des mouvements respiratoires soit un obstacle mécanique à la circulation pulmonaire, et prétend-il que c'est par suite de la suspension des phénomènes chimiques de la respiration que le cœur à sang rouge est frappé d'inactivité par l'action délétère du sang noir ?

De deux choses l'une : ou l'obstacle à la circulation prend naissance dans les poumons ou dans le cœur gauche : s'il com-

mence par cet organe, il doit être dilaté par le sang ainsi que
les veines pulmonaires qui s'y abouchent. Or, comme c'est le
contraire qui se voit, que le C. G. est vide ou à peu près,
et que l'engorgement sanguin ne s'observe qu'à partir du poumon, il faut donc en conclure que le C. G. n'est pour rien dans
l'embarras de la circulation, que c'est dans le poumon que naît
l'obstacle circulatoire et que c'est là qu'il faut en chercher les
causes.

Bichat le sent si bien qu'il s'efforce d'expliquer l'obstacle
que la circulation rencontre dans le poumon, d'abord par le
défaut d'excitation de ce viscère par le sang noir qui traverse
les artères bronchiques. Je ne vois pas comment ce prétendu
défaut d'excitation pourrait empêcher le sang de couler dans
les vaisseaux pulmonaires, et je m'explique d'autant moins
cette assertion que Bichat soutient que le sang noir excite
presque autant les contractions du cœur que le sang rouge.

Il invoque ensuite comme seconde cause le défaut d'excitation des poumons par l'air vital qui entretient dans ces organes
un état d'éréthisme continuel. Je ne m'arrêterai pas à discuter
cette hypothèse sans fondement déjà combattue par Magendie.

Comme troisième cause il signale, p. 343 « l'affaiblissement
du ventricule et de l'oreillette droits, lesquels, pénétrés dans
toutes leurs fibres par le sang noir, ne sont plus susceptibles
de pousser avec énergie ce fluide vers le poumon, de surmonter
par conséquent la résistance qu'il y trouve : ils se laissent
donc distendre par lui..... »

Cette autre assertion n'est pas plus fondée que les précédentes. Si le C. D. se dilate dans l'asphyxie, c'est à cause de
la résistance que le sang éprouve à traverser le poumon. Le
même fait se produit dans le V. G., toutefois avec moins
d'intensité, lorsque l'on comprime les artères des membres ou
qu'on les entoure d'un bandage fortement serré. Il s'agit, dans
ces cas, d'un défaut d'équilibre entre la puissance et la résistance. Quand celle-ci augmente, celle-là a le dessous, d'où
dilatation des cavités cardiaques, par suite affaiblissement de

la contractilité du myocarde et asystolie comme pour le V. D.

Cela est si vrai qu'il suffit, chez un animal asphyxié et dont la poitrine est ouverte, de donner, par une petite ponction de l'oreillette ou du ventricule, issue à une certaine quantité de sang, pour constater que leurs contractions deviennent plus énergiques. C'est ainsi qu'il faut expliquer comment la saignée de la jugulaire, chez les asphyxiés par submersion, a été, au siècle dernier, jugée efficace par Lieutaud et Tissot ; et aussi, comment Ségalas et Lonsdale, cités par Paul Bert (1), ont pu constater que dans l'asphyxie la saignée de la jugulaire activerait ou même ranimerait les battements du cœur droit. Cette saignée, diminuant la distension du V. D., rend ses contractions plus énergiques et contribue indirectement à imprimer plus de mouvement au sang contenu dans les vaisseaux du poumon.

Après les faits que je viens d'exposer n'est-il pas étrange de constater qu'un physiologiste de la valeur de Paul Bert ait pu écrire de nos jours, (loc. cit. p. 548), que dans l'asphyxie le sang continue à circuler librement dans les vaisseaux, sans autre altération que celle due à une hématose incomplète!

Outre ses erreurs et ses contradictions, Bichat éprouve de l'embarras à concilier les résultats de ses expériences avec sa théorie. Ainsi, il remarque, p. 334, qu'après avoir fermé le robinet adapté à la trachée d'un animal, le jet artériel jaillit noir pendant quelque temps, puis s'affaiblit peu à peu. Si on ouvre le robinet, le sang devient rouge et jaillit presque tout à coup avec impétuosité, avant même qu'il ait eu le temps de pénétrer le tissu cardiaque ; puis il diminue manifestement et ne reste pas plus fort que le jet de sang noir au début de l'expérience.

Que devient donc cette théorie de l'arrêt graduel du cœur par l'action paralysante du sang noir sur ses fibres charnues

(1) *Nouveau dictionnaire de méd. et de chir. pratiques*, t. III, p. 565. Paris, 1865.

si cet organe, au moment où il en est encore pénétré, lance tout à coup, lors de l'ouverture du robinet trachéal, le sang rouge avec impétuosité ?

Bichat, tout en voulant expliquer ce fait par une hypothèse sans fondement, l'excitation extérieure du cœur par les grands mouvements d'inspiration et d'expiration, est forcé de faire cet aveu, que j'ai déjà cité page 335 : « Il suit de ce que nous venons de dire que l'expérience dans laquelle le sang rougit et jaillit tout à coup assez loin à l'instant où le robinet est ouvert n'est pas aussi concluante que d'abord elle m'avait paru ; car, pendant plusieurs jours, ce résultat m'a embarrassé, attendu qu'il ne s'alliait point avec la plupart de ceux que j'obtenais ».

Les difficultés qu'éprouve Bichat à faire concorder les résultats de ses expériences ne me surprennent pas, attendu qu'il veut les interpréter par un fait, le défaut d'hématose, absolument étranger à leur manifestation, tandis qu'avec la connaissance des lois de la circulation pulmonaire et du rôle hémodynamique de la respiration, tous ces résultats s'expliquent et se comprennent à merveille.

D. — La mort qui se produit en moyenne après 4 minutes chez les animaux à double circulation complètement aérostasiés, est due à un arrêt de la circulation pulmonaire et non à un défaut d'hématose; la preuve c'est que le sang noir peut entretenir leur vie pendant un temps beaucoup plus long.

L'oxygène est considéré comme un gaz nécessaire à l'entretien de la vie de tous les animaux ; la suspension de la respiration qui a pour but de le mettre en contact avec les éléments anatomiques et d'éliminer les produits de combustion, entraîne leur mort après un temps variable. Il y a, sous ce rapport, une différence très grande entre les animaux à double circulation et à sang chaud, et les animaux à sang froid.

Ainsi, tandis que l'homme, les mammifères et les oiseaux succomberont quatre minutes au plus, après le début de l'interruption de leur respiration, les animaux à sang froid supporteront, les uns pendant quinze, vingt heures ; d'autres un à plusieurs jours, la privation de l'air atmosphérique.

Ces différences tiennent, non-seulement au degré de leur activité nutritive, mais surtout à la conformation de leurs appareils respiratoire et circulatoire.

Si les animaux à double circulation, c'est-à-dire ceux dont la masse du sang ne peut circuler qu'en passant entièrement par les poumons, succombent si rapidement à la suite de l'interruption de la respiration, c'est parce que la suspension de cette fonction entraîne un arrêt rapide de la circulation pulmonaire suivi aussitôt d'un arrêt du V. G. et de toutes les fonctions, par manque de sang même noir.

Les faits que j'ai rapportés et discutés plus haut, à propos de la théorie de Bichat, prouvent surabondamment l'arrêt de la circulation pulmonaire ainsi que l'anémie du C. G. et du système artériel.

En ce moment, je vais prouver que le sang noir a été à tort accusé, par Bichat ainsi que par les physiologistes qui ont accepté et acceptent toujours sa théorie, de causer les accidents morbides de l'asphyxie par aérostasie ; et démontrer que loin d'être le grand coupable qui provoque une mort si prompte chez les animaux à sang chaud, il servirait au contraire à entretenir la vie pendant un certain temps s'il pouvait circuler dans leurs artères.

1° Le sang noir contribue à prolonger la vie des animaux à sang froid asphyxiés.

D'abord je ferai remarquer que chez les animaux à sang froid asphyxiés, le sang noir contribue à prolonger leur vie quelquefois plus de vingt heures. C'est à Edwards pourtant partisan de la théorie de Bichat que j'emprunte ce qui suit : « La première

— 263 —

question qui se présente dans l'asphyxie est de savoir, en faisant
abstraction du milieu, quelle est l'influence de la circulation
du sang noir sur le système nerveux et musculaire. La solution
de cette question dépend de la détermination, 1° de la durée de
la vie sous l'influence unique du système nerveux et musculaire : 2° de la durée de la vie qui résulte de la combinaison de
cette action avec la circulation du sang noir. La différence des
temps, dans les deux cas, fera connaître l'influence qu'exerce
sur le système nerveux la circulation générale du sang à l'abri
du contact de l'air.

On voit que c'est la seule manière rigoureuse de traiter cette
question, et qu'il importe beaucoup de la résoudre. C'est ce
que j'essayai de faire de la manière suivante : j'excisai le cœur
à des grenouilles qui furent mises sous un récipient dans de
l'eau privée d'air par l'ébullition ; j'en laissai un égal nombre
intactes, que je renfermai de même sous un récipient dans de
l'eau non aéré. La différence, dans ces deux cas, a été quelquefois de plus de vingt heures en faveur des dernières, et elle a
toujours été si marquée dans les expériences multipliées que j'ai
faites que je n'insisterai pas davantage sur ce point. J'ai obtenu
des résultats analogues avec les crapauds et les salaman-
dres (1). »

Le même auteur écrit, (loc. cit. p. 276) : « La circulation du
sang veineux contribue-t-elle à prolonger la vie des animaux à
sang chaud lorsqu'ils sont asphyxiés? Cela est évident pour
les jeunes mammifères. J'ai fait sur des chats des expériences
analogues aux précédentes sur les reptiles. Les individus dont
la circulation était supprimée par l'excision du cœur, et submergés dans de l'eau ne vivaient en général qu'un quart
d'heure : d'autres que je laissais dans leur intégrité, plongés
dans de l'eau à la même température donnaient des signes de
vie pendant environ une demi-heure. »

Ces expériences montrent, que non seulement chez les

(1) *De l'influence des agents physiques sur la vie*, p. 8 et 9. Paris, 1824.

animaux à sang froid mais aussi chez des animaux à sang chaud, le sang noir n'est pas, dans l'asphyxie, l'agent funeste qui paralyse plus ou moins rapidement l'activité du système nerveux et musculaire, mais, qu'au contraire, il contribue à prolonger la durée de cette activité.

2° La survie des fœtus asphyxiés des mammifères n'est due qu'à la circulation du sang noir.

Comme autres preuves que le sang noir peut parfois en circulant dans le système artériel, prolonger la vie d'asphyxiés, la nature nous en offre des exemples dans l'asphyxie des fœtus des mammifères, et dans la mort apparente de nouveaux-nés.

Buffon, dans son histoire de l'homme, rapporte qu'il plaça une grosse chienne dans un baquet rempli d'eau chaude et l'y fixa de manière à ce que le train postérieur fût baigné. Elle mit bas trois chiens qui, de l'eau, furent plongés, sans leur donner le temps de respirer, dans du lait chaud d'où ils furent retirés vivants après y être restés une demi-heure. Il les laissa respirer le même temps à l'air, les replongea dans le lait préalablement réchauffé, les y laissa une demi-heure, en retira deux vigoureux ; le 3ᵉ paraissant languissant fut rendu à la mère et se rétablit.

Les deux autres, après être restés une demi-heure à l'air, furent pour la 3ᵉ fois mis dans le lait, où y séjournant pendant la même durée, ils en furent extraits toujours vivants.

Buffon ajoute à son récit les réflexions suivantes : « Je n'ai pas suivi, dit-il, ces expériences plus loin ; mais j'en ai assez vu pour être persuadé que la respiration n'est pas aussi nécessaire à l'animal nouveau-né qu'à l'adulte, et qu'il serait peut-être possible, en s'y prenant avec précaution, d'empêcher de cette façon le trou ovale de se fermer, et de faire, par ce moyen, d'excellents plongeurs et des espèces d'animaux qui vivraient également dans l'air et dans l'eau. »

Le Gallois, qui paraît avoir ignoré les recherches de Buffon, en fit de semblables principalement sur les lapins. Il reconnut que les lapins nouveaux-nés pouvaient supporter en moyenne, une submersion de vingt-huit minutes sans mourir. Seulement cette faculté de résister à la privation de l'air diminue de jour en jour. Ainsi, d'après Le Gallois, au bout de cinq jours les jeunes lapins plongés dans l'eau ne vivent plus que seize minutes ; après dix jours cinq minutes et demie ; et après quinze jours ils ne résistent pas plus longtemps à la submersion que les animaux à sang chaud adultes.

Edwards (loc. cit. p. 268), a vu des petits chiens vivre sous l'eau pendant 54 minutes.

Les enfants nouveaux-nés, en état de mort apparente, peuvent être rappelés à la vie, même après être restés longtemps en cet état. La durée en est difficile à déterminer, mais, d'après un certain nombre de faits présentant des caractères d'authenticité, elle serait plus longue qu'on ne le croit généralement.

Le docteur Torteil cite, dans l'*Union médicale* (17 janvier 1850) le fait d'une fille qui, après avoir accouché clandestinement, enterra son enfant la face appliquée contre le fond de la fosse. Il fut déterré après plus de trois quarts d'heure et put être rappelé à la vie.

Dans un travail publié à Prague : *De la vie du nouveau-né sans respiration*, Moschka, cité par Casper (1) et par Depaul (2) rapporte deux faits intéressants. Le premier est celui d'une femme qui, après être accouchée sans témoin, et croyant son enfant mort, l'enterra. Ayant avoué le fait au bout de cinq heures, l'enfant fut déterré et rappelé à la vie 7 heures après sa naissance.

Le second est celui d'un nouveau-né en état de mort apparente et chez lequel Moschka entendit les bruits du cœur vingt-trois heures après la naissance, sans toutefois pouvoir le ranimer.

(1) *Traité pratique de médecine légale*, t. ii, p. 492. Paris, 1862.
(2) *D*r *Encycl. des sciences méd.* : art : nouveau-né, p. 584.

Bardinet de Limoges communiqua en 1864, à l'académie de médecine, un travail intitulé : *De la vie sans respiration chez les enfants nouveaux-nés*. Parmi les faits cités par le médecin de Limoges, le troisième paraît concluant. C'est celui d'une fille qui accoucha clandestinement le 18 août 1854 vers dix heures du matin d'un enfant mort. Il fut placé dans un fichu, enterré dans une chénevière à 25 ctm. sous terre, exhumé à six heures du soir et rappelé à la vie pour mourir quatre jours après.

Depaul (loc. cit.) à qui j'emprunte ce fait, signale aussi celui d'Antoine Portal, premier médecin du roi. Un enfant, en état de mort apparente, avait été porté déjà depuis quelque temps dans son amphithéâtre. Il allait en faire l'autopsie lorsqu'il eut l'heureuse idée de lui souffler dans la bouche. Au bout de deux ou trois minutes l'enfant se ranima et fut rendu plein de vie à ses parents.

Un fait semblable aurait été observé par un anatomiste de Lyon qui le communiqua au baron Portal.

Depaul a recueilli et publié des observations qui démontrent qu'un nouveau-né peut être rappelé à la vie, même après être resté deux heures en état de mort apparente. C'est la limite la plus longue que ce sagace clinicien ait pu observer.

Il serait possible de citer d'autres faits, mais ceux-ci suffisent pour montrer que, chez les nouveaux-nés, la vie peut continuer en l'absence de mouvements respiratoires.

Comment expliquer que des fœtus de mammifères tels que le chien et le lapin puissent rester une demi-heure, et parfois davantage, sous l'eau sans être asphyxiés ; et que des nouveaux-nés puissent être rappelés à la vie après avoir été enterrés pendant plusieurs heures, tandis que des adultes placés dans les mêmes conditions seraient morts après 4 à 5 minutes ?

A quoi tient la survie des premiers ?

Évidemment c'est à la présence du trou de Botal et du canal artériel qu'il faut attribuer le privilège dont jouissent les fœtus nouveaux-nés des mammifères. Pendant leur vie intra-utérine le sang des veines caves arrivant dans l'O. D. passe en partie dans l'O. G. par le trou de Botal, et en partie dans le V. D. ; de ce ventricule il se rend par le canal artériel dans l'aorte. Il n'en coule que très peu dans les branches de l'artère pulmonaire qui sont très petites.

Immédiatement après la naissance cette disposition est la même ; et si le nouveau-né ne respire pas, le sang n'en peut pas moins continuer à couler, par les mêmes voies, des veines caves dans l'aorte sans passer par les poumons. Certes, dans ces cas la circulation est faible, les battements du cœur parfois à peine sensibles, mais elle est suffisante pour entretenir, pendant quelquefois plusieurs heures. un léger mouvement nutritif qui maintient la vie dans les centres importants du système nerveux, tel que le bulbe rachidien.

La faiblesse de ce mouvement circulatoire s'explique par l'absence de mouvements inspirateurs du thorax qui normalement attirent, dès le début de la vie extra-utérine, dans l'O. D. le sang des veines caves et des veines sus-hépatiques ; et aussi par la suppression de la circulation placentaire.

Les physiologistes et les accoucheurs n'ont pas assez remarqué combien il est important, *au point de vue de la circulation du fœtus*, que ses mouvements inspirateurs succèdent immédiatement au décollement du placenta ; ils n'ont surtout attribué d'importance à ce fait qu'en le considérant sous le rapport de l'hématose ; cependant cette considération est secondaire relativement à la circulation.

L'on sait que le département le plus important de la circulation du fœtus c'est le placenta et ses vaisseaux. Ces annexes contiennent une grande partie de son sang ; la circulation s'y fait sous l'impulsion du cœur fœtal qui, par les artères ombilicales. chasse le sang dans les capillaires des villosités placentaires, d'où il revient, par la veine ombilicale, au foie, et en proportion plus grande, par le canal veineux d'Arenzi, dans la veine cave inférieure et dans l'O. D. ; de là le sang de cette veine est dirigé par la valvule d'Eustache, presque en totalité dans l'O. G.

Le cours du sang dans le placenta et la veine ombilicale n'est pas soumis à la seule impulsion du cœur ; il s'y ajoute, comme pour les capillaires et les autres veines de l'économie, d'autres causes. Ces causes sont toutes celles qui, provoquant des compressions intermittentes du placenta, activent, comme la contraction musculaire, le cours du sang dans la veine ombilicale. Comme preuve de cette influence je citerai ce qui, au moment de l'accouchement, se passe chez le fœtus pendant les contractions utérines. Au début d'une contraction on constate habituellement que les battements du cœur fœtal deviennent plus fréquents ; ils se ralentissent ensuite considérablement quand la contraction est dans son plein, et reprennent peu à peu leur rythme régulier lorsqu'elle est terminée. Ces faits démontrent qu'au début de la contraction utérine le placenta comprimé chasse, par la veine ombilicale dans le cœur, une grande quantité de sang qui en accélère les mouvements.

La compression continuant, le cours du sang des artères ombilicales dans la veine est ralenti par suite de cette compression ; il en résulte que le cœur recevant moins de sang bat plus lentement.

Outre les rapprochements faits depuis longtemps, au point de vue de l'hématose, entre le poumon et le placenta, il en est un autre à faire, par le fait que je viens de citer entre ces deux organes sous le rapport de la circulation. Ainsi de même que pour le placenta, quand le poumon est comprimé soit par un effort ou une expiration prolongée, le cœur s'accélère pour se ralentir ensuite si l'effort ou l'état d'expiration continue.

Les contractions utérines ne sont pas les seules causes qui doivent accélérer la circulation placentaire ; je pense, sans pouvoir le démontrer pour le moment, que les mouvements inspirateurs des femmes enceintes, en augmentant par instant la pression intra-abdominale, doivent exercer aussi une influence favorable sur cette circulation. Si le fait est exact, comme j'ai une tendance à l'admettre, un troisième rapprochement serait à faire, chez la femme enceinte, entre ses poumons et le placenta : tandis que pendant l'expiration sa circulation pulmonaire est activée par le retrait du poumon, celle du placenta qu'elle porte serait aussi activée, mais pendant l'inspiration, par la compression intra-abdominale (1).

D'après les considérations que je viens d'exposer, il est facile de comprendre que quand chez le nouveau-né, les mouvements inspirateurs ne s'établissent pas pour aspirer le sang des veines dans le C. D. et se substituer au placenta dont le rôle est définitivement interrompu, la circulation s'affaiblit forcément faute d'une arrivée suffisante du fluide sanguin au cœur.

Parmi les nouveaux-nés en état de mort apparente, il en est un grand nombre qui ont fait des tentatives d'inspiration avant leur naissance ; ils rentrent dans la forme asphyxique de la mort apparente. Ces tentatives inspiratoires se produisent lorsqu'il y a pendant le travail, compression du cordon, décollement du placenta ou compression de cet organe par des contractions utérines permanentes. Dans ces cas, l'interruption de la circulation placentaire fait faire au fœtus des tentatives d'inspirations comme en fait l'adulte lorsque la circulation aérifère de ses poumons est entravée.

Ces efforts inspirateurs attirent dans le C. D. le sang des veines caves et du foie qui en est gorgé chez le fœtus, et dans le poumon celui du C. D. Si au moment de ces efforts, il y a occlusion de la bouche et des narines par leur application contre les parois du canal utéro-vaginal, rien ne pénètre dans la trachée ; dans le cas contraire du liquide amniotique peut s'y introduire ainsi que du sang ou du méconium.

Quoi qu'il en soit, chez ces derniers, sous l'apparence de la mort, une vie latente continue souvent à être entretenue par

---

(1) Le savant chirurgien de la maternité de Paris, M. Guéniot, ayant bien voulu examiner ces questions, m'a écrit que dans un cas de constriction circulaire de l'abdomen, il a constaté une accélération très manifeste des battements du cœur du fœtus.

une faible circulation du sang, et ils peuvent être rappelés à la vie : facilement si les voies aériennes sont libres, parce qu'alors, sous l'action de la respiration artificielle, le sang accumulé par leurs tentatives inspiratoires dans le poumon, est chassé de suite dans le C. G.; difficilement si les voies aériennes sont obstruées par des liquides qui en font alors des submergés.

L'explication de la survie des nouveaux-nés par l'existence du trou ovale et du canal artériel a été combattue par divers auteurs et notamment par Paul Bert. Nier cette influence, c'est nier l'évidence. D'ailleurs, pour dissiper les doutes qui pourraient subsister à cet égard, il suffit de se reporter aux expériences de Le Gallois qui démontrent que la durée de la survie diminue chaque jour en raison du rétrécissement du trou de Botal et du canal artériel, et qu'elle est nulle quinze jours après la naissance, alors que cette ouverture et ce conduit sont fermés.

Des physiologistes ont soutenu que les fœtus qui ont déjà respiré supportent moins longtemps la privation de la respiration que ceux chez lesquels elle n'a pas encore commencé. D'autres leur ont opposé les expériences de Buffon signalées plus haut. Toutefois, sans avoir fait d'expériences à cet égard, je suis assez disposé à partager l'opinion des premiers. La raison c'est que si un fœtus, dont la respiration est établie, vient à être privé d'air, il ne manque pas de faire, malgré cette privation, des mouvements inspirateurs qui font affluer le sang dans ses poumons et l'y maintiennent.

Quelque grand que soit l'embarras de la circulation pulmonaire, je sais qu'il n'empêchera pas une partie du sang veineux d'arriver au C. G. et à l'aorte par le trou ovale et le canal artériel, et de concourir à l'entretien de la vie pendant un certain temps ; mais il n'en est pas moins vrai que, par le fait des mouvements inspirateurs, une grande partie du sang fœtal, attirée et immobilisée dans les poumons, est soustraite à la circulation générale et ne peut servir à la nutrition.

3° Le sang noir peut entretenir la vie d'un chien pendant une demi-heure sans congestionner le poumon.

Ce fait est démontré par la respiration de l'azote. De ce qui précède il est bien établi que le sang noir prolonge la durée de la vie des animaux à sang froid asphyxiés ; qu'il la maintient chez les fœtus des mammifères et chez les nouveaux-nés en état de mort apparente, quelquefois pendant plusieurs heures. Puisqu'il en est ainsi, ce n'est donc pas, comme Bichat et ses successeurs, au défaut d'hématose, ou pour mieux dire au sang noir, qu'il faut attribuer la mort qui, chez les animaux à double circulation aérostasiés, arrive en 4 ou 5 minutes.

Je vais maintenant démontrer que chez ces animaux, non-seulement le sang noir peut entretenir leur vie pendant un temps beaucoup plus long que la durée de l'asphyxie par aérostasie, mais faire voir encore que la théorie de Bichat, qui dans ce cas, attribue la congestion pulmonaire à l'arrêt des phénomènes chimiques de la respiration, est complètement fausse.

Pour fournir ces démonstrations il suffit de faire respirer à un animal un gaz inoffensif dépourvu d'oxygène et d'observer les résultats. C'est ce que j'ai réalisé, il y a bien longtemps, dans l'expérience suivante en faisant respirer de l'azote à un chien.

Respiration d'azote par un chien. Durée de la vie : une demi-heure.

En septembre 1861, au moyen d'une cloche plongeant dans l'eau, je prépare de l'azote en faisant brûler sous cette cloche un morceau de phosphore. Je m'assure qu'il ne reste plus d'oxygène libre en constatant que le phosphore a cessé d'être lumineux dans l'obscurité.

La cloche présente à son extrémité supérieure une tubulure fermée par un bouchon traversé par un tube de verre auquel est adapté un tube en caoutchouc terminé par un robinet fermé.

Je fais la trachéotomie sur un chien d'assez forte taille,

j'introduis dans la trachée le bout libre du robinet en le fixant par une ligature et je l'ouvre aussitôt. Immédiatement l'animal respire largement, ce dont il est facile de s'assurer par l'élévation et l'abaissement du niveau de l'eau dans la cloche. Cinq minutes après le début de l'expérience les mouvements respiratoires s'élèvent à 50 par minute. A ce moment je mets à nu une artère crurale que je traverse de part en part, avec une épingle. En la retirant un peu, il sort par l'ouverture correspondant à la pointe, un jet de sang noir. Je constate plusieurs fois le même fait dans le cours de l'expérience.

La respiration continue à se faire largement. Après 15 minutes les mouvements respiratoires atteignent 60 par minute et le pouls s'élève à 120.

A la dix-huitième minute l'animal éprouve une grande agitation qui se calme presque aussitôt.

Au bout de 22 minutes les battements du cœur se ralentissent (80 par minute) et deviennent irréguliers.

Peu après la respiration se ralentit et le pouls redevient régulier ; enfin la respiration et les battements du cœur *cessent complètement et brusquement*, juste une demi-heure après le début de l'expérience.

J'ouvre de suite la poitrine et constate qu'aussitôt les poumons reviennent complètement sur eux-mêmes ; j'aperçois le cœur qui ne présente plus aucune contraction ; les veines caves, ainsi que l'oreillette et le ventricule droits contiennent du sang noir, sans toutefois être distendus comme le sont ces cavités dans les cas d'asphyxie par obstacle à l'entrée de l'air dans les poumons ; il en est de même des veines pulmonaires, de l'oreillette et du ventricule gauches qui sont également remplis de sang noir et fluide.

La surface des poumons présente une coloration d'un rouge brunâtre. A la coupe, ils n'offrent pas les caractères de la congestion ; ils ne crépitent pas ; la trachée, les bronches et leurs divisions ne contiennent ni liquide ni écume. Les portions de surface des poumons respectées par la coupe, examinées au bout d'une demi-heure, ont une coloration telle qu'on l'observe sur ceux d'un animal dont la respiration est libre.

Les méninges sont injectées; à la coupe du cerveau on remarque que les surfaces de section sont teintes en rouge et parsemées de nombreux piquetés; par la pression on fait sourdre un grand nombre de gouttelettes sanguines à la surface des coupes.

Au début de l'expérience l'eau qui, par suite de la disparition de l'oxygène, s'était élevée dans la cloche du cinquième de sa hauteur, baisse peu à peu et descend même, vers la fin, un ctm. au-dessous du niveau extérieur à la cloche. Cette augmentation du volume gazeux qu'elle renfermait, me paraît devoir s'expliquer par l'élévation de la température et l'expiration de l'acide carbonique et d'azote.

Cette expérience tranche la question de la cause des phénomènes morbides et cadavériques des asphyxiés en faveur du trouble que l'aérostasie apporte dans les phénomènes mécaniques de la respiration. Ainsi, voilà un chien qui, malgré l'interruption des phénomènes chimiques de la respiration, continue à vivre une demi-heure. Il vit avec du sang noir sans présenter ces phénomènes de l'abaissement et de l'hyphémie artérielle qui se manifestent sur un animal, quelques minutes après avoir interrompu les phénomènes mécaniques de la respiration par la fermeture d'un robinet adapté à la trachée.

Tandis que ce dernier meurt au bout de 4 à 5 minutes, le premier n'expire qu'après une demi-heure. Ensuite, quelles différences au point de vue des lésions anatomiques ? Celui-ci présente à l'autopsie les deux cœurs également remplis de sang ; les artères en contiennent notablement, ainsi que l'intérieur du cerveau, et fait remarquable, les poumons ne sont pas congestionnés. Celui-là au contraire offre les cavités droites du cœur dilatées, les poumons congestionnés, les cavités cardiaques gauches vides ou à peu près ainsi que les artères, le cerveau anémié comme on l'observe chez les asphyxiés, et les sinus gorgés de sang.

18.

Pourquoi ces différences dans la durée de la vie et dans les lésions cadavériques ?

Elles s'expliquent facilement au moyen des lois de la circulation pulmonaire.

Le chien au robinet trachéal fermé fait des efforts inspirateurs ; comme l'air ne peut entrer dans ses poumons, c'est le sang qui y afflue et s'y trouve maintenu : d'où congestion des poumons, arrêt de la circulation pulmonaire, distension du cœur droit, vacuité du cœur gauche, vacuité des artères et mort par anémie cérébrale.

Le chien à respiration azotée est, il est vrai, privé d'oxygène ; mais il peut, avec l'entrée de l'azote dans ses poumons, exécuter facilement les phénomènes mécaniques de la respiration. L'accomplissement de ces phénomènes entretient la circulation pulmonaire. Aussi, pas d'arrêt dans cette circulation et par suite pas de distension des cavités du cœur droit, de congestion des poumons, de vacuité du cœur gauche et des artères, et d'anémie cérébrale. C'est ce qui fait que l'animal, au lieu de mourir au bout de 4 à 5 minutes, continue à vivre une demi-heure pour mourir d'une autre façon ; c'est-à-dire par un défaut d'oxydation des éléments nerveux et musculaires qui entraîne l'abolition de leurs propriétés.

E. — Une autre preuve que la mort des animaux à double circulation aérostasiés, est due à l'arrêt de la circulation pulmonaire, et non à celui de l'hématose, c'est la possibilité de rétablir cette circulation par la respiration artificielle pratiquée avec de l'azote ou de l'hydrogène et de les rappeler à la vie par du sang noir. Récit d'une curieuse expérience sur ce sujet.

Vésale avait montré à ses élèves qu'un animal dont les poumons sont affaissés et le cœur arrêté par l'ouverture de la poitrine peut être rappelé à la vie par l'insufflation pulmonaire.

D'autres expérimentateurs avaient observé les mêmes faits, notamment Robert Hooke qui, en 1664, démontra, devant la Société Royale de Londres, que, sur un chien dont la poitrine est largement ouverte, on peut, par la respiration artificielle, rétablir les mouvements du cœur et les conserver pendant une heure.

Depuis, ces expériences ont été répétées nombre de fois avec succès, non seulement de cette façon, mais aussi en paralysant les muscles inspirateurs par la section du bulbe au niveau de l'origine des pneumo-gastriques.

Jusqu'à Lavoisier, ce retour à la vie était expliqué par le rétablissement de la circulation pulmonaire sous l'influence des mouvements communiqués aux poumons par la respiration artificielle. Cette assertion basée sur un rapport constant de succession et de similitude entre la cause et l'effet est exacte. Toutefois, si les anciens physiologistes ont bien vu les faits ils n'ont pas su les interpréter. Il leur manquait la connaissance de cet autre fait que le hasard m'a fait découvrir et qui consiste *dans la dilatation de l'ensemble des vaisseaux pulmonaires provoquée par l'insufflation des poumons*—pourvu qu'elle ne soit pas exagérée—et dans leur rétrécissement par suite de l'expiration.

Après Lavoisier la théorie chimique a supplanté la théorie iatro-mécanique. A partir de Bichat jusqu'à nos jours, l'action réviviscente de la respiration artificielle est attribuée à l'oxygène qui, en hématosant le sang, facilite son passage à travers les capillaires du poumon.

Les faits n'ont pas cependant manqué pour montrer que chez un animal asphyxié et dont les mouvements respiratoires ont cessé, il est possible de les rappeler en pratiquant la respiration artificielle avec un gaz impropre à l'hématose.

Cette constatation faite par Claude Bernard, bien qu'elle suffise, à elle seule, à ruiner la théorie de Bichat sur l'asphyxie, a été considérée comme un fait curieux auquel on ne s'est pas attaché à en trouver la signification, tant est grand, parmi les savants, le culte de Bichat.

Ainsi, P. Bert, qui connaissait bien les expériences de

Cl. Bernard, écrit à l'article asphyxie (loc. cit., p. 555) : « Mais on doit à Cl. Bernard la constatation de ce fait curieux sur lequel nous reviendrons plus loin, que cette opération — la respiration artificielle — réussit alors même qu'on introduit dans les poumons un gaz impropre à la respiration, comme l'azote ou l'hydrogène. »

Le même physiologiste dit à la page 565 : « Cl. Bernard a montré que ces procédés peuvent être efficaces alors même qu'on s'en sert pour introduire dans les poumons un gaz impropre à l'hématose ; il a rappelé à la vie des chiens étranglés, en leur insufflant de l'azote ou de l'hydrogène : les mouvements inspiratoires ont fini par revenir spontanément. Peut-être faut-il attribuer en partie ce curieux résultat à ceci : que le sang qui continue à circuler dans les poumons se débarrasse à chaque inspiration de l'acide carbonique qu'il contient en excès ; c'est surtout en effet, il n'est pas inutile de le faire remarquer en passant, dans ce mode d'asphyxie et ceux qui s'en rapprochent directement, comme la submersion et la pendaison, que l'acide carbonique s'accumule en grande proportion dans le sang ».

L'explication que tente P. Bert, sous une forme dubitative, serait-elle fondée, que le retour à la vie n'en aurait pas moins lieu, contrairement à la théorie de Bichat, avec du sang non oxygéné ! D'ailleurs ce n'est pas à l'élimination de l'acide carbonique qu'il faut attribuer les heureux effets de la respiration artificielle avec un gaz impropre à l'hématose, attendu qu'on obtient les mêmes effets alors que l'on fait respirer à un animal l'acide carbonique qu'il inspire, ainsi que le démontre la curieuse expérience suivante.

Un lapin asphyxié est rappelé à la vie par l'azote et continue à vivre par la respiration de ce gaz.

Le 28 octobre 1893, sur un lapin de forte taille je place dans la trachée une canule portant à son extrémité externe un tube en caoutchouc ; l'artère carotide gauche mise à nu et soulevée par un fil, est percée avec une épingle. Un jet de sang rouge s'élevant à une hauteur de 0.30 ctm. est arrêté aussitôt par l'application sur l'artère d'une petite pince à pression continue. A 10 heures, interruption de la respiration par une pince à pression continue placée sur le tube en caoutchouc adapté à la canule trachéale. Les mouvements d'inspiration continuant avec énergie, la pince placée sur l'ouverture artérielle est retirée momentanément au bout d'une minute, et laisse s'échapper un jet de sang noir moins fort que le précédent ; après 2 minutes le jet est de même force. L'animal ne tarde pas à être agité par des mouvements convulsifs et ne fait plus que quelques rares et faibles inspirations. Après deux minutes et demie la carotide s'affaisse et ses pulsations sont petites.

Aussitôt j'adapte au tube trachéal un robinet communiquant avec le tube d'un sac en caoutchouc d'une contenance de 10 litres d'azote fraîchement préparé ; j'ouvre ce robinet et je fais la respiration artificielle au moyen de pressions intermittentes exercées sur le sac. Après une dizaine d'insufflations je m'arrête et je constate que l'animal respire largement par lui-même, que la carotide se distend par du sang noir et que ses pulsations sont très sensibles.

Cinq minutes après le début de la respiration de l'azote, l'ouverture carotidienne laisse échapper un sang noir s'élevant à la hauteur de 45 ctm. ; les mouvements respiratoires sont faciles et fréquents. La respiration et les battements du cœur continuent à se manifester aussi aisément et avec la même fréquence ; et la carotide, de plus en plus distendue par le sang noir, présente des pulsations très marquées. Il y a neuf minutes que le lapin respire l'azote, le nombre de mouvements respiratoires s'élève à 52 par minute et ceux du cœur à 120 ; le jet du sang noir, sortant par l'ouverture carotidienne rendue un instant béante, s'élève à 0, 85 ctm.

Les mêmes phénomènes continuent à se montrer et après une durée de 18 minutes j'observe que les battements du cœur sont toujours à 120, les mouvements respiratoires à 56 et que le jet carotidien s'élève à 70 ctm.

Une demi-heure après le début de la respiration d'azote, voyant que l'animal est toujours dans le même état, que le jet carotidien s'élève encore à 70 ctm. et jugeant que l'expérience est suffisamment démonstrative, je lui fais respirer l'air pur, retire sa canule, observe que le sang sort rouge de la carotide, lie cette artère et laisse l'animal en liberté.

Ce lapin meurt le 5e jour. A l'autopsie je constate qu'il a succombé à une pneumonie double.

Cette expérience est intéressante à divers points de vue ; elle démontre :

1° Que chez un animal asphyxié et dont les mouvements respiratoires ont cessé, il est possible de les rétablir en pratiquant la respiration artificielle avec de l'azote ;

2° Que dans l'asphyxie par aérostasie l'arrêt de la circulation pulmonaire est dû aux obstacles apportés aux mouvements diasto-systoliques du poumon et non au défaut d'hématose, attendu qu'on la rétablit sans hématoser le sang et seulement en communiquant aux poumons leurs mouvements normaux ;

3° Que le sang noir, loin de paralyser le cœur, active si bien ses contractions que la tension artérielle qui, au début de l'expérience, était dans la carotide de 23 millimètres de mercure devient presque nulle après 2 minutes et demie d'asphyxie pour remonter à 33 millimètres 5 minutes après le début de la respiration de l'azote et atteindre ensuite 85 millimètres au bout de 9 minutes ;

4° Que ces énormes différences de pression s'expliquent en sachant que chez un animal impressionnable comme l'est le lapin, les contractions cardiaques sont affaiblies par la crainte et peut-être aussi par l'excitation du pneumo-gastrique, provoquée par l'isolement de la carotide ; que l'aérostasie entrave la circulation pulmonaire, et que la respiration, même avec de l'azote, la favorise et permet au sang accumulé dans les poumons et le système veineux d'arriver, sous l'influence d'inspirations profondes et rapides, en quantité de plus en plus grande dans le ventricule gauche qui le chasse énergiquement dans les artères et en augmente la tension ;

5° Que cette tension se maintenait à 51 millimètres après une demi-heure de respiration azotée, et que l'animal aurait encore pu la supporter pendant un certain temps ;

6° Enfin, qu'avec de l'azote il continuait à vivre, et cela, contrairement à l'opinion de P. Bert, tout en respirant son acide carbonique dont la quantité augmentait de plus en plus dans le sac en caoutchouc.

Remarques sur la respiration de l'azote et de l'hydrogène.

Les physiologistes sont loin d'être d'accord sur les effets de la respiration de l'azote ou de l'hydrogène. Au siècle dernier Fontana (Opuscules physiques et chimiques, traduction de Gibelin, in-8° ; Paris, 1784), avait déjà démontré l'innocuité relative de l'air inflammable (hydrogène) et de l'air phlogistiqué (azote).

Plus tard, après la découverte de Lavoisier, les esprits, prévenus par la nouvelle théorie de la respiration, étaient disposés à ne voir que des asphyxies rapides par la respiration de gaz même inertes. D'après Nysten, un cabiai plongé dans une atmosphère d'azote meurt en trois minutes et demie. Des membres de l'École de Médecine de Paris ont constaté que le même animal, placé sous une cloche remplie de ce gaz, succombe en cinq minutes et demie. Selon Dupuytren les oiseaux meurent dans l'hydrogène au bout de trois ou quatre minutes.

Varin, qui a fait en 1802 (1) des expériences sur ce sujet, soutient que des Cabiais peuvent vivre trois quarts d'heure dans l'azote ou l'hydrogène. Savary prétend à l'article asphyxie

____

(1) *Dissertation physiologique et méd. sur les asphyxies, etc.*, in-8°, Thèse de Paris, an X (1802).

(*D^{re} des Sc. méd.*, p. 380, Paris, 1812) que Varin s'est trompé. Sans me porter garant de l'exactitude de ses expériences, je puis dire que ce médecin ne se trompait pas quand, dans sa thèse, il dit que le sang ne peut traverser les poumons qu'autant que la poitrine exécute des mouvements d'ampliation et de rétrécissement, et aussi lorsqu'il reprochait aux physiologistes de son temps d'avoir trop accordé à l'ascendant séducteur de la chimie.

Depuis, Bérard a écrit (1) qu'une atmosphère d'azote ne devient mortelle pour les mammifères qu'après six, huit, dix ou douze minutes.

Comment concilier ces expériences où l'asphyxie se manifeste rapidement par la respiration de l'azote ou de l'hydrogène, avec celles de Cl. Bernard dans lesquelles des animaux asphyxiés sont rappelés à la vie en leur pratiquant la respiration artificielle, soit avec de l'azote ou de l'hydrogène ? Comment concilier ces résultats si différents ? Comment expliquer qu'avec un expérimentateur un même gaz respiré provoque la mort par asphyxie en quelques minutes, tandis qu'avec un autre il rappelle à la vie un animal asphyxié ?

Évidemment, il faut penser que ces expériences n'ont pas été conduites avec la même précision, ni sous la direction d'un même esprit scientifique. Aussi, en présence de cette divergence d'opinion, mon choix n'est pas douteux. Je considère comme exactes les expériences de Cl. Bernard en raison de la confiance qu'inspirent les travaux d'un si remarquable physiologiste qui a su si bien s'identifier avec les phénomènes de la vie ; et surtout parce qu'elles concordent avec les miennes citées plus haut. Je rappelle qu'outre le chien qui vécut une demi-heure dans l'azote, un lapin asphyxié fut rappelé à la vie par des insufflations d'azote, continua à vivre une demi-heure en respirant ce gaz, et avec un sang noir ; il aurait pu le respirer plus longtemps si j'avais jugé utile de prolonger l'expérience.

(1) Loc. cit., t. iii, p. 426.

CHAPITRE VII.

NOUVELLES THÉORIES DE L'ASPHYXIE BASÉES SUR LA FONC-
TION HÉMODYNAMIQUE DES MOUVEMENTS RESPIRATOIRES,
ET SUR LES LOIS DE LA CIRCULATION PULMONAIRE.

Dans le chapitre précédent, examinant l'asphyxie telle
qu'elle est généralement envisagée, c'est-à-dire un état morbide dû à un obstacle à la circulation de l'air dans les conduits
aérifères, j'ai étudié et critiqué les diverses théories émises à
ce sujet.

Aujourd'hui, après la démonstration que j'ai faite du rôle
hémodynamique des mouvements respiratoires et des lois de
la circulation pulmonaire, le mot *asphyxie* doit recevoir une
acception en rapport avec la théorie nouvelle de la respiration et avec l'interprétation des phénomènes morbides qu'il
sert à dénommer.

Acceptant le mot *asphyxie* qui, d'après son étymologie, met
en relief l'un des phénomènes les plus importants d'une scène
pathologique dont il est un des caractères constants, je le
définis : *Un état morbide caractérisé par un besoin excessif,
angoissant et insatiable de respirer, avec mouvements respiratoires nuls, difficiles ou faciles auxquels s'associe une série
de phénomènes morbides dénotant une hypertension veineuse
et une hyphémie artérielle qui se traduit par la faiblesse décrois-*

sante et l'absence du pouls, par la mort apparente qui devient rapidement réelle ; le tout dû à un obstacle à la circulation du sang situé sur une partie quelconque du trajet circulatoire qui s'étend depuis le tronc des veines caves près de leur embouchure jusqu'à l'origine de l'aorte.

Pour désigner ce trajet je le qualifie de *système circulatoire intra-thoracique*, ou mieux de *système phlebaortique*, c'est-à-dire s'étendant des veines caves à l'artère aorte.

D'après cette définition forcément longue, la suffocation, l'hypertension veineuse et l'anémie artérielle constituent les trois principaux phénomènes morbides caractérisant l'asphyxie qui devient complète par la perte de connaissance.

L'anémie artérielle et l'hypertension veineuse étant les caractères anatomo-pathologiques de l'asphyxie, les causes sont toutes celles qui entravent le passage du sang des veines dans les artères. Or, le sang des veines arrive dans le thorax par deux gros troncs appelés veines caves ; il en sort par l'aorte et les troncs artériels qui naissent de sa crosse.

Par suite de la disposition anatomique des cavités et canaux sanguins qui relient les veines caves avec l'aorte, on peut affirmer, ainsi que je l'ai fait dans la définition précitée, que tout obstacle marquant, siégeant sur une portion quelconque du trajet que le sang doit parcourir à partir des veines caves pour arriver dans l'aorte, est une cause d'asphyxie.

D'après ce qui précède, il est facile de voir que je considère l'asphyxie comme la conséquence *d'un obstacle circulatoire dans le système phlebaortique ;* que je mets hors de cause le défaut d'hématose ainsi que je l'ai longuement démontré dans la critique de la théorie de Bichat, et que j'attribue la même importance à *l'obstacle né sous l'influence d'une maladie quelconque du système phlebaortique,* qu'à celui provoqué par le *trouble ou l'interruption des mouvements respiratoires.* La différence dont il importe de tenir compte est celle relative au plus ou moins de difficultés que l'obstacle apporte au cours du sang dans ce système circulatoire.

Par cette nouvelle manière d'envisager l'asphyxie, j'admets donc, ainsi que je l'ai dit plus haut, qu'il existe des asphyxies avec des mouvements respiratoires qui s'exécutent facilement et même profondément.

Si cette thèse paraît paradoxale au lecteur je le renvoie aux ouvrages de pathologie où les auteurs traitant de l'oblitération de l'artère pulmonaire, de l'entrée de l'air dans les veines, de l'asystolie, etc., etc., ne peuvent faire, *malgré leur respect pour la théorie de Bichat*, sans convenir et sans dire que *les malades succombent en présentant les phénomènes de l'asphyxie*, et cela bien qu'il n'y ait pas d'obstacle à la circulation aérifère des poumons.

Ainsi considérée l'asphyxie constitue une étude très complexe que, pour plus de clarté, je diviserai en trois articles.

Dans le premier j'examinerai toutes les causes qui, en entravant l'hémospasie thoraco-pulmonaire, provoquent l'asphyxie que je qualifie : *Asphyxie par anémospasie thoraco-pulmonaire*.

Dans le second j'étudierai l'asphyxie telle qu'elle est généralement envisagée, c'est-à-dire celle due à un obstacle à l'entrée de l'air dans les voies aériennes. Comme dans ces cas l'obstacle circulatoire siège dans les capillaires du champ respiratoire qui sont gorgés de sang par suite d'un excès d'action hémospasique dû à l'abaissement de la pression de l'air contenu dans les conduits aérifères, je donne à cet article le titre suivant : *Asphyxie par hémostase pulmonaire due à une hyperhémospasie provoquée par l'aérohypotasie des conduits aérifères*.

Dans le troisième, je passerai en revue les obstacles qui s'opposent à la propulsion dans le ventricule gauche et l'aorte, du sang des capillaires du poumon et des veines pulmonaires, d'où le titre : *Asphyxie par anhémopulsion pneumo-cardiaque*.

ARTICLE I.

ASPHYXIE PAR ANHÉMOSPASIE THORACO-PULMONAIRE.

J'ai démontré au chapitre v que les mouvements inspirateurs causaient dans les cavités du C. D. et dans les canaux du poumon une diminution de pression qui avait entre autres effets celui d'attirer le sang des veines caves, du foie et de la veine porte dans le C. D. et de faciliter ses contractions en attirant le sang de l'artère pulmonaire dans ses divisions et les capillaires du champ respiratoire. Ce rôle de l'inspiration je l'ai qualifié d'*hémospasie thoraco-pulmonaire*.

Par contre, je désigne sous le nom d'*anhémospasie* l'ensemble des obstacles qui gênent ou arrêtent l'action aspiratrice exercée sur le sang veineux par l'inspiration, quel que soit leur siège ou leur nature.

Ces obstacles, qui sont l'expression d'infractions à la première loi de la circulation pulmonaire, ont tous comme effet, pour peu qu'ils aient une certaine intensité et une certaine durée, de causer l'asphyxie. Je vais les étudier successivement dans divers paragraphes.

§ I. — *Anhémospasie par paralysie ou par contracture des muscles respirateurs.*

A. — Toutes les fois que l'action de ces muscles s'affaiblit, il y a dyspnée ; s'ils se paralysent l'asphyxie se manifeste promptement. Ces faits se remarquent : 1° dans l'empoisonnement par le curare qui abolit l'action des nerfs moteurs sur les fibres musculaires ; 2° dans le cas d'une pleurésie diaphragmatique violente qui paralyse le diaphragme par l'extension de l'inflammation aux fibres musculaires ; 3° dans toutes les lésions accidentelles ou provoquées de la moelle cervicale qui ont pour effet d'abolir son pouvoir excito-moteur et conducteur : 4° dans celles du bulbe rachidien où la respiration cesse tout à coup ; 5° dans tous les cas où le pouvoir excito-moteur du centre respiratoire est affaibli ou aboli par une compression du bulbe à la suite par exemple d'un épanchement intra-crânien ; par une commotion violente consécutive à un coup, à une chute ou à l'action de la foudre ; par l'effet des poisons qui paralyse le bulbe, tels que le chloroforme, les éthers, l'alcool, les essences et leurs dérivés, l'aconitine, la vératrine, la morphine, l'oxyde de carbone, etc.

L'asphyxie qui se produit dans les cas que je viens de signaler s'explique facilement attendu qu'ayant tous pour effet d'affaiblir et d'abolir primitivement ou consécutivement les mouvements respiratoires, ils affaiblissent et suppriment du même coup l'action hémospasique qui fait arriver le sang veineux dans le C. D. et dans les capillaires du champ respiratoire.

Lorsque les mouvements respiratoires sont abolis brusquement ou rapidement, le sang veineux continue à se rendre par *vis a tergo* et en plus faible quantité dans l'O. D. et le V. D.; mais celui de l'artère pulmonaire n'étant plus, par la dilatation des poumons qui alors restent immobilisés, attiré dans ses divisions et ses rameaux progressivement décroissants, il en résulte que la pression augmente rapidement dans ce vaisseau ; que le C. D. impuissant à vaincre cet excès de pression se laisse dilater et tombe en asystolie; que la circulation pulmonaire d'abord ralentie s'arrête rapidement ; et que cet arrêt cause la mort par asphyxie.

Alors, à l'autopsie on constate que les cavités du C. G. sont vides ou à peu près ; que celles du C. D. sont dilatées et que les poumons, tout en étant congestionnés, le sont bien moins que quand l'asphyxie s'est produite plus lentement.

En effet, lorsque cet état morbide commence par un affaiblissement des mouvements respiratoires, chaque inspiration n'en provoque pas moins une action hémospasique. Seulement, cette action est subordonnée au degré de l'inspiration. Or, si celle-ci est insuffisante pour faire arriver l'air dans les conduits alvéolaires, elle l'est également pour attirer le sang dans les capillaires du champ respiratoire. Néanmoins, il arrive que sous l'influence de courtes inspirations répétées le sang est attiré et s'accumule dans les divisions et les rameaux décroissants de la veine artérieuse où il est aussi envoyé par les contractions du V. D. et par *vis a tergo* dans les capillaires respiratoires qu'il dilate.

Par le fait de la distension de l'ensemble du vaisseau artériopulmonaire, il se produit une dilatation des poumons et un obstacle à leur mouvement systolique ou d'expiration qui entrave et suspend leur action hémopulsive. Comme conséquence la circulation pulmonaire se ralentit pour finir par s'arrêter. Par suite de ce mode d'asphyxie lente, les poumons sont volumineux et très congestionnés, les cavités du C. G. vides et celles du C. D. très dilatées.

Parmi les agents déterminant l'asphyxie par paralysie du bulbe, j'ai mentionné l'oxyde de carbone bien que je n'ignore pas la remarquable expérience de Cl. Bernard, d'après laquelle ce gaz, formant une combinaison stable avec l'hémoglobine, rendrait les globules sanguins impropres au transport de l'oxygène dans l'intimité des tissus et causerait la mort par asphyxie.

Tout en admettant cette *action élective* de l'oxyde de carbone démontrée par un grand physiologiste dont toutes les expériences ont toujours été conduites avec une sagacité méthodique qui a laissé une profonde impression dans mon esprit, je ne puis passer sans examiner, en m'appuyant sur l'autorité des faits, si Cl. Bernard n'a pas, sous l'influence du préjugé régnant relativement à l'asphyxie par défaut d'hématose, tiré de ses expériences des conclusions qui n'en découlent pas nécessairement.

Voyons ! Que se passe-t-il dans la respiration de l'oxyde de carbone ? Les expériences de Tourdes nous ont appris que ce gaz est un anesthésique comme le chloroforme, l'éther ; qu'il ralentit la respiration ; et que si on prolonge son action il cause la mort, soit sans phénomènes appréciables, soit brusquement avec des convulsions.

Les symptômes de l'empoisonnement par la vapeur de charbon sont ceux de l'asphyxie par arrêt de la circulation pulmonaire.

C'est une respiration lente et pénible avec un sentiment de compression derrière le sternum ; respiration qui parfois s'arrête ; ce sont des battements de cœur tumultueux, faiblissant par intervalle, avec un pouls qui s'accélère et s'affaiblit, et une circulation capillaire qui se ralentit pour finir par se suspendre ; c'est une face violacée ou pâle et plombée ; ce sont des phénomènes d'anémie cérébrale, céphalalgie, compression aux tempes, bourdonnements d'oreilles avec bruits et sifflements, éblouissements et troubles de la vue, tendance au sommeil, coma et mort par arrêt de la respiration ou avec des convulsions.

A l'ouverture des cadavres, on trouve, écrit Grisolle, toutes les lésions que nous verrons plus tard caractériser l'asphyxie. Ce sont, en effet, des poumons volumineux recouvrant le cœur et se touchant sur la ligne médiane avec coloration d'un rouge brun ; gorgés de sang ils le laissent échapper à la coupe et à la pression sous forme liquide, épais et visqueux ; les cavités du C. G. sont presque vides ; celles du C. D. sont remplies d'un sang qui serait noir d'après les uns, rouge vif ou couleur cerise d'après d'autres ; enfin le foie, la rate et les reins en sont également gorgés.

Que conclure de ces symptômes et de ces lésions anatomiques si ce n'est que dans l'empoisonnement par l'oxyde de carbone la mort arrive par arrêt de la circulation pulmonaire comme dans les autres cas d'asphyxie ; que cet arrêt est consécutif à une paralysie du bulbe qui ralentit et finit par suspendre les mouvements respiratoires ; et que cette paralysie paraît due à l'action délétère de l'oxyde de carbone qui s'exercerait d'une façon encore inconnue sur les cellules du centre respirateur.

B. — La contraction des muscles respirateurs cause, relativement à la circulation pulmonaire, les mêmes effets que leur paralysie. Dans les deux cas il y a immobilité du thorax et des poumons. Peu importe que dans l'un l'immobilité soit due à la contracture des muscles inspirateurs ou expirateurs, qu'elle ait lieu en inspiration ou en expiration, il n'en résulte pas moins une suspension des actions hémospasique et hémopulsive qui finissent, pour peu qu'elle dure quelques minutes, par entraîner la mort par arrêt de la circulation pulmonaire, c'est-à-dire par asphyxie.

La différence qui mérite d'être signalée c'est que la contraction n'est pas toujours continue ; qu'elle peut alterner avec un certain relâchement et parfois, sur un même sujet, avoir alternativement pour siège les muscles inspirateurs ou expirateurs.

Comme conséquences de ces faits, l'action hémospasique du thorax ne subit que des interruptions qui n'entraînent pas fatalement la mort ou ne la déterminent qu'accidentellement.

Parmi les maladies qui provoquent l'anhémospasie par contraction des muscles respirateurs je citerai le tétanos où la mort est la règle ; l'éclampsie des enfants et l'éclampsie puerpérale où la mort est fréquente ; l'épilepsie où elle est rare.

Il est aussi des poisons qui ont pour effet par leur action stimulante sur les cellules du bulbe, de déterminer la contraction des muscles respirateurs et de causer une anhémospasie qui amène rapidement la mort par asphyxie, si on ne parvient pas à rétablir la circulation pulmonaire par la respiration artificielle. Ce sont la strychnine, la brucine, l'igasurine, la ditaïne, la thébaïne, la picrotoxine, la propylamine, l'amylamine, etc.

§ II. — *Anhémospasie due à une thoracosténosie par compression périphérique du thorax.*

J'entends par le mot *thoracosténosie* (de θώραξ thorax, στενός étroit) un rétrécissement de la cavité thoracique provoqué par une compression s'exerçant sur le pourtour des parois de cette cavité.

Elle peut être rétrécie rapidement par une pression agissant sur les parois extérieures de la poitrine, ou par un excès de tension intra-abdominale qui soulève le diaphragme, souvent par les deux causes à la fois, et lentement par une déformation de la colonne vertébrale.

La compression du thorax et de l'abdomen a lieu quelquefois sur des nouveaux-nés trop étroitement serrés dans des linges, ou chez des individus sur lesquels des malfaiteurs appuient violemment les genoux sur la poitrine et l'abdomen ; elle se produit aussi chez ceux qui sont enfouis vivants (enfant ou adulte) ou sont surpris par un éboulement ou par l'effondrement d'une maison ; elle a parfois lieu également dans les foules. Pour en être convaincu il suffit de rappeler la fête du 14 juin 1837 où 23 individus furent étouffés au milieu de la foule du Champ de Mars, et les accidents de ce genre qui ont eu lieu au pont de la Concorde le 15 août 1866.

La thoracosténosie par refoulement du diaphragme, est un état morbide qui a été parfaitement étudié par Piorry et auquel il a donné le nom d'épidiaphratopie.

Ce sagace clinicien en a bien décrit les symptômes (1) dont les principaux sont une respiration courte, fréquente et dont les mouvements peuvent s'élever à 40, 50, 60 et même 70 par minute ; une dyspnée et une anxiété extrême qui forcent le

(1) *Traité de médecine pratique*, t. III, p. 153, Paris, 1847.

19.

malade à se tenir assis ou debout et à demander de l'air avec instance ; un pouls rapide pouvant parfois atteindre jusqu'à 150 ou 200 battements par minute et devenir d'une faiblesse extrême, un faciès qui prend une teinte livide et se tuméfie ; des capillaires gorgés de sang veineux donnant à la peau une coloration violette ou noirâtre ; des battements carotidiens qui faiblissent et des signes d'anémie cérébrale qui peuvent se terminer par la mort.

Tout en ayant bien observé les symptômes causés par le refoulement du diaphragme, Piorry, partageant la croyance générale, attribue ces accidents et la mort qui peut en être la conséquence à un défaut d'hématose.

Les causes de la thoracosténosie par épidiaphratopie sont, outre la compression des parois du ventre, toutes celles qui, en augmentant la pression intra-abdominale, forcent le diaphragme à remonter dans la cavité thoracique. Je citerai la dilatation de l'estomac par l'ingestion d'une grande quantité de substances alimentaires ou par des gaz et souvent par les deux à la fois ; la pneumatose intestinale primitive ou consécutive à un étranglement, à une obstruction, à une péritonite ou à une fièvre typhoïde ; la pneumatose péritonéale ; les congestions intenses et les tumeurs du foie ; les grossesses gémellaires, surtout avec hydropisie des eaux de l'amnios ; les kystes de l'ovaire, l'ascite et en général toutes les tumeurs abdominales ou hypertrophies des viscères qui ont pour effet de refouler le diaphragme dans la cavité pectorale.

A ces causes je dois ajouter en passant l'abaissement de la pression atmosphérique qui, conformément à la loi de Mariotte, a pour effet de provoquer la dilatation des gaz abdominaux, de refouler le diaphragme et de causer la plupart des accidents connus sous le nom de mal de montagne et de ballon. Bien que l'étude de ces accidents se rattache en grande partie à la thoracosténosie, je me réserve, en raison de leur importance, de les traiter dans des chapitres spéciaux.

Les phénomènes asphyxiques de la thoracosténosie sont subordonnés à son mode de manifestation et à son degré. Si elle se manifeste subitement sous l'effet d'une compression énergique occasionnée par un éboulement ou par toute autre cause la mort est presque instantanée et provoquée par l'arrêt de la circulation pulmonaire dû au retrait et à l'immobilité des poumons et à l'aplatissement des capillaires respiratoires. Si la thoracosténosie se produit rapidement, bien que graduellement, on assiste alors à un tableau complet de l'asphyxie. Chez les animaux, la météorisation aiguë des ruminants en est un exemple frappant. Le refoulement du diaphragme par la distension considérable du rumen, qui parfois se rompt ainsi que ce muscle, provoque une thoracosténosie qui donne lieu aux symptômes suivants : respiration courte et accélérée ; battements du cœur tumultueux, pouls rapide devenant de plus en plus petit et bientôt insensible ; congestion des muqueuses ; veines superficielles, principalement celles de la tête, de l'encolure et mammaires gonflées et très saillantes ; œil ouvert, hagard et proéminent ; dyspnée devenant extrême, gémissements, bouche entr'ouverte, langue pendante, bave s'écoulant, extrémités froides, muqueuses cyanosées, affaissement des animaux sur le sol, convulsions et mort.

Dans les cas où la thoracosténosie se produit d'une façon chronique la scène pathologique revêt un autre aspect. Il existe bien de la dyspnée qui s'accentue au moindre mouvement, et des signes indiquant une gêne dans le système circulatoire intra-thoracique tels que ceux se rattachant à l'abaissement de la pression artérielle, à l'hypertension veineuse. Mais ces phénomènes, indices d'une asphyxie légère, en admettant qu'ils déterminent la mort, ce qui heureusement n'est pas la règle, n'y conduisent le sujet que peu à peu et lentement.

Une remarque qu'il importe de faire, c'est que les causes de la thoracosténosie, par épidiaphratopie, ont beaucoup moins d'action sur les sujets qui ont le tronc long et la capacité thoracique très développée.

Les lésions cadavériques observées dans l'asphyxie par thoracosténosie varient suivant la durée de cet état morbide. Quand elle s'est produite instantanément et que la mort a été presque subite, les poumons contiennent très peu de sang et s'affaissent presque complètement à l'ouverture de la poitrine ; les cavités droites du cœur ne sont pas très dilatées et celles de gauche ne contiennent pas de sang ou très peu.

Si elle est due à une épidiaphratopie, on est frappé du rétrécissement de la cavité pectorale et du peu d'espace occupé par les poumons.

Lorsque la thoracosténosie affecte une marche aiguë les lésions cadavériques de l'asphyxie sont bien marquées. Outre la congestion des poumons siégeant surtout dans les lobes inférieurs et à la partie postérieure des lobes supérieurs, la vacuité du C. G. et la dilatation du C. D. qui parfois se rompt chez les ruminants, on constate que le foie, la rate, les reins, la veine porte sont gorgés de sang ainsi que les veines et les sinus de la dure-mère.

Si la mort arrive dans la forme chronique on observe encore des lésions de même nature, mais dont le degré est subordonné à la quantité de sang du sujet.

L'asphyxie qui se manifeste dans les cas que j'étudie s'explique facilement.

Si la thoracosténosie est subite et violente le sujet ne pouvant faire aucun mouvement d'inspiration, il y a anhémospasie complète, de même qu'il y a arrêt de l'entrée de l'air dans les conduits aérifères. Alors, non-seulement le sang veineux n'est pas attiré dans les cavités droites du cœur, mais celui qui y est contenu ne peut traverser les vaisseaux comprimés et sinueux des poumons affaissés par le rétrécissement de la cavité pectorale qui ne peut se dilater. Il en résulte donc un arrêt de la circulation du système phlebaortique qui se termine promptement par la mort.

Dans la thoracosténosie aiguë il faut remarquer que l'inspiration est courte et costale et que l'air n'entre que (et en faible quantité) dans les conduits aérifères des lobes supérieurs des poumons, ainsi que je l'ai fait remarquer dans mes expériences sur la respiration artificielle faites sur le cadavre (voir p. 98). Si les mouvements inspirateurs, entièrement costaux, sont tellement courts qu'il ne s'introduit que peu d'air dans les lobes pulmonaires supérieurs, ainsi en est-il de même pour le sang. L'action aspiratrice du thorax étant fort limitée n'attire qu'une faible quantité de sang dans le C. D. et dans les lobes supérieurs. Quant aux lobes inférieurs, affaissés par le refoulement du diaphragme dont l'activité est forcément immobilisée, ils se trouvent dans l'état des poumons d'un animal dont la poitrine a été ouverte ou les parois paralysées; ils ne peuvent se dilater.

C'est ainsi que la thoracosténosie aiguë crée une anhémospasie, il est vrai incomplète, mais suffisante pour apporter à la circulation intra-thoracique une entrave qui ne tarde pas à amener la mort par asphyxie, si l'obstacle à la dilatation de la cavité thoracique persiste.

J'ai dit plus haut que le mouvement inspirateur n'attirait que peu de sang dans le C. D., et cependant à l'autopsie on le trouve dilaté. Ce fait s'explique par la gêne que les faibles inspirations apportent à la circulation pulmonaire et par l'hypertension des veines caves dont le sang circule par *vis a tergo* vers l'O. D.

Dans la thoracosténosie chronique les phénomènes asphyxiques, bien que plus lents à se manifester, n'en sont pas moins dus à une anhémospasie qui a lieu de la même façon.

§ III. — *Anhémospasie due à une thoracoectasie par diasto-asystolie des poumons.*

Par le mot *thoracoectasie* (de θώραξ thorax et ἔκτασις extension) je désigne une dilatation du thorax due à la distension des poumons qui ont perdu la propriété de se resserrer et de revenir sur eux-mêmes, d'où l'expression de *diasto-asystolie pulmonaire.*

Cet état, complètement opposé à la thoracosténosie produit un effet analogue, c'est-à-dire l'*anhémospasie*. Parmi les causes qui le provoquent je signalerai deux maladies bien connues : l'emphysème général des poumons et la bronchite capillaire. Tous les médecins savent qu'à l'ouverture de la poitrine des individus décédés à la suite de ces maladies, les poumons, trop à l'étroit dans la cavité pectorale, s'empressent d'en sortir. Ils savent aussi que pendant la vie on constate que les côtes sont élevées, que le sternum est porté en avant, que la fourchette se rapproche de la mâchoire inférieure, que le cou se raccourcit, que le diaphragme s'abaisse, que tous les diamètres de la poitrine sont agrandis, et que, malgré cela, la capacité respiratoire est bien réduite, que la respiration est courte et qu'il existe une dyspnée souvent intense.

Du côté du système circulatoire toujours des symptômes accusant un embarras de la circulation intra-thoracique, c'est-à-dire diminution du V. G. avec hyphémie artérielle et dilatation du C. D. avec hypertension veineuse, phénomènes asphyxiques qui dans la bronchite capillaire se terminent fréquemment par la mort.

Cette dyspnée et ces symptômes sont faciles à interpréter. En effet, à la suite de cette dilatation excessive produite par des lésions pathologiques que je n'ai pas à étudier ici, les poumons étant dilatés et ayant perdu la propriété de revenir sur eux-mêmes, il en résulte que la cavité thoracique considérée au repos est déjà mise en état d'inspiration, de telle sorte que les mouvements inspirateurs, quelque énergiques qu'on les suppose, ne peuvent la dilater que faiblement : d'où, non seulement respiratation courte, mais aussi faible aspiration sanguine qui n'est pas favorisée par l'élasticité pulmonaire, en un mot, anhémospasie incomplète avec toutes ses conséquences.

Dans l'emphysème pulmonaire cet état morbide s'établissant lentement, les phénomènes de l'anhémospasie n'apparaissent que peu à peu, sous forme de dyspnée et de symptômes que l'on attribue volontiers à une maladie de cœur, tandis qu'ils sont l'expression d'une anhémospasie qui finit par devenir complète et causer la mort du malade.

J'aurais pu ajouter à ces deux maladies l'asthme bronchique qui provoque dans la poitrine et la circulation phlebaortique des effets analogues qui finissent assez souvent, quoique tardivement, par se terminer par la mort.

§. IV. — *Anhémospasie par systolie pulmonaire et par synéchies pleurales.*

Je désigne par *systolie* pulmonaire un état morbide d'affaissement continu du poumon dû à des causes qui s'opposent à sa dilatation. Je donne comme exemple le retrait des poumons consécutif à une ouverture des parois de la poitrine qui permet l'entrée de l'air dans les plèvres, ou la rupture du diaphragme avec hernie des viscères abdominaux dans la cavité thoracique. Je cite aussi le retrait qui se produit soit par le fait d'un pneumo ou hydrothorax, soit à la suite d'un anévrysme de l'aorte ou du développement d'une tumeur dans les plèvres, comme dans le cas du marquis de Saint-Auban rapporté par Boerhaave, ou après une rupture de l'œsophage suivie de l'introduction dans les plèvres des liquides ingérés, comme dans le cas du baron de Vassenaer signalé également par cet illustre médecin (1).

Lorsque les poumons sont affaissés par l'ouverture de la poitrine, à moins de faire la respiration artificielle, la mort a lieu rapidement par suite d'anhémospasie complète.

Dans les autres cas, les poumons pouvant se dilater partiellement sous l'influence des mouvements inspirateurs, il se produit encore une action aspiratrice qui fait pénétrer l'air et le sang dans leurs canaux ; mais l'insuffisance de cette action

(1) Zimmermann, *Traité de l'Expérience*, traduction Lefebvre, t. i, p. 195 et suiv., Montpellier, 1822.

cause une anhémospasie incomplète qui se traduit par de la dyspnée, par les signes déjà bien souvent cités, et finalement par la mort pour la plupart d'entre eux.

Je joins à ce paragraphe les *synéchies pleurales* en raison de l'analogie de leur mode d'action avec celui de la systolie pulmonaire.

Par synéchies pleurales je désigne les adhérences qui s'établissent entre la plèvre viscérale et la plèvre pariétale à la suite de pleurésie.

Lorsque ces adhérences sont peu étendues elles n'ont pas grande influence sur la circulation thoraco-pulmonaire. Il n'en est pas de même dans les cas où la plèvre viscérale est adhérente par toute sa surface avec la plèvre costale et diaphragmatique, surtout lorsque cette adhérence se fait par d'épaisses fausses membranes. Alors, par les synéchies qu'elles établissent entre les poumons et les parois thoraciques, elles s'opposent au mouvement d'élévation des côtes et d'abaissement des poumons, et par leur rétraction elles diminuent peu à peu la capacité vitale de ces viscères.

Aussi, ne faut-il pas s'étonner si les individus porteurs de ces lésions indélébiles ont la respiration courte; s'ils sont faibles et finissent souvent par mourir avec les symptômes d'une maladie de cœur.

Ces symptômes s'expliquent par une anhémospasie incomplète, conséquence des lésions pleurales qui ne permettent à ces malades que de faibles inspirations. Avec ces mouvements inspirateurs qui deviennent peu à peu de plus en plus limités, le sang, n'étant attiré qu'en petite quantité dans les poumons et le C. D., s'accumule dans le système veineux et cause de l'œdème.

Je me rappelle avoir soigné une dame atteinte de ces adhérences pleurales généralisées, surtout à droite. Elle ne portait aucun signe physique de lésion cardiaque ; mais sa respiration était très courte et aucun moyen ne lui procurait de soulagement ; ses mouvements inspirateurs étaient si limités que je n'ai jamais pu constater qu'ils exerçassent une action hémospasique sur la circulation du foie et des veines caves. Elle devint enflée et mourut. Un clinicien fort distingué de Paris l'ayant vue seul, la considéra comme atteinte d'une maladie organique du cœur. Ma conviction, établie sur un examen souvent répété de la malade, me permet d'affirmer que le cœur était hors de cause, et qu'elle a succombé à une anhémospasie thoraco-pulmonaire chronique due à une synéchie pleurale étendue.

D'après un grand nombre d'autopsies que j'ai faites autrefois d'individus ayant succombé à de soi-disant maladies de cœur, et chez lesquels on ne trouvait pas de lésions cardiaques, je pense aussi qu'il est bien des cas où ce viscère est accusé à tort de causer des troubles circulatoires qui sont imputables à une anhémospasie thoraco-pulmonaire.

§ V. — *Anhémospasie par obstacle — oblitération partielle ou totale, ou insuffisance valvulaire — à la circulation du sang dans les cavités et conduits cardio-pulmonaires droits.*

Je désigne par le titre de ce paragraphe tout obstacle par l'une des causes précitées, siégeant sur un point quelconque du trajet circulatoire qui s'étend depuis le tronc des veines caves à partir du voisinage de leurs abouchements dans l'O. D. jusqu'aux capillaires du champ respiratoire. Ces causes nombreuses et diverses je me bornerai à les énumérer rapidement. Ce sont les oblitérations de la veine cave supérieure ; la compression que la veine inférieure peut éprouver de la part du foie ; les embolies qui de ce vaisseau pénètrent dans le C. D. oblitèrent totalement ou partiellement l'artère pulmonaire, ou bien déterminent les infarctus métastatiques du poumon ; l'entrée de l'air dans les veines ; les pneumonies étendues ; l'infiltration tuberculeuse ; l'insuffisance de la valvule tricuspide ; l'endocardite du cœur droit ; des caillots sanguins formés dans sa cavité ; le rétrécissement et l'insuffisance de l'orifice de l'artère pulmonaire.

Toutes ces lésions causent dans la circulation des poumons des obstacles dont le degré varie suivant le siège et l'étendue de la lésion. Toutefois, il est permis d'affirmer que généralement la plupart d'entre eux sont très graves, attendu que si les uns causent une mort subite ou rapide, les autres ne tardent pas à être suivis du même dénouement.

Sauf dans les cas d'infarctus multiples, de pneumonies et d'infiltration tuberculeuse où la respiration est courte, dans les autres elle peut s'effectuer largement sans apaiser le besoin de respirer, et sans empêcher le malade de mourir au milieu de phénomènes asphyxiques que les auteurs ne manquent pas de signaler. Ces faits prouvent, avec d'autres, que l'asphyxie est due à une anhémospasie qui, dans ces circonstances, est la conséquence d'une interception de la circulation cardio-pulmonaire droite.

§ VI. — *Anhémospasie par aérohypertasie pulmonaire. Expériences sur les animaux. Phénomènes cadavériques. Loi de Toricelli et Théorème aéro-hydrodynamique. — Expériences. — Interprétation des phénomènes cadavériques et du mécanisme de la mort dans l'aérohypertasie pulmonaire.*

Le mot aérohypertasie (de ἀήρ air, ὑπέρ excès et τάσις tension) indique que la tension de l'air contenu dans les voies aériennes est supérieure à celle de l'air ambiant. L'anhémospasie par aérohypertasie est un phénomène fort curieux qui montre l'importance du rôle des lois de l'hydraulique dans le mécanisme de la vie. Cela est si vrai qu'il suffit, ainsi que je l'ai déjà établi au chapitre v, page 226 et suiv., d'une inégalité de pression de 4 ctm. de mercure, en plus ou en moins, entre l'air ambiant et celui contenu dans les conduits aérifères, pour asphyxier un lapin en moins d'une minute. Je vais d'abord exposer les faits que j'interpréterai ensuite.

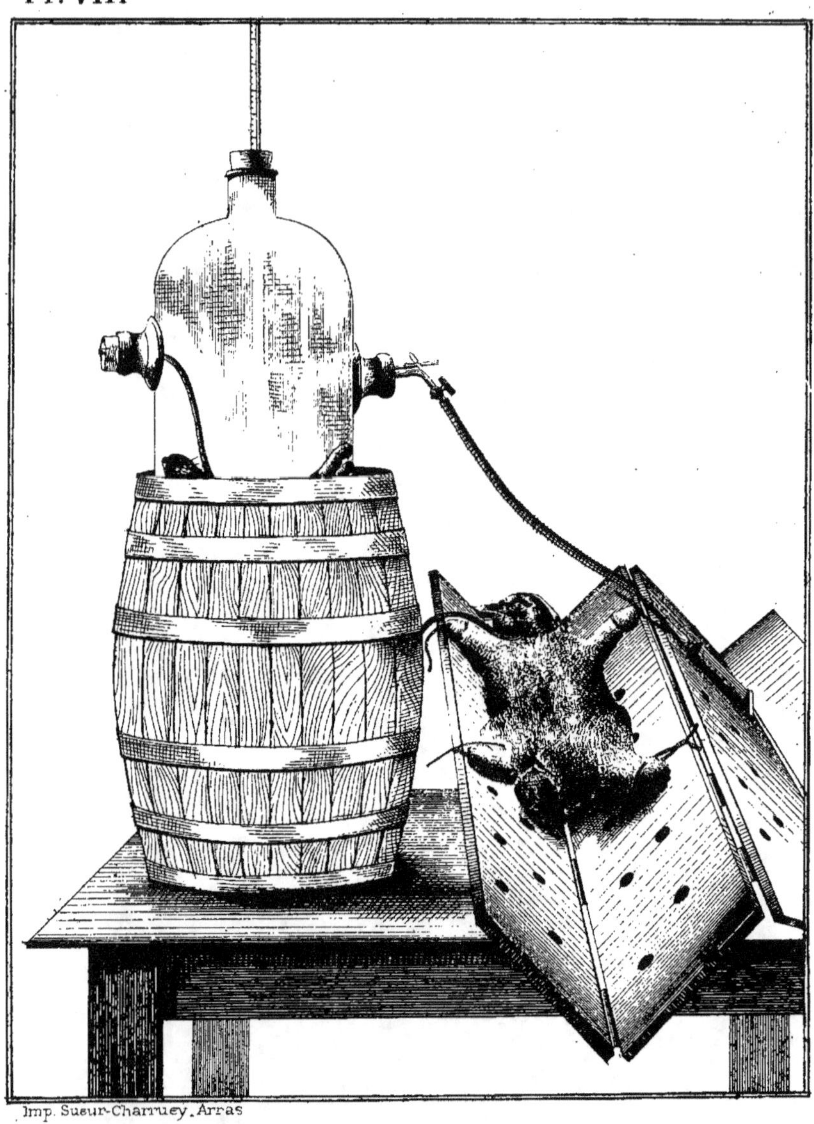

Cette planche se rapporte surtout à l'expérience relatée page 311, et dans laquelle la décompression de l'air de la cloche a été produite par le moyen d'une pompe aspirante. Il suffira au lecteur pour s'expliquer les expériences rapportées ci-contre de supposer que l'air a été raréfié au moyen de la pompe d'Auvergnat communiquant latéralement avec l'intérieur du tonneau.

A. — Expériences sur deux lapins en provoquant des inégalités inverses de pressions cutanées et pulmonaires.

Le 29 novembre 1893 je dispose un appareil comme il suit ; (voir pl. VIII). Sur le fond, en partie enlevé, d'un tonneau de 30 litres est fixée une plaque de marbre présentant une ouverture circulaire de 17 ctm. de diamètre — sur cette plaque je place une grande cloche en verre présentant trois tubulures dont l'une supérieure livre passage à la longue branche d'un baromètre. Des deux latérales, l'une est simplement bouchée, dans l'autre passe un tube en métal à ouverture extérieure libre. Sur l'extrémité intérieure s'adapte un tube en caoutchouc terminé par une canule destinée à être introduite dans la trachée d'un lapin.

Le tonneau présente aussi latéralement deux petites ouvertures dont l'une reçoit un tube en caoutchouc communiquant avec la pompe d'Aulvergnat, et l'autre un tube en métal auquel s'adapte extérieurement un tuyau en caoutchouc terminé par une canule trachéale pour un second lapin.

Le lapin qui doit rester à l'extérieur et respirer l'air de la cloche-tonneau pèse 1850 grammes — je le désigne *lapin extérieur*.

Le second qui doit être placé sous la cloche et respirer l'air extérieur, je l'appelle *lapin intérieur*. Il pèse 1775 grammes.

La canule trachéale intérieure est placée dans la trachée de ce lapin qui est fixé par les pattes au niveau de l'ouverture de la plaque de marbre. La cloche est appliquée hermétiquement sur cette plaque préalablement enduite de suif.

Sur le lapin extérieur j'applique l'autre canule.

La pompe d'Aulvergnat communique par un tube en caoutchouc avec un robinet du château d'eau. La pression barométrique est à 771 millimètres.

L'expérience étant ainsi préparée je fais ouvrir le robinet à 2 heures 18 minutes. Au bout de 2 minutes la pression de l'air de la cloche est descendue à 730 millimètres. Au même instant, les deux lapins, dont le rythme respiratoire trahit la dyspnée, sont agités par des convulsions violentes qui durent une dizaine de secondes ; puis ils ne font plus aucun mouvement et sont dans un état de mort apparente. Toutefois le *lapin extérieur* fait encore quelques rares inspirations et les battements du cœur continuent à être perçus à travers les parois de sa poitrine.

Après 4 minutes le baromètre est à 700 millimètres. Non seulement tout mouvement respiratoire du lapin extérieur a cessé depuis plus d'une minute, mais c'est à peine si l'on sent quelques rares battements du cœur.

Le *lapin intérieur* a l'abdomen très développé et donnant un son tympanique. A l'ouverture de la poitrine, il se produit un sifflement par le retrait des poumons qui s'affaissent complètement dans les gouttières vertébrales. Le cœur bat encore et le droit est modérément dilaté.

La cavité thoracique est rétrécie par le soulèvement du diaphragme ; une petite ouverture pratiquée sur ce muscle provoque un échappement de gaz suivi de l'affaissement des parois de l'abdomen. A l'ouverture de cette cavité, je constate que les parois du tube digestif sont complètement revenues sur elles-mêmes, que ce tube ne contient plus de gaz, et qu'il s'agissait d'une pneumatose péritonéale causée par une rupture intestinale.

Les poumons et le cœur de ce lapin pèsent 20 grammes ; les poumons sont mous, offrent une coloration d'un blanc rosé et ne laissent pas écouler de sang à la coupe ; le C. G. ne contient pas de sang.

Le foie est volumineux, présente une coloration d'un rouge violacé ; il pèse 70 grammes ; seulement avant de le peser il s'est écoulé une certaine quantité de sang. La veine cave inférieure et la veine porte en sont gorgées.

A l'ouverture du *lapin extérieur* dont l'abdomen n'a pas subi de changements de volume, je constate que les poumons s'affaissent moins que les précédents ; ils présentent une coloration rouge vineux avec de nombreuses taches hémorragiques sur divers points de leur surface. Ils pèsent avec le cœur 31 grammes. Le V. D. contient plus de sang que celui du lapin intérieur, dans le C. G. il s'en trouve un peu. Les poumons sont résistants au toucher ; à la coupe ils laissent écouler du sang et présentent des foyers hémorragiques.

Le foie pèse 75 grammes.

Si l'on compare les résultats obtenus dans ces deux expériences simultanées on constate qu'au moment où le lapin intérieur respirait un air extérieur dont la pression était devenue supérieure de 4 ctm. de mercure à celle de l'air qui l'entourait, il a été agité par des convulsions suivies de mort ; et, qu'au même instant où le lapin extérieur respirait un air dont la pression était de 4 ctm. de mercure au-dessous de celle de l'air ambiant, il a éprouvé les mêmes accidents suivis aussi de la mort.

Mais, au point de vue anatomo-pathologique quelle différence entre les poumons du *lapin intérieur* et ceux du *lapin extérieur* ? Quelle différence aussi dans le poids ? Ainsi tandis que le rapport du cœur et des poumons du *lapin intérieur* est, relativement à un kilogramme de lapin, comme 11 : 1000 celui du poids des mêmes organes du *lapin extérieur* comme 17 : 1000.

J'ai tenu à mettre ces différences en relief parce qu'elles me serviront à démontrer le mécanisme de la mort de ces lapins.

B. — Expériences causant une aérohypertasie pulmonaire en provoquant l'aérohypotasie cutanée.

Dans ces expériences comme dans celle précitée relative au lapin intérieur, je provoque l'aérohypertasie pulmonaire en diminuant la pression de l'air qui entoure l'animal. D'ailleurs, qu'on la provoque ainsi ou en élevant directement la pression de l'air inspiré, le résultat est le même, toujours dû à la même cause, c'est-à-dire à une inégalité entre les pressions qui s'exercent sur la surface cutanée et celle des voies respiratoires.

Expériences. — Le 29 mars 1894 à 2 heures 30 minutes un lapin de forte taille est introduit sous la cloche et respire l'air extérieur au moyen d'une canule fixée dans sa trachée et à laquelle s'adapte un tuyau en caoutchouc qui se rend à un tube traversant le bouchon d'une tubulure latérale de la cloche. Le baromètre marque 765 millimètres. Je fais manœuvrer la pompe aspirante et ce n'est, en raison de fuites, qu'après 3 minutes que l'air de la cloche est descendu à 725 millimètres. Alors, convulsions et mort apparente de l'animal qui, par suite de la rentrée de l'air, revient à la vie.

Le 30 mars, à 1 heure 45 minutes, même expérience sur un lapin de taille moyenne.

L'appareil étant hermétiquement clos, le baromètre qui est à 76, descend, sous l'action de la pompe aspirante, à 72 en une minute. Aussitôt, convulsions et mort du lapin.

A l'ouverture du thorax, j'observe que les poumons sont affaissés, peu congestionnés ; qu'ils présentent à la surface quelques plaques couleur lie de vie ; ils saignent peu à la coupe ; le C. G. est vide ; le C. D. dilaté ; le foie, ainsi que la veine cave inférieure et porte sont congestionnés ; le ventre est distendu, et le diaphragme un peu refoulé ; l'estomac, l'intestin grêle et surtout le gros sont dilatés par des gaz. Une pression légère sur une anse d'intestin grêle en provoque la rupture avec évacuation de gaz.

C. — *Phénomènes cadavériques observés à la suite de l'aéro-hypertasie pulmonaire. — Loi de Toricelli. — Théorème aéro-hydrodynamique. — Sa démonstration. — Interprétation des phénomènes cadavériques et des causes de la mort dans l'aérohypertasie pulmonaire.*

Dans les expériences précitées ainsi que dans celles rapportées page 226 et suiv., il est bien établi qu'à la suite de mort par aérohypertasie pulmonaire, les poumons reviennent facilement

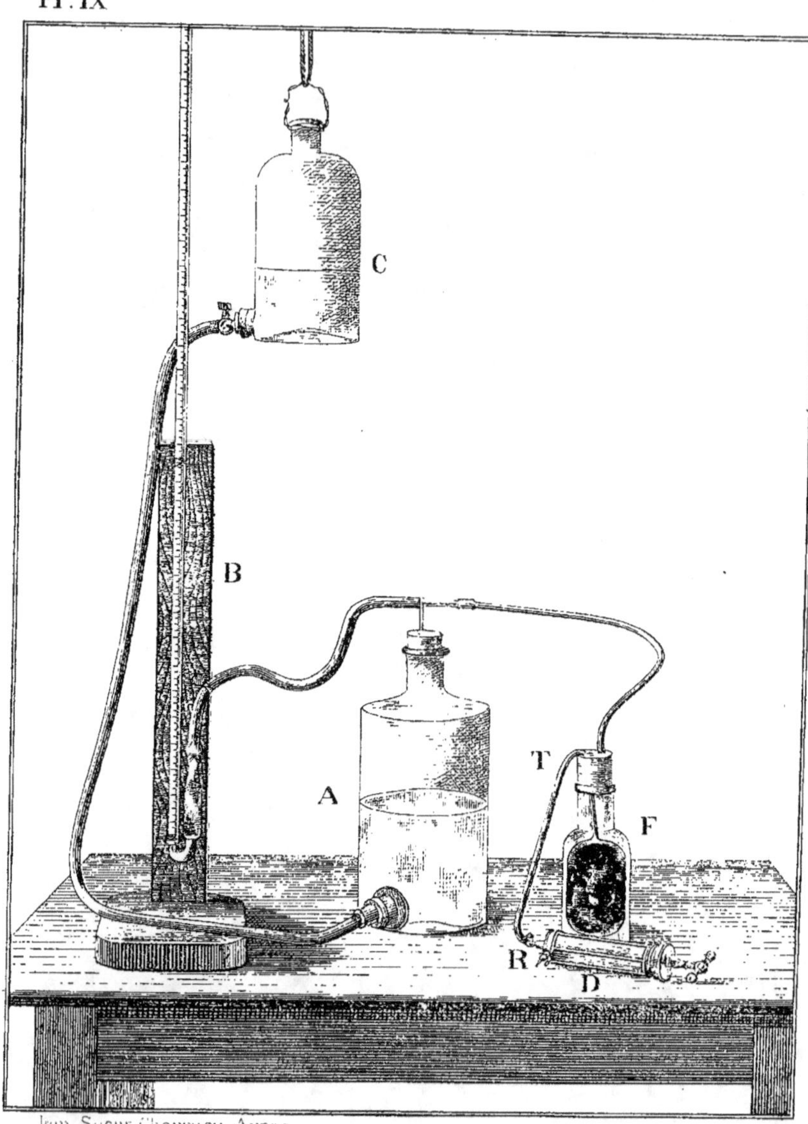

Pl. IX
C
B
A
T
F
R
D
Imp Sœur Charruey Arras

sur eux-mêmes, contiennent peu de sang, et que les cavités du C. D. ne sont pas bien dilatées ; tandis que c'est le contraire que l'on observe dans les cas de mort par aérohypotasie pulmonaire.

Je rappelle aussi que dans les expériences citées page 226 et suiv., j'ai constaté que dans l'aérohypotasie pulmonaire on voit, à travers le diaphragme, les poumons se congestionner, tandis qu'ils pâlissent dans l'aérohypertasie. Dans ce dernier cas, le foie et le système veineux sous-diaphragmatique contiennent beaucoup plus de sang que dans le premier.

Quelles sont les raisons de ces différences observées dans les lésions anatomiques ?

La solution de cette question fera la lumière sur cet important sujet de pathologie de l'appareil respiratoire.

Toricelli a découvert que quand une ouverture est pratiquée à la partie inférieure d'un vase à mince paroi, contenant de l'eau, l'écoulement se fait avec d'autant plus de vitesse que la hauteur de la colonne d'eau mesurée de l'ouverture au niveau du liquide est plus grande, *ce qui revient à dire que la vitesse de l'écoulement est subordonnée à la pression subie par le liquide qui s'écoule.*

L'on sait que le même physicien a résolu la question que les fontainiers de Florence avaient posée à Galilée en lui demandant pourquoi ils ne pouvaient aspirer l'eau plus haut que 32 pieds. Toricelli démontra que l'élévation de l'eau était due à la pression atmosphérique et découvrit en même temps le baromètre.

En m'appuyant sur la loi de Toricelli, sur les effets de la pesanteur de l'air et en réfléchissant sur les phénomènes observés chez les animaux soumis à des inégalités de pression entre les surfaces cutanée et respiratoire, j'ai été conduit à formuler le théorème aéro-hydrodynamique que voici :

Lorsque plusieurs fluides, liquides et gazeux, soumis à des pressions inégales, sont en communication par orifices égaux avec une cavité dont on peut, en la dilatant à volonté, abaisser la tension de son contenu, c'est le fluide subissant la plus forte pression qui y pénètre à l'exclusion des autres.

A pressions égales, l'entrée des fluides dont les molécules sont le plus mobiles, tels que les gaz, l'emporte en volume.

La démonstration de ce théorème est facile à faire avec la pl. IX. Un grand flacon A communique par sa tubulure inférieure avec un autre plus petit C ; par sa tubulure supérieure avec un baromètre B et un troisième flacon F. Dans ce dernier flacon est introduit un ballon de Petersen dont le tube T est terminé par une grande canule de trocart de l'aspirateur Dieulafoy D. Les flacons C et A contiennent de l'eau jusqu'à la hauteur des lettres. Le ballon est rempli d'eau ainsi que son tube ; et la canule est maintenue à la hauteur qui convient pour que l'eau arrive au niveau de son orifice. Les deux robinets de la seringue étant ouverts j'introduis celui du bout dans la canule en la laissant au même niveau.

Je fais descendre le flacon C de 55 ctm. ; immédiatement l'air du flacon A se raréfie et en 10 secondes le baromètre a baissé de 4 ctm. Alors je tire le piston de la seringue et constate qu'il n'y entre que de l'air par le robinet ouvert à l'air libre et pas une seule goutte d'eau.

Je fais remettre le flacon C sur la table et attends que l'eau soit au même niveau dans les 2 flacons. A ce moment je ferme le robinet en communication avec le ballon, fais lever le flacon de 55 ctm. et lorsque le baromètre s'est élevé de 4 ctm. j'ouvre le robinet R, tire le piston et voit que non seulement je n'aspire exclusivement que de l'eau, mais qu'en même temps l'eau aspirée s'écoule en partie, sous l'influence de la pression qui s'exerce sur le ballon, par le robinet ouvert à l'air libre.

J'ai répété l'expérience en n'abaissant et en n'élevant la pression que de deux ctm. et j'ai obtenu les mêmes résultats.

Les mêmes expériences ont été faites d'une autre façon. Le ballon de Petersen P est rempli d'eau à la pression de l'atmosphère et son tube est adapté à l'un des robinets de l'aspirateur Dieulafoy ; l'autre s'abouche dans un tube T s'ouvrant dans l'intérieur de la cloche C. (Voir pl. X). La pression barométrique

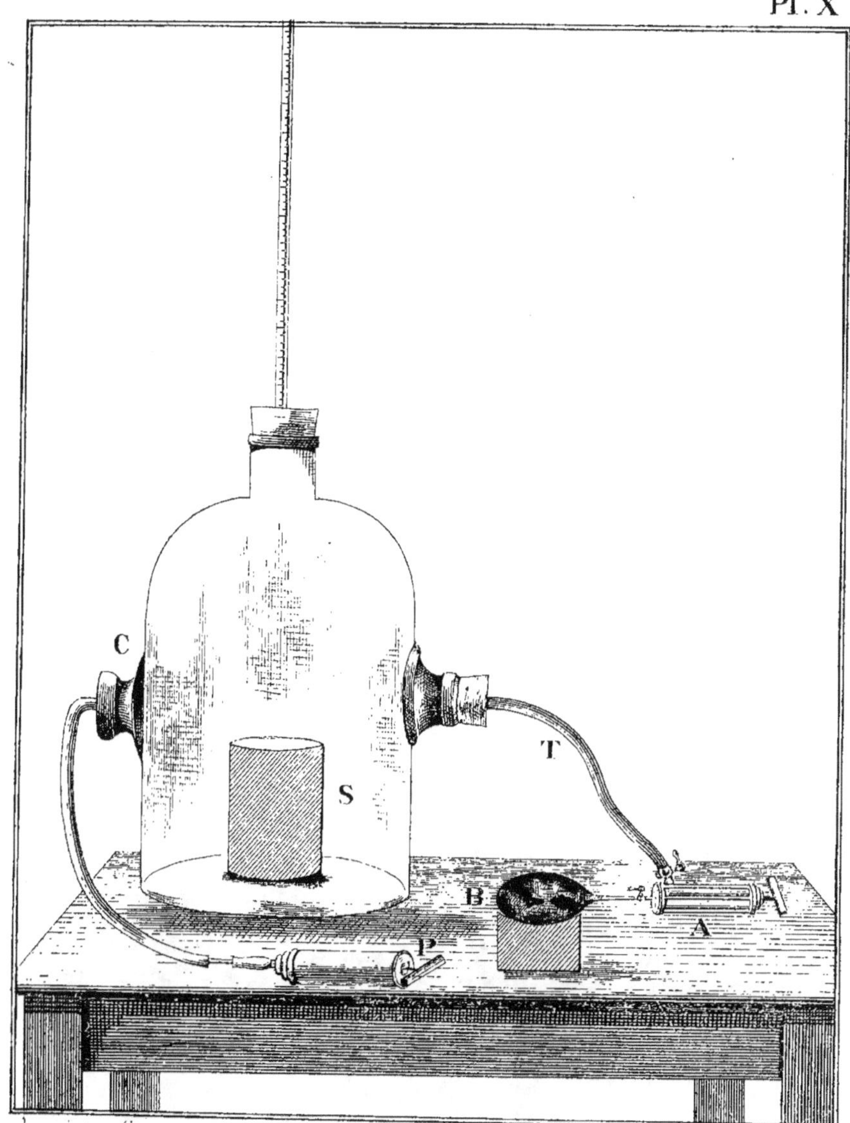
C
S
T
B
A
P

est à 758 millimètres. Par quelques coups de piston de la pompe P la pression de l'air de la cloche descend à 72 ctm. A ce moment l'aspirateur Dieulafoy A étant maintenu au niveau du ballon B de manière à annuler l'action de la pesanteur, je tire sur le piston et vois qu'il n'entre que de l'eau dans le corps de la seringue. En élevant la pression à 73, 74 et 75 ctm., je n'aspire toujours que de l'eau. Il n'en est plus de même quand la pression de l'air de la cloche égale la pression extérieure. Alors l'eau et l'air entrent dans la seringue au moment où je tire le piston ; seulement l'air, en raison de la mobilité plus grande de ses molécules, entre dans la proportion d'environ 2 volumes pour un d'eau.

Cette expérience est répétée en sens inverse, c'est-à-dire que le ballon rempli d'eau est placé dans la cloche sur un support S de manière à arriver à la hauteur d'une tubulure ; son tube vient s'aboucher sur un tuyau en métal traversant le bouchon de la tubulure et supportant à son extrémité externe un autre tube en caoutchouc dans lequel l'eau du ballon arrive à fleur de l'ouverture. L'un des robinets de l'aspirateur Dieulafoy maintenu à la hauteur du ballon est introduit dans ce tube en caoutchouc.

La pression de l'air de la cloche étant abaissée à 72 ctm., je tire sur le piston et constate qu'il n'entre que de l'air dans le corps de la seringue ; mêmes résultats en élevant la pression à 73, 74 et 75 ctm. Mais, lorsque la pression intérieure est en équilibre avec celle de l'extérieur, j'observe qu'alors l'action aspiratrice du piston fait entrer dans la seringue de l'air et de l'eau, toujours environ dans la proportion de 2 volumes d'air pour un d'eau.

Ces expériences sont, je pense, suffisantes pour démontrer l'exactitude du théorème précité.

Avant de les appliquer à l'étude des phénomènes morbides de l'*aérohypertasie* je vais en citer une autre dont la connaissance est nécessaire pour bien interpréter ces phénomènes.

Les appareils étant disposés comme le montre la pl. XI, je prends le petit flacon F dans le goulot duquel je place un

20.

bouchon en caoutchouc présentant trois ouvertures. L'une d'elles livre passage à un tube en verre qui met la cavité de ce flacon en communication avec celle du grand flacon A ; par la seconde passe une canule C qui, à l'extrémité externe, supporte un tube en caoutchouc terminé par un entonnoir E et, à l'extrémité interne, le bout d'une portion d'intestin de lapin longue de 0,30 ctm. Dans la troisième se trouve la canule d'un petit trocart sur le pavillon de laquelle est fixé l'autre bout d'intestin ; sur l'extrémité libre de cette canule T est attachée une petite portion du tube intestinal destiné à former soupape et à empêcher l'entrée de l'air dans l'intestin contenu dans le flacon.

Après avoir ainsi disposé l'appareil je verse de l'eau dans l'entonnoir et je l'élève de manière à ce que le niveau de l'eau soit 0,40 ctm. au-dessus de la portion d'intestin. Immédiatement on le voit se gonfler et l'eau s'écouler par l'extrémité externe de la canule.

Si alors j'élève le flacon C de manière à faire monter la colonne de mercure d'un peu plus de 3 ctm. aussitôt l'intestin s'aplatit et l'eau cesse de couler.

En répétant à plusieurs reprises la même expérience j'obtiens toujours les mêmes effets qui sont l'image de ce qui se passe sur les vaisseaux pulmonaires du lapin lorsque la pression de l'air inspiré surpasse de 4 ctm. celle de l'air ambiant.

Avec ces données expérimentales je vais pouvoir expliquer facilement l'asphyxie par *aérohypertasie*. Je rappelle que dans toute inspiration il se passe trois phénomènes physiques importants :

1° L'agrandissement de la cavité thoracique par l'élévation des côtes et l'abaissement du diaphragme ;

2° L'entrée de l'air dans les conduits aérifères sous l'influence de la pression atmosphérique ;

3° L'arrivée du sang du V. D dans les divisions de l'artère pulmonaire, et de celui des veines caves et du foie dans les cavités droites du cœur, sous l'influence de la pression atmosphérique s'ajoutant à la pression veino-cardiaque.

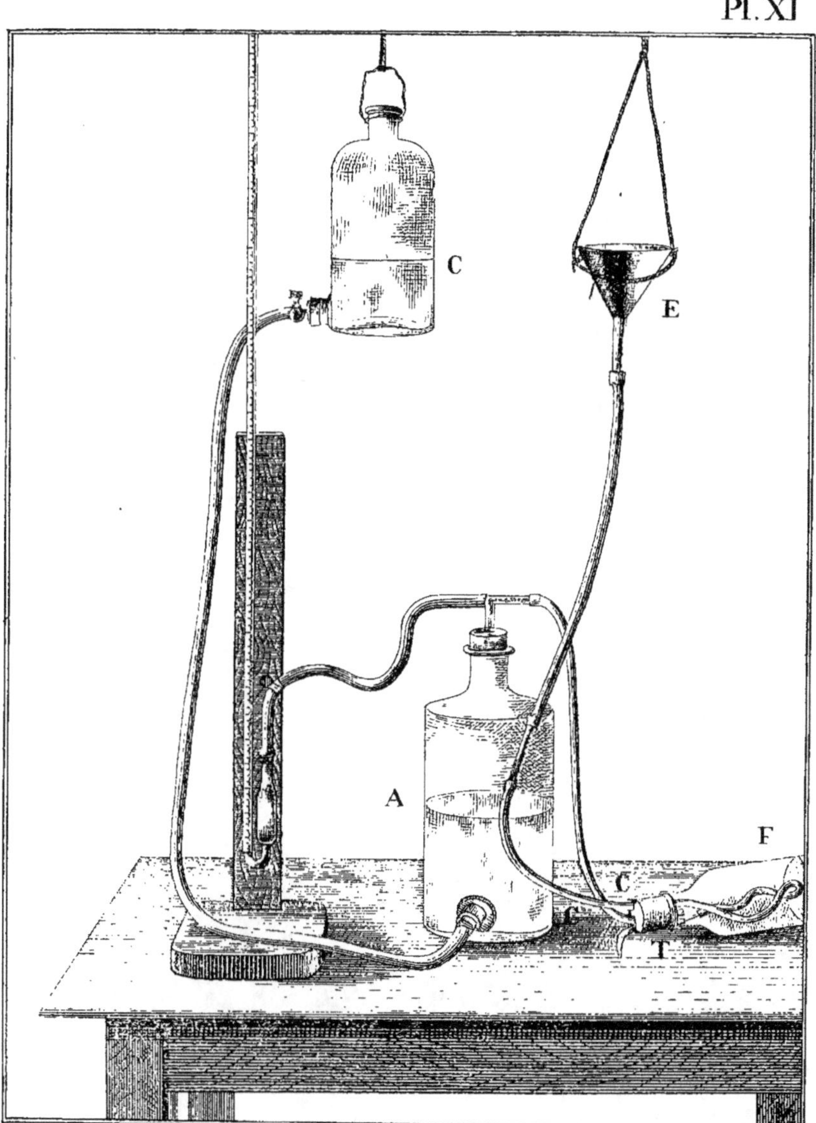
C
E
A
F
C
T

Ces deux derniers phénomènes sont les effets du premier, c'est-à-dire de la diminution de pression causée par l'inspiration dans les canaux pulmonaires.

Normalement la pression de l'air ambiant et de l'air inspiré étant la même, l'air et le sang pénètrent dans la poitrine dans des proportions en rapport avec la mobilité de leurs molécules et la tension du sang veineux. Mais, que sous l'influence de conditions anormales, cette égalité de pression cesse et que l'individu soit soumis à la respiration d'un air dont la pression est supérieure de 4 ctm. de mercure à celle de l'air ambiant, immédiatement il subit l'application du théorème aéro-hydrodynamique cité plus haut et il se passe en lui des phénomènes semblables à ceux que j'ai observés dans les expériences précitées servant à la démonstration de ce théorème.

Dans ce cas, l'aspirateur Dieulafoy peut être considéré comme représentant la cavité pectorale ; le ballon de Petersen rempli d'eau comme étant l'image du système veineux, et l'air un fluide gazeux aspiré par les poumons comme il l'est par l'aspirateur. Or, de même que quand je tire le piston de cet aspirateur, je n'aspire que de l'air lorsqu'il est soumis à une pression supérieure à celle qui s'exerce sur le ballon, de même un animal, en faisant une inspiration n'introduit dans sa cavité pectorale que de l'air, si l'air respiré a une pression supérieure à l'air ambiant.

La différence que l'on peut relever dans cette comparaison est celle relative au chiffre d'inégalités de pression. Ainsi, tandis que dans mes expériences avec l'aspirateur Dieulafoy il suffit que l'air subisse une pression supérieure de moins d'un ctm. de mercure à celle du ballon, pour qu'il s'introduise exclusivement dans la seringue, je dois, pour faire mourir les lapins par aérohypertasie en 30 secondes, élever la pression de l'air inspiré 4 ctm. de mercure au-dessus de celle de l'air ambiant. Cette différence s'explique en sachant que chez l'animal il s'ajoute à la pression atmosphérique un autre facteur : c'est la tension sanguine due aux contractions cardiaques et musculaires.

J'ai cité plus haut une expérience dans laquelle la circulation de l'eau, ayant lieu dans une portion d'intestin de lapin sous l'influence d'une pression de 3 ctm. de mercure s'arrête lorsque la surface de cet intestin est soumise à une pression légèrement supérieure. Alors, on le voit s'aplatir et l'écoulement cesser.

Par cette expérience je réalise ce qui se passe dans la circulation de l'artère pulmonaire. En outre, le sang veineux qui se rend dans l'oreillette droite y arrive non seulement sous l'influence de la pression atmosphérique ambiante, mais aussi sous l'impulsion du V. G., des contractions musculaires et de la tension intra-abdominale en ce qui concerne la veine cave inférieure et la veine porte. Du V. D. il est lancé dans l'artère pulmonaire dont la pression du sang a été évaluée comme pouvant atteindre 3 ctm. de mercure. Or, pour que l'air respiré comprime les capillaires du champ respiratoire de manière à entraver l'action du V. D. et dilater les poumons suffisamment pour annihiler momentanément leur élasticité et s'opposer à l'arrivée du sang veineux dans l'O. D., il faut chez le lapin, que cet air ait une pression supérieure de 4 ctm. de mercure à celle de l'air ambiant.

Les effets de cet excès de pression intra-pulmonaire, se comprennent très bien. La cavité thoracique en se dilatant ne reçoit que de l'air dont la pression se faisant sentir à travers les poumons sur la veine cave supérieure et sur l'O. D. empêche le sang veineux d'y affluer. De plus cet excès de pression qui s'oppose à l'alimentation du C. D., s'oppose aussi à l'écoulement du sang qu'il contient déjà par la compression qu'il exerce sur les capillaires du champ respiratoire.

Ainsi s'expliquent la respiration courte et précipitée, la pâleur du poumon, signe d'un arrêt de la circulation phlebaortique, et les convulsions rapidement suivies de mort ; ainsi s'expliquent la congestion énorme du foie, la réplétion des veines caves et de tout le système veineux sous-diaphragmatique constatées à l'autopsie.

Si ces phénomènes causent de l'étonnement il suffit pour le dissiper de se rappeler que chez l'homme la surface des capillaires du champ respiratoire a été évaluée à 75 mètres carrés, et que dans une aérohypertasie dont l'excès de tension de l'air inspiré est de 4 ctm. de mercure, la pression qui s'exerce sur cette surface augmente par ce fait de 40,770 kilogrammes.

Les phénomènes que je viens d'étudier ont été obtenus dans des conditions d'expériences artificiellement établies.

Heureusement que ces conditions se réalisent rarement chez l'homme. On peut les observer quelquefois chez les *scaphandriers* quand l'air comprimé envoyé dans le casque de métal a une pression supérieure à celle de l'eau qui les entoure. L'égalité de pression a été reconnue nécessaire sous peine d'une mort prompte, sans qu'on se soit rendu compte de la cause de la mort.

Aussi des orifices spéciaux sont pratiqués dans le casque et l'air est comprimé suffisamment pour égaler la pression de l'eau. Pour peu que sa tension devienne supérieure, l'air comprimé rétablit l'équilibre en sortant par ces orifices.

Parmi les maladies dans lesquelles on peut observer de l'aérohypertasie, je citerai celles où la sortie de l'air inspiré est rendu difficile par un obstacle quelconque situé dans les voies aériennes. Le plus souvent cet obstacle entrave surtout l'inspiration. Mais, il arrive quelquefois que par suite de la situation, de la forme et de la mobilité du corps étranger, de polypes ou de fausses membranes, l'expiration soit plus difficile et plus prolongée que l'inspiration. Alors il se manifeste de l'aérohypertasie à un degré variable. Il en existe aussi dans les accès d'asthme et dans l'emphysème pulmonaire.

Mais, là où on l'observe le mieux, c'est dans le phénomène de l'effort où la tension de l'air contenu dans les canaux aérifères peut dépasser de 12 à 14 ctm. celle de l'air extérieur.

Aussi, on comprend que l'effort ne puisse être prolongé sans danger et l'on s'explique les morts subites qu'il provoque parfois, surtout chez les personnes à faible pression artérielle. Je ne m'étendrai pas sur ces faits dont j'ai déjà parlé dans le cours de ce travail.

ARTICLE II.

ASPHYXIE PAR HÉMOSTASE PULMONAIRE DUE A UNE HYPERHÉMOS-
PASIE PROVOQUÉE PAR L'*aérohypotasie* DES CONDUITS AÉRIFÈRES.

Ce mode d'asphyxie se produit par un mécanisme différent de celui étudié dans l'article précédent. Au lieu d'être l'effet d'une anhémospasie thoraco-pulmonaire, dans celui-ci l'asphyxie est due à un afflux exagéré de sang dans les cavités droites du cœur, dans l'artère pulmonaire et les capillaires du champ respiratoire. Cet afflux suivi d'hémostase pulmonaire est provoqué par l'abaissement de la pression de l'air contenu dans les canaux aérifères, d'où le nom d'*aérohypotasie* (de ἀήρ air, ὑπό sous, τασις tension).

L'asphyxie par aérohypotasie se produit toutes les fois que l'air contenu dans les conduits aérifères est soumis à une pression inférieure à celle de l'air ambiant dans une mesure que mes expériences sur le lapin me permettent de fixer au moins à 4 ctm. de mercure pour ce qui concerne cet animal. Ce mode d'asphyxie se produit toutes les fois que l'on raréfie artificiellement l'air inspiré ou que l'on élève la pression du milieu ambiant. Mais le plus souvent l'asphyxie par *aérohypotasie* a lieu à la suite d'un obstacle quelconque, s'opposant à l'entrée de l'air dans les voies aériennes. C'est le genre d'asphyxie le plus commun dans lequel je range la *strangulation*, la *pendaison*, la *submersion*, l'*occlusion* des narines et de la bouche par l'application de la main ou d'un corps quelconque, l'*oblitération* des voies aériennes par l'introduction d'un corps étranger soit dans la bouche et les fosses nasales, soit dans le pharynx, le larynx, la trachée ou les grosses bronches; l'oblitération des mêmes voies par lésions pathologiques developpées dans leur intérieur tels que polypes, glossite, amygdalite, abcès, œdème de la glotte, croup etc., ou par compression tels que par un anévrysme de l'aorte, une tumeur, etc.

Dans ces divers états morbides ou l'obstacle à l'entrée de l'air est absolu, alors l'asphyxie est prompte ; ou il est relatif, dans ce cas l'asphyxie se produit plus ou moins lentement.

Je ne reviendrai pas sur les phénomènes morbides et cadavériques si connus de ce genre d'asphyxie. Je vais, dans plusieurs paragraphes relater mes expériences sur l'asphyxie par *aérohypotasie pulmonaire*, interpréter le mécanisme de la mort et appliquer ces interprétations aux symptômes et aux lésions observés chez l'homme.

§ I. — *Faits démontrant qu'un abaissement de 4 ctm. de mercure de la pression de l'air des conduits aérifères provoque chez le lapin la congestion et l'hémostase des capillaires du champ respiratoire, la dilatation de l'artère pulmonaire et des cavités droites du cœur, l'hypertension veineuse, et que ces phénomènes sont rapidement suivis de la mort par anémie artérielle.*

A. — *Expérience comparative sur trois lapins. Deux subissent une pression inégale sur les surfaces cutanée et pulmonaire : le premier soumis à une respiration aérohypotasive et le second à une respiration aérohypertasive meurent tous les deux en moins d'une minute. Le troisième situé intus et extra dans le milieu aérien hypotasié ne subit aucun malaise. Voir la pl. VIII.*

Le 17 décembre 1893, la pression barométrique est à 77 ctm. une canule est introduite dans la trachée d'un lapin pesant 2200 grammes, je l'appelle *lapin extérieur* parce que pendant l'expérience il doit rester en dehors de la cloche. Une autre canule est mise dans la trachée d'un lapin pesant 1750 grammes ; je le désigne *lapin intérieur* parce qu'il doit être placé dans l'intérieur de la cloche. Un troisième lapin est mis dans le tonneau.

La cloche étant appliquée hermétiquement sur le marbre du tonneau, au-dessus du *lapin intérieur* qui respire l'air extérieur au moyen d'un tube en caoutchouc adapté à sa canule et à un tube en métal qui traversant le bouchon d'une tubulure, s'ouvre au dehors ; le *lapin extérieur* respirant l'air de la cloche par une disposition inverse, je fais marcher la pompe aspiratrice. Après une minute la pression de l'air intérieur est descendue à 73 ctm. Immédiatement les deux lapins dont la respiration s'est accélérée, sont pris en même temps de convulsions générales qui durent près d'une demi-minute. Je ne fais pas descendre la pression au-dessous de 71 ctm. Après les convulsions, ces animaux font encore quelques rares mouvements inspirateurs et meurent.

Quant au troisième lapin situé dans le fond du tonneau et dont l'air ambiant et respiré est à la même pression, il n'a éprouvé aucun phénomène morbide apparent et vit très bien.

Le lapin *extérieur* est ouvert, les poumons et le cœur sont retirés de la poitrine après avoir lié préalablement les vaisseaux ; le tout pèse 35 grammes.

Les poumons très congestionnés présentent une coloration rouge prononcée, lie de vin en arrière avec foyers hémorragiques qui se montrent sous la plèvre viscérale. L'O. D. et le V. ainsi que les veines du cœur sont dilatés par le sang ; le le V. G. est dur et presque vide. Le foie pèse 70 grammes.

Le lapin *intérieur* dont l'abdomen s'est distendu vers la fin de l'expérience donne à ce niveau une résonnance tympanique.

Les poumons, complètement revenus sur eux-mêmes, présentent une coloration d'un blanc rosé. Enlevés avec le cœur après avoir lié les vaisseaux, le tout pèse 18 grammes. Le C. G. est vide ; le C. D. ne contient que très peu de sang. La cavité pectorale est singulièrement diminuée par le refoulement du diaphragme dû à une pneumatose péritonéale qui s'est manifestée à la fin de l'expérience.

A l'ouverture de l'abdomen il s'écoule une grande quantité de gaz provenant d'une rupture des parois du tube digestif qui est revenu sur lui-même. Le foie pèse 83 grammes ; la veine cave inférieure est distendue et laisse écouler une grande quantité de sang.

Le cerveau est pâle ; à la coupe on n'aperçoit pas la moindre goutte de sang bien que la tête de ce lapin ait été déclive tout le temps de l'expérience.

La comparaison du poids du cœur et des poumons et du foie de ces deux lapins est très instructive.

Ainsi le lapin *extérieur* a, pour un poids de 2,200 grammes :

> Un cœur et des poumons pesant 35 gr.
> et un foie   —   70 gr.

Le lapin *intérieur* en lui supposant le même poids aurait un cœur et des poumons pesant 22 grammes
et un foie   —   103 gr. 4 décig.

Par ces chiffres on voit qu'il y a un rapport inverse entre le poids des poumons et du cœur, et celui du foie d'un même lapin, suivant qu'il a succombé à l'asphyxie par *aérohypotasie* ou par *aérohypertasie*. Ainsi, dans le premier cas, tandis que le cœur et les poumons pèsent 35 grammes et le foie 70 grammes ; dans le second le cœur et les poumons ne pèsent que 22 grammes, tandis que le foie pèse 103 grammes 4.

B. — *Expérience d'aérohypotasie pulmonaire de 4 ctm. de mercure. — Décoloration du fond de l'œil.*

Le soir du 10 mars 1894, après avoir examiné à l'ophtalmoscope le fond de l'œil d'un lapin blanc et vu des vaisseaux se dessiner sur un fond rouge, j'introduis dans sa trachée une canule communiquant par un tube en caoutchouc, avec l'intérieur d'une cloche pneumatique sur laquelle est adapté un baromètre qui marque 76 ctm.

A 9 heures, je fais manœuvrer la pompe aspirante en recommandant à l'aide de s'arrêter lorsque le baromètre sera descendu à 72, ce qui a lieu après 30 secondes. A ce moment je constate que le fond de l'œil est décoloré. Au même instant des convulsions générales se manifestent ; puis le lapin ouvre la bouche, fait des mouvements inspirateurs assez prononcés, mais qui ne tardent pas à s'affaiblir et à se ralentir.

Après moins d'une minute je laisse rentrer l'air dans la cloche. Aussitôt l'animal fait des inspirations plus marquées, le fond de l'œil se colore un peu et j'espère qu'il va se ranimer. Mais il n'en est rien ; bientôt il est de nouveau agité par quelques petites convulsions et meurt à 9 heures 6 minutes avec le fond de l'œil complètement décoloré.

A l'autopsie je constate que les poumons sont congestionnés, qu'ils présentent à leur surface de larges et nombreuses taches d'un rouge violacé ; que les cavités droites du cœur sont dilatées par le sang tandis que les gauches sont vides, et que la section de la veine cave inférieure laisse écouler dans le thorax une assez grande quantité de sang dont le poids s'élève à 26 grammes.

C. — Expériences sur l'aérohypotasie pulmonaire par occlusion des voies respiratoires.

Dans les expériences précitées j'ai montré que la respiration d'un air dont la pression est 4 ctm. de mercure au-dessous de celle de l'air ambiant causait promptement la mort par congestion et hémostase des poumons. Dans celles-ci je ferai voir que l'occlusion des voies respiratoires détermine, par suite des mouvements inspirateurs, un abaissement de la pression de l'air contenu dans les canaux aérifères ; et que cette diminution de pression provoque les mêmes phénomènes congestifs des capillaires du champ respiratoire, occasionne le même embarras de la circulation du système phlebaortique, et cause la mort de la même façon.

Le 10 juin 1894, la pression atmosphérique marquant 762 millimètres, une canule est introduite dans la trachée d'un lapin vigoureux et communique au moyen d'un tube en verre en T avec un baromètre et avec l'air atmosphérique par un tube en caoutchouc adapté à l'une des branches du T.

A 1 heure 37 minutes l'expérience étant ainsi disposée et l'animal respirant l'air ambiant en faisant osciller la colonne de mercure d'un demi-centimètre, je comprime le tube amenant l'air extérieur. Le lapin se livre aussitôt à des mouvements d'inspirations pénibles au nombre de 40 par minute ; la colonne de mercure descend de 2 ctm. 1/2 à chaque inspiration.

Après 45 secondes la colonne s'abaisse pendant l'inspiration à 72 ctm. ; l'animal est agité par quelques convulsions. Au bout d'une minute et demie respiration suspirieuse et nouveaux mouvements convulsifs.

Deux minutes et demie après le début de l'expérience les oscillations de la colonne de mercure sont faibles et rares. Au bout de 3 minutes convulsions générales, les mouvements respiratoires sont rares et à peine sensibles, l'artère carotide s'affaisse et n'offre que quelques faibles pulsations.

Je cesse la compression du tube en caoutchouc, bientôt les mouvements respiratoires se rétablissent et deviennent rapides (60 par minute). Quatre minutes après l'ouverture du tube la carotide, qui s'était aplatie vers la fin de l'asphyxie, se remplit et rougit ; elle est agitée par des pulsations bien visibles et fréquentes ; peu à peu la respiration s'accélère et atteint 120 par minute.

A 1 heure 47 minutes l'abdomen est ouvert et le diaphragme à nu laisse voir des poumons eucore congestionnés. A 1 heure 48 minutes le tube aérien est plongé dans l'eau ; les mouvements respiratoires se ralentissent, la colonne de mercure oscille d'un ctm. 1/2. Après une minute la respiration est toujours faible, l'oscillation mesure 2 ctm. et les poumons pâlissent. Au bout de deux minutes les convulsions reprennent, la carotide est noire et se laisse facilement déprimer. A 1 heure 51 minutes la respiration devient plus rare, la carotide diminue, pâlit et ne donne plus que de faibles pulsations ; enfin les mouvements respiratoires de plus en plus rares cessent au bout de 4 minutes.

Autopsie. — Poumons pâles, revenus en partie sur eux-mêmes, donnant à la coupe de l'écume et peu de sang ; C. G. vide, V. D. dilaté ; accumulation considérable de sang dans le foie et la veine porte, dans les veines caves, surtout l'inférieure dont le sang s'échappe en jet à l'ouverture en quantité si considérable qu'il occupe dans la cavité thoracique un espace égal à celui tenu par le cœur et les poumons.

La même expérience fut renouvelée peu après sur un fort lapin. A 3 heures 42 minutes une canule est introduite dans sa trachée ; sa respiration est précipitée et la colonne de mercure oscille d'un ctm.

A 3 heures 44 minutes fermeture du tube aérien. Dans le premier quart de minute les mouvements inspirateurs abaissent la colonne de mercure de 3 ctm. ; au bout de 30 secondes de 4 ctm., et de 7 ctm. après 45 secondes ; convulsions.

Dans le cours de la 2e minute, tentatives d'inspiration pénibles, nouvelles convulsions, abaissement variant de 4 à 5 et 7 ctm.

A la 3e minute, convulsions très fortes, oscillations petites et quelquefois plus marquées ; la colonne baisse tantôt de 1/2 ctm., tantôt de 2 à 3 ctm.

Au bout de 3 minutes et demie le lapin ne donnant plus signe de vie, je cesse la compression du tube. Une minute s'étant écoulée je vois que l'animal revient à lui et qu'à 3 heures 51 minutes il est complètement ranimé.

Je ferme le tube, l'animal se livre par le nez et la bouche à des tentatives pénibles d'inspiration, et fait baisser à chaque fois la colonne de mercure de 3 ctm. Mais bientôt les mouvements respiratoires se ralentissent et la colonne de mercure baisse de moins en moins à chaque inspiration ; des convulsions se manifestent dans le cours de la 3e minute au bout de laquelle le lapin ne fait plus de mouvements ; les oscillations du mercure cessent. Ensuite pendant une minute il fait par la bouche quelques rares tentatives d'inspiration qui sont sans effet sur la colonne de mercure, et cessent définitivement 4 minutes 1/2 après le début de la fermeture du tube.

D. — Expérience d'aérohypotasie pulmonaire particlle.

Le 16 septembre 1892 j'introduis dans la trachée d'un lapin un grain de plomb de 4 ctm. de diamètre, et je lui maintiens la tête en l'air en frappant sur sa colonne vertébrale pour faire descendre le plomb dans une division bronchique. Je le laisse ensuite en liberté pendant un quart d'heure et observe qu'il a la respiration haletante. Au bout de cette durée je le sacrifie et retire du thorax les poumons avec le cœur.

Après les avoir lavés, j'aperçois au niveau de la moitié inférieure du bord postérieur du poumon droit une surface elliptique, à contour irrégulier, longue de 3 ctm. et large de 15 millimètres, présentant une coloration d'un rouge brun foncé qui tranche fortement sur celle du reste du poumon. Au palper je sens que cette partie a perdu sa souplesse et résiste à la pression.

En ouvrant les bronches je trouve le grain de plomb dans la division bronchique qui se distribue aux lobules congestionnés. A la coupe ils présentent une coloration rouge foncé et un aspect ferme, le tout dû à l'intensité de la congestion.

§ II. — *Explication du mécanisme de la mort dans l'asphyxie par aérohypotasie des conduits aérifères.*

Dans ce mode d'asphyxie la mort est la conséquence d'un arrêt de la circulation pulmonaire causé par une congestion et une hémostase des vaisseaux capillaires du champ respiratoire. Ces faits se produisant chez le lapin dans la respiration d'un air dont la pression est de 4 ctm. au-dessous de celle de l'air ambiant, et dans l'occlusion partielle ou totale des voies aériennes ; il y a lieu de les examiner dans ces deux circonstances.

A. — *Aérohypotasie des conduits aérifères par respiration d'un air dont la pression est au moins 4 ctm. au-dessous de celle de l'air ambiant.*

La congestion et l'hémostase pulmonaire dûs à l'abaissement de la pression de l'air contenu dans les conduits aérifères est un phénomène morbide opposé à celui qui se produit dans l'aérohypertasie. Dans ce dernier cas les capillaires respiratoires, au lieu d'être dilatés sont comprimés et aplatis par l'augmentation de la pression de l'air qui baigne leur surface.

Des effets contraires se manifestent d'une façon évidente, ainsi que je viens de le signaler dans les expériences précitées, par des différences dans la couleur, le volume et le poids des poumons.

La congestion de ce viscère observée dans l'aérohypotasie est une conséquence qui découle du théorème aéro-hydrodynamique cité page 303.

En effet, quand on soumet les voies aériennes et la surface cutanée d'un animal à une inégalité de pression qui est à l'avantage de la peau, qu'arrive-t-il sous l'influence d'un mouvement inspirateur ?

Il se produit dans tous les canaux et cavités contenus dans le thorax une diminution de pression qui appelle les fluides qui leur correspondent. Seulement, l'entrée de ces fluides étant subordonnée à la pression qu'ils subissent, et celle de l'air respiré ayant dans mes expériences baissé artificiellement de 4 ctm., il arrive que c'est le sang dont la pression est plus forte qui afflue en abondance dans les vaisseaux du poumon et vient prendre en grande partie la place de l'air.

Dans ces conditions, bien que pendant l'inspiration la diminution de pression s'exerce sur la surface de tous les organes creux intra-thoraciques, l'afflux du sang a lieu immédiatement et surtout dans les capillaires du champ respiratoire.

La raison de ce fait c'est que les capillaires ont des parois minces qui se dilatent facilement, surtout dans le poumon où le sang qu'ils contiennent n'est séparé de l'air que par une faible couche de 0 millimètre, 001 d'épaisseur ; et que normalement la pression atmosphérique s'oppose à l'action dilatatrice exercée par le sang sur la face interne de leurs parois. Cela est si vrai qu'il suffit d'abaisser cette pression de 3 à 4 ctm. sur une partie limitée de la peau pour la voir rougir immédiatement.

La congestion entraîne l'hémostase, c'est-à-dire l'arrêt du sang. C'est un fait bien connu que dans les congestions, soit passives, soit actives, les capillaires se laissent distendre par place et deviennent variqueux ; que les globules s'accumulent, s'entassent dans les parties dilatées, et finissent par oblitérer le vaisseau ou le rompre comme cela arrive dans l'asphxie par aérohypotasie, où il est fréquent de constater la présence du sang dans les conduits aérifères, dans l'épaisseur du poumon et sous les plèvres.

Dans les congestions passives provoquées par une dépression de l'air localisée sur une partie quelconque de l'organisme, la stase du sang est facile à mettre en évidence. Il suffit d'appliquer une ventouse sur la poitrine pour constater que la peau présente bientôt une coloration d'un rouge plus ou moins vif suivant les sujets. Si on la laisse en place un quart d'heure on remarque que la coloration a pris une teinte d'un rouge violacé et noirâtre. Ce changement de couleur indique que le sang contenu dans les capillaires de la peau sous-jacente à la ventouse, s'y est immobilisée et a perdu peu à peu ses qualités artérielles.

L'hémostase pulmonaire n'est pas due exclusivement à la congestion des capillaires ; elle est aussi la conséquence de l'asystolie du V. D. Le travail de ce ventricule qui, à l'état normal, est favorisé par le mouvement inspirateur, devient difficile, je dirai même impossible, dans l'hémostase pulmonaire par aérohypotasie.

D'abord, par suite de cette hémostase il y a augmentation de pression dans l'artère pulmonaire. Ensuite, la masse du sang contenu dans les capillaires respiratoires évaluée chez l'homme à plus d'un demi-litre, s'élève à plus du double lorsqu'ils sont congestionnés comme dans le mode d'asphyxie que j'étudie. Il en résulte que le V. D., se trouvant brusquement en présence d'une élévation de pression et d'une augmentation de la masse de sang à mettre en mouvement, se vide incomplètement et se laisse dilater. Cette dilatation devient d'autant plus prononcée que l'action hémospasique du thorax, favorisée par l'aérohypotasie, fait affluer dans le C. D. le sang des veines caves et du foie.

Sous l'influence de cette série de causes dilatatrices, le V. D. se distend tellement qu'il est frappé d'asystolie (voir l'obs. d'Harvey p. 110). Et, chose remarquable, c'est que cette asystolie n'a pas, comme celle du V. G., de tendance à pouvoir disparaître spontanément. En effet, pendant que le V. G. est en asystolie, le sang continue à couler dans les artères sous l'action de leur élasticité et de leur contractilité et la pression artérielle baisse, ce qui diminue le travail de ce ventricule et lui permet de se vider plus facilement ; tandis qu'il n'en est pas de même pour le V. D., attendu que la pression dans l'artère pulmonaire, loin

de diminuer, augmente plutôt par suite de l'arrêt de la circulation, qui tend à devenir de plus en plus complet dans les
capillaires respiratoires au fur et à mesure que les phénomènes
asphyxiques durent.

Pour bien comprendre comment l'asystolie du V. D. se produit facilement je vais évaluer approximativement, par des
chiffres, l'augmentation du travail qui lui incombe subitement
dans l'asphyxie par aérohypotasie.

D'après les calculs des anatomistes sur la capacité du V. D.
et des physiologistes sur la quantité de sang qu'il chasse à
chaque contraction, je considère que la surface interne de cette
cavité mesure en moyenne 108 ctm. carrés. En admettant que
la pression dans l'artère pulmonaire soit à 3 ctm. la surface
interne du V. D. supporterait à chaque contraction un poids de
4 k. 403 grammes.

Si, par suite de l'hémostase pulmonaire, la pression s'élève
à 6 ctm. et que le V. D. se dilate de la moitié de sa capacité
ordinaire — ce qui est loin d'être exagéré — ce ventricule
aura à lutter pour se vider contre une pression intérieure égale
à 12 k. 414 grammes. On comprend qu'en présence d'un tel
surcroît de travail se manifestant instantanément le C. D.
tombe en asystolie ; et cela d'autant plus facilement que la
contractilité de ses fibres musculaires s'affaiblit par l'effet de
sa dilatation.

La congestion et l'hémostase des capillaires du champ respiratoire, tout en provoquant l'hypertension du système veineux,
causent une anémie artérielle et cérébrale rapidement suivie
de la mort. L'une des expériences citées plus haut nous fournit
par la décoloration du fond de l'œil l'image de ce qui se passe
dans le cerveau.

*B. — Aérohypotasie des conduits aérifères par occlusion des
voies respiratoires.*

Dans ce mode d'asphyxie qui est le plus général, le mécanisme des phénomènes morbides est exactement semblable à celui

21.

que je viens de décrire. Cela se comprend facilement, attendu qu'il a pour point de départ une cause identique, c'est-à-dire la diminution de la pression de l'air contenu dans les voies aériennes.

Cette décompression est mise en évidence par les expériences précitées. (Voir alinéa C.)

Dans ces expériences j'ai pu constater qu'en comprimant le tube en caoutchouc communiquant avec la trachée, il se produit à chaque mouvement inspirateur un abaissement de la colonne de mercure qui parfois allait jusqu'à 7 ctm.

Cette diminution de pression de l'air intra-bronchique détermine forcément, par le mécanisme indiqué ci-dessus, la congestion et l'hypostase des vaisseaux du poumon. Seulement ces phénomènes morbides ne se produisent pas aussi rapidement que dans les cas de respiration d'un air dont la pression est au moins de 4 ctm. au-dessous de l'air ambiant. Cette différence de durée s'explique en remarquant que dans ces cas la diminution de pression existe aussi bien dans l'expiration que dans l'inspiration, tandis que dans l'occlusion des voies aériennes elle ne se manifeste que pendant l'inspiration. Cependant elle ne tarde pas longtemps à produire les mêmes effets. Toutefois, je dois dire que dans l'aérohypotasie par occlusion des voies respiratoires, il est deux conditions qui accélèrent la manifestation des phénomènes asphyxiques : c'est quand l'occlusion a lieu alors que les poumons sont en expiration et que le sujet est doué d'une grande énergie musculaire. Dans ces cas les tentatives d'inspiration s'exécutant avec une grande puissance et l'air des conduits aérifères étant diminué de volume par l'expiration, subit une décompression plus prononcée qui favorise l'afflux et la stase du sang dans les poumons.

A cette cause d'hémostase il faut, dans ce mode d'asphyxie, en ajouter une autre. C'est la diminution du *coefficient pneumo-diasto-systolique*. Je rappelle que je désigne ainsi l'écart qui existe entre le volume du poumon dilaté par une forte inspiration et celui du poumon rétréci par une expiration prolongée. Je rappelle également que la circulation pulmonaire est subordonnée à la grandeur du coefficient; c'est-à-dire qu'elle est d'autant plus active que les mouvements de dilatation et de resserrement des poumons sont plus étendus, et d'autant plus ralentie que ces mouvements sont plus faibles. Or, dans l'aérohypotasie par occlusion angiairique, les tentatives d'inspiration communiquent toujours des mouvements de dilatation et de resserrement aux poumons. Il suffit, pour s'en convaincre, de les observer à travers le diaphragme chez un animal dont on vient de fermer la trachée. Seulement, ces mouvements sont forcément très limités par suite de la pression atmosphérique qui s'exerce sur les parois du thorax et du diaphragme, et aussi parce que les vaisseaux sanguins, tout en étant dilatables, ne le sont pas assez pour admettre une quantité de sang suffisante pour suppléer complètement au défaut d'air. C'est ce qui fait qu'au moment de l'inspiration on voit le diaphragme tirer, tout en abaissant les poumons, les côtes inférieures en dedans et faire remonter les bords qui limitent la base de ces viscères. C'est aussi de cette façon que se produit le *tirage* que l'on observe, par exemple, dans le croup et dans les affections qui rétrécissent le larynx.

Dans ces conditions il y a des portions du poumon qui se dilatent, qui attirent et retiennent le sang ; d'autres qui restent immobiles et s'opposent à son passage ; de sorte que la conséquence est la même, c'est-à-dire un ralentissement suivi rapidement d'un arrêt de la circulation pulmonaire dont la *troisième loi* est confirmée par les faits exposés dans ce paragraphe.

§ III. — *Les phénomènes morbides et la mort observés chez l'homme à la suite de l'aérohypotasie des conduits aérifères s'expliquent exactement par le mécanisme décrit dans le paragraphe précédent.*

Dans tous les cas où chez l'homme l'air qui pénètre ou se trouve contenu dans les conduits aérifères est soumis à une pression notablement inférieure à celle de l'air ambiant, il éprouve comme les animaux à double circulation, des phénomènes asphyxiques rapidement suivis de la mort.

Ces faits s'observent dans la pendaison, la strangulation, la submersion, l'oblitération des voies aériennes, et en général toutes les fois où par une cause quelconque il y a occlusion de ces voies.

J'ai démontré que chez le lapin il suffit que l'air des canaux bronchiques ait une pression inférieure à 4 ctm. de mercure sur celle de l'air ambiant pour amener promptement la mort par asphyxie. Il n'est pas possible de soumettre l'homme à des expériences permettant de déterminer le degré d'infériorité de pression nécessaire pour causer les mêmes accidents.

Toutefois, en tenant compte de ce fait que la pression atmosphérique est la même pour tous les animaux, et que les différences qu'ils présentent dans la tension du sang de leurs vaisseaux ne peuvent s'opposer aux effets des inégalités de pression entre l'air ambiant et l'air pulmonaire, je pense qu'un abaissement de 4 ctm. est applicable à l'homme et suffit pour l'asphyxier.

L'aérohypotasie par respiration d'un air dont la pression est au-dessous de l'air ambiant est un fait rarement observé chez l'homme. Je ne vois guère que les scaphandriers chez lesquels il a pu se produire autrefois, alors que leurs appareils n'étaient pas perfectionnés comme aujourd'hui.

L'aérohypotasie qui se voit tous les jours est celle consécutive à une occlusion de l'angiaire. Je n'entrerai pas dans l'exposé des diverses causes d'occlusion qui sont si connues et que d'ailleurs j'ai déjà signalées. Je dirai seulement que cette occlusion est complète ou incomplète, ou n'est que partielle, c'est-à-dire qu'elle n'existe que dans une ou plusieurs branches de l'arbre aérien.

Quoi qu'il en soit, cette occlusion a pour effet d'apporter un obstacle absolu ou relatif à l'entrée de l'air dans les conduits aérifères, et d'être cause que chaque inspiration provoque une raréfaction de celui qui y est contenu. Sous l'influence de cette diminution de pression le sang afflue et stagne dans les capillaires respiratoires par le mécanisme décrit dans le § précédent. Comme conséquence de cette congestion hémostatique il se produit à la fois de l'hypotension veineuse et de l'hyphémie artérielle suivie d'anémie cérébrale avec toutes ses conséquences.

Ces phénomènes se manifestent d'autant plus rapidement et avec d'autant plus d'intensité que l'abaissement de la pression de l'air des conduits aérifères est prompt et prononcé. Ceci est subordonné d'abord au degré d'occlusion. Tout le monde sait qu'un obstacle absolu à l'entrée de l'air dans les bronches amène plus rapidement la mort que s'il n'est qu'incomplet.

Ensuite, au plus ou moins d'énergie des mouvements inspirateurs et *au temps* de la respiration où l'obstacle a eu lieu.

Gratiolet a remarqué que les animaux malades mettent souvent plus longtemps à mourir par submersion que ceux qui sont bien portants.

Dans l'affaire de la *noyée* de Lyon (1767) Faissole et Champeaux, dans leurs expériences sur la submersion faites dans le but de soutenir une erreur médico-légale, erreurs encore trop communes de nos jours, avaient observé un fait exact qu'ils signalaient à Louis en ces termes : « Si l'animal est en état d'expiration, il périra plus tôt ; s'il est en état d'inspiration il vivra quelques moments de plus. »

Ayant donné dans le § ci-dessus la raison de ces légères différences de durée de l'asphyxie je n'y reviendrai pas.

L'occlusion d'une partie des voies respiratoires, d'une division bronchique, par exemple, cause dans la portion du poumon où elle se distribue, des lésions analogues à celles que l'oblitération de la trachée provoque dans l'ensemble des poumons, c'est-à-dire, de la congestion et de l'hémostase. J'ai fourni la preuve de ce fait dans l'expérience D rapportée un peu plus haut.

Il ne faut pas réfléchir longtemps pour juger combien cette

théorie de l'asphyxie par aérohypotasie des voies aériennes, trouve d'applications en médecine. Ainsi s'expliquent les congestions pulmonaires, les bronchites, les pneumonies que l'on observe dans toutes les lésions de la gorge, du larynx, de la trachée qui, comme quelques angines, le croup, les polypes, le cancer, les corps étrangers, etc., etc., ont pour effet de causer une occlusion plus ou moins prononcée de l'angiaire ; ainsi s'expliquent les pneumonies lobulaires consécutives à des bronchites qui ont pour effet d'oblitérer les bronchioles ; ainsi s'expliquent aussi quelques hémoptysies.

Il en est de même pour les autres phénomènes liés à la circulation artérielle et veineuse, tels que la petitesse et la rapidité du pouls ; l'anémie cérébrale avec faiblesse générale, l'engorgement du système veineux et les catarrhes passifs, surtout celui de la muqueuse des voies digestives.

Hémomètre auriculaire.

Je désigne ainsi l'oreillette droite considérée au point de vue des indications que son *volume* peut fournir relativement à la pression sanguine du système phlebaortique. L'examen plessimétrique de cette cavité cardiaque me donne tous les jours tant de renseignements sur les fonctions du poumon et du cœur, que je n'hésite pas à la signaler comme l'un des organes les plus importants à consulter au point de vue de la sémiotique circulatoire ; d'où le nom d'*hémomètre auriculaire* que je donne à cette oreillette qui est pour moi aussi précieuse à interroger que la langue et le pouls. Pour le prouver je vais citer quelques exemples.

La limite de l'O. D. se trouve chez l'adulte 4 ctm. 1/2 à 5 de la ligne médio-sternale. Un médecin est consulté par un malade qui se plaint de battements de cœur et d'étouffements. Les bruits du cœur ne fournissent pas, comme il arrive souvent, de signes bien nets et bien précis. Seulement le V. G. est

dilaté et la limite de l'O. D. se trouve à 8 ctm. de la ligne M. S.
Ce fait indique un embarras de la circulation pneumo-
cardiaque. Le malade est soumis au repos, à une révulsion
précordiale et à l'usage de la digitaline. Revu les jours
suivants, le médecin constate que la limite de l'O. D. n'est plus
qu'à 6 ctm. de la ligne M. S. Quels que soient les dires du
malade, il juge qu'il va mieux et peut en consultant cet hémomètre, apprécier les effets du traitement.

J'en dirai autant pour les congestions aiguës ou chroniques
des poumons, les bronchites, les pneumonies et les pleurésies.
La distance qui sépare la limite de l'O. D. de la ligne M. S. me
donne la mesure de l'embarras de la circulation pulmonaire ; et
la diminution de cette distance, tout en accusant une amélioration dans l'état du malade, me permet de juger de l'efficacité du
traitement. Aussi, chez tout sujet que je traite pour une quelconque des maladies précitées, l'une de mes premières préoccu-
pations à chaque visite est d'interroger l'*hémomètre auriculaire*. Chaque fois que je constate une diminution notable, j'en
conclus que la pression sanguine a baissé dans l'artère pulmonaire et que le malade va mieux. Chaque fois aussi sa réponse
concorde avec mon observation en me disant qu'il respire
mieux.

Je citerai encore le croup. Un enfant est atteint d'angine
couenneuse ou d'une toux croupale ; seulement sa respiration
n'est pas encore gênée. Dans ces circonstances je trace la
limite de l'O. D. qui s'écarte plus ou moins de la ligne M. S.
suivant l'âge de l'enfant.

La maladie progressant, je ne manque pas de consulter
fréquemment cet hémomètre ; et lorsque sa limite s'est éloignée d'un à 2 ctm. de la ligne M. S. je juge, en tenant compte
de l'âge, que la circulation pulmonaire s'embarrasse et qu'il y
a lieu d'opérer.

Ces exemples qui pourraient être multipliés, sont suffisants
pour permettre au lecteur de juger de l'importance de ce
signe sémiotique.

Cependant, je dois faire observer qu'il est des cas où la dilatation de l'O. D. n'est pas causée par un embarras de la circulation pulmonaire ou cardiaque et tient à un état cérébral. Toutes les fois que l'activité mentale est déprimée et que les états de conscience éveillent des sentiments pénibles et douloureux, les cavités cardiaques se dilatent. Toutes les fois, au contraire, où cette activité est facile et que les fonctions cérébrales sont accompagnées de sentiments agréables et joyeux, ces cavités diminuent. Comme exemple je citerai le fait suivant.

Je viens d'être appelé en consultation auprès d'un adolescent de 15 ans souffrant de la tête depuis quelques mois à la suite d'un surménement intellectuel excessif. Ce malade qui présente des signes de méningite chronique répond péniblement aux questions qu'on lui adresse, il est triste et se plaint d'un sentiment de douleur générale.

A ma première visite je constate que la limite du V. G. se trouve près d'un ctm. en dehors de la ligne M. C. D. ; que celle de l'O. D. est à plus de 6 ctm. 1/2 de la ligne M. S.; que le pouls est lent, donnant à peine 50 pulsations par minute, et que la respiration présente un peu le type Cheyne-Stokes.

Tout en n'observant pas dans le cœur et les poumons la raison de ces dilatations cardiaques, le sujet est soumis à des révulsions énergiques sur la tête, à l'application d'un visicatoire sur la région précordiale, au citrate de caféine, etc., etc.

Deux jours après, une amélioration se manifeste du côté de l'intelligence ; le malade est plus attentif, devient plus causeur et plus sensible ; sa respiration s'est régularisée ; le V. G. a repris son volume, l'O. D. a diminué de 2 ctm. 1/2 et le pouls s'est élevé à 76.

Dans ce cas la dilatation de l'O. D. était due à une action atonique du cerveau sur le cœur.

L'influence de l'état du cerveau, considéré au point de vue de la nature des sentiments causés par son fonctionnement, se fait sentir non-seulement sur le cœur, mais sur bien d'autres viscères. Dans mon travail sur la rate où j'étudie cette influence, je qualifie les sentiments éveillés par l'activité cérébrale, de *psychoneuresthésies* que je divise en *toniques ou contracturantes* et en *atoniques ou relâchantes* suivant l'effet qu'elles produisent sur les viscères.

Une semblable étude montre combien il importe à la santé générale d'avoir une écorce cérébrale qui fonctionne activement et gaiement.

Utilité de la saignée dans l'asphyxie par aérohypotasie des conduits aérifères.

J'ai démontré ci-dessus que dans ce mode d'asphyxie la congestion et l'hémostase pulmonaire sont suivies d'une asystolie du V. D. Outre la respiration artificielle par l'insufflation des poumons que je considère comme le moyen le plus efficace de rappeler à la vie ces sortes d'asphyxiés, il faut aussi se préoccuper de ranimer les contractions du V. D. — Or, comme cet organe tombe en asystolie par suite d'une dilatation excessive due à des causes sur lesquelles je n'ai pas à revenir, l'indication qui s'impose c'est de le vider en partie. — Le moyen est simple ; il suffit de pratiquer la saignée, surtout celle de la jugulaire tout en comprimant le thorax, pour constater une diminution de l'O. D. et du V. D. et ranimer utilement ses battements, à moins qu'il ne se soit écoulé un temps trop long ou que des caillots ne se soient formés dans ces cavités cardiaques.

Ce moyen, que les partisans de la théorie de Bichat ont reproché aux iatro-mécaniciens, était fréquemment employé au siècle dernier ainsi que l'insufflation. Portal en était le partisan.

L'observation de Gordon, fameux boucher de Londres condamné à la potence pour ses crimes, montre l'importance attachée alors à la saignée qui ranima un instant cet individu sans lui rendre la vie.

Il en est de même de celle d'un employé de ferme de la ville de M... confrère de pénitents blancs qui voulaient le sauver. Dès qu'il fut détaché de la potence, ils le transportèrent dans leur chapelle où il fut saigné trois fois, se ranima et vécut plusieurs heures (1).

De nos jours Ségalas, ensuite Lonsdale ont constaté que dans l'asphyxie, la saignée de la jugulaire activait et même ranimait les battements du cœur droit.

Je me rappelle avoir observé, pendant mon internat à l'hôpital d'Arras, un fait curieux qui est resté bien gravé dans mon esprit. Il s'agissait d'un malade pris d'une hémoptysie abondante pour lequel on me faisait chercher en toute hâte. En arrivant dans la salle, la sœur m'apprend qu'il est mort. Le voyant, je constate que l'O. D. est très dilatée et que le sujet fait encore quelques rares inspirations, comme celles d'un individu dont la vie s'éteint. Immédiatement j'ouvre une veine au pli du coude d'un bras et donne issue à quelques gouttes de sang. Je fais également sur une veine de l'autre bras une ouverture par où s'écoule un peu de sang.

Voyant que cet écoulement est insuffisant pour diminuer l'O. D., j'ouvre les deux veines saphènes internes qui donnent aussi issue à du sang. Bientôt l'écoulement augmente toujours en bavant par les quatre ouvertures ; l'O. D. diminue, les mouvements respiratoires renaissent, le sujet se ranime et reprend connaissance. Je ferme trois ouvertures et après avoir tiré de la veine d'un bras une certaine quantité de sang, je laisse un malade en meilleur état qu'avant son hémoptysie.

Remarques sur la submersion.

Tout en ayant compris la submersion dans l'asphyxie par aérohypotasie des conduits aérifères, je dois cependant m'arrêter tout particulièrement sur cet état pathologique qui est

(1) Mahon, *Médecine légale*, art. de Delafosse, t. III, p. 60 et 64.

loin d'être suffisamment éclairé, bien qu'il ait été l'objet de nombreuses expériences et d'une foule de travaux de la part des physiologistes et des médecins.

La place que j'ai donnée à la submersion est justifiée par ce fait qu'au moment où un individu ou un animal est à l'eau, ce liquide cause sur la muqueuse du larynx une impression qui provoque, par voie réflexe et volontairement, une contraction spasmodique de la glotte qui, à son tour, détermine une occlusion momentanée du larynx.

Cette occlusion ne se produit pas toujours instantanément ; il y a parfois des mouvements de surprise qui permettent l'entrée dans les voies aériennes d'une certaine quantité de liquides rejetés par la toux. Quelquefois, elle est incomplète. Sa durée varie généralement entre une à deux minutes après lesquelles la constriction de la glotte cesse, et le sujet, tout en perdant connaissance, continue à exécuter automatiquement des mouvements inspirateurs qui font pénétrer dans les conduits aérifères le liquide où il est plongé.

La constriction de la glotte n'empêche pas le submergé de faire des mouvements d'inspiration, parfois d'autant plus énergiques que le froid du liquide cause sur la peau une impression qui excite le centre inspirateur. Sous l'influence de ces mouvements la pression de l'air contenu dans les bronches diminuant, favorise l'arrivée du sang veineux qui afflue dans les capillaires respiratoires, y stagne et cause un arrêt de la circulation pulmonaire suivie d'anémie cérébrale et de perte de connaissance.

Lorsque la constriction cesse, l'eau pénètre librement dans les voies aériennes et s'y mêle avec l'air. Alors apparaît une autre cause d'arrêt de la circulation pulmonaire qui fait que les noyés sont rappelés plus difficilement à la vie que les pendus. En effet, si sous l'influence de l'inspiration l'eau entre facilement dans les conduits aérifères, il n'en sort pas de même, par la raison que ces canaux ne sont pas plus construits pour livrer passage à de l'air et à des liquides, que les vaisseaux pulmonaires ne le sont pour donner circulation à du sang et à de l'air.

Retenue dans les vésicules pulmonaires et dans les petites bronches, l'eau mêlée à l'air augmente de quantité à chaque inspiration de sorte qu'il se produit rapidement une *hydroangiairie* caractérisée par le développement du poumon qui s'infiltre, perd toute tendance à revenir sur lui-même au point qu'à l'ouverture du thorax, il fait hernie au dehors. Il résulte de ce fait qu'à l'hémostase par aérohypotasie se joint l'*anhémopulsion pulmonaire*.

Dans l'asphyxie par submersion la mort survient en général rapidement ; elle est quelquefois si prompte que des individus retirés presque immédiatement après s'être jetés à l'eau, ne donnent plus signe de vie.

Tantôt les poumons très dilatés sont à l'étroit dans la cavité thoracique et présentent cet état désigné par Brouardel et Vibert sous le nom d'*emphysème aqueux*, tantôt ils reviennent plus ou moins sur eux-mêmes et sont plus ou moins congestionnés.

La congestion s'accuse extérieurement par une coloration plus foncée sans taches, ni marbrures, ou elle est accompagnée de taches dues à des ecchymoses sous-pleurales.

Souvent il y a du liquide écumeux dans les bronches ; d'autres fois il n'y en a pas.

Ces différences observées dans la durée de l'asphyxie par submersion ainsi que celles constatées dans les lésions anatomiques du poumon ont soulevé bien des discussions parmi les médecins qui admettent généralement aujourd'hui, pour les expliquer, qu'outre l'asphyxie, la mort peut être due à *une syncope* ou à *une congestion cérébrale*.

Je ne nie pas que la syncope ne puisse se produire chez un submergé ; mais je ne vois pas que cette cause de mort admise par la généralité des auteurs soit bien démontrée par des observations et des expériences précises. J'en dirai autant de la congestion cérébrale. Les médecins sont généralement trop

enclins à attribuer à cet état du cerveau des phénomènes morbides qui ne sont dus qu'à l'anémie de cet organe. Que dans le
mode d'asphyxie par submersion, comme dans bien d'autres,
les veines et les sinus cérébraux soient gorgés de sang comme
l'ensemble du système veineux, cela ne constitue pas une congestion cérébrale et n'empêche pas les artères, les artérioles et
les capillaires du cerveau d'être ischémiés.

Pour expliquer les différences observées dans la durée et les
lésions du poumon de l'asphyxie par submersion, il faut s'appuyer sur les lois de la circulation pulmonaire, sur la théorie
hémodynamique de la respiration, tenir compte de la densité
du liquide dans lequel se trouve le submergé et à quelle profondeur, conditions qui ne paraissent pas avoir frappé les
observateurs.

Je suppose qu'un individu tombe dans l'eau à une profondeur
de 5 mètres et que la surface de sa poitrine et des parois abdominales mesure environ 4,000 ctm. carrés. A cette profondeur
il va supporter sur ces surfaces une augmentation de pression
de 2,065 kilogrammes. On comprend que cette pression, en
refoulant le diaphragme et en aplatissant les parois de la poitrine, va causer immédiatement une thoracosténosie contre
laquelle le sujet sera impuissant à lutter : il se trouvera dans
le même cas que ceux qui sont surpris par un éboulement.

Alors, les poumons non-seulement restent immobiles et ne
peuvent plus se dilater, mais ils sont comprimés et affaissés
par la thoracosténosie. Cette compression se fait sentir principalement sur les canaux dont les parois s'aplatissent facilement, c'est-à-dire sur les capillaires respiratoires, surtout si
l'air est emprisonné par la constriction de la glotte comme dans
l'effort. Comme conséquence de ces faits il se produit un arrêt
immédiat de la circulation pulmonaire qui entraîne une mort
rapide.

Il est facile de juger que si l'individu tombe à l'eau, par
exemple, à 10 mètres de profondeur, ou immédiatement après
un repas, ces conditions précipiteront la marche de l'asphyxie

en causant une thoracosténosie plus rapide et plus prononcée.

On voit, par cet exemple, que chez les noyés, l'asphyxie n'est pas toujours due au même mécanisme. Lorsque la submersion a lieu à une grande profondeur, comme dans le cas que je suppose, elle est provoquée par une *anhémospasie thoraco-pulmonaire*, tandis qu'à une faible profondeur, elle est causée par par l'*aérohypotasie* des conduits aérifères.

C'est par ces modes différents d'asphyxie, que l'on peut s'expliquer pourquoi il est des submergés qui succombent rapidement, et pourquoi aussi il en est dont les poumons sont plus ou moins affaissés et quelquefois peu congestionnés. Ceci est une affaire de thoracosténosie dont le degré est subordonné à la profondeur de la chute, au développement du ventre et à la capacité vitale des poumons.

Il est à peine besoin de faire remarquer que plus le liquide est dense, moins il faut de profondeur pour causer les mêmes effets.

Quand l'eau est peu profonde et que la pression qu'elle exerce sur le thorax n'est pas assez puissante pour paralyser les mouvements inspirateurs, il se passe alors un autre phénomène qui active l'hémospase thoraco-pulmonaire et augmente la congestion et l'hémostase des poumons. C'est l'accélération de la circulation veineuse sous l'influence de la pression de l'eau.

J'ai fait voir, page 227, qu'un lapin, dont l'air ambiant est soumis à une pression supérieure de 4 ctm. à l'air inspiré avait des convulsions au bout de 45 secondes et succombait rapidement par suite d'hémostase pulmonaire consécutive à une aérohypotasie. Cette congestion hémostatique qui est une conséquence du théorème cité page 303, sera d'autant plus rapide et d'autant plus prononcée que la pression qui s'exerce sur la surface cutanée différera davantage, en élévation, de celle des conduits aérifères. Il est bien entendu que quand je parle d'élévation, je n'entends pas dire qu'elle arrive au point de paralyser l'action des muscles inspirateurs. D'ailleurs, le degré où elle peut causer un tel effet est variable suivant la force de ces muscles.

En conséquence, si un animal, un lapin par exemple, est plongé à l'eau à une profondeur de 109 ctm., il subira sur la surface de la peau une pression supérieure de 8 ctm. de mercure à la pression atmosphérique. En se livrant à des efforts inspirateurs il diminuera la pression intra-bronchique de 4 à 7 ctm. d'après mes expériences. J'admets que cette diminution de pression ne soit, pour ne pas forcer les chiffres, que de 4 ctm. qui, ajoutés aux 8 qui représentent l'excès de la pression périphérique, feront un écart de 12 ctm. à l'avantage de la peau.

Cette supériorité de pression aura pour effet d'accélérer le cours du sang veineux vers la poitrine et de favoriser l'*hémospasie thoraco-pulmonaire* en provoquant rapidement une *congestion hémostatique* du poumon qui abrège la durée de l'asphyxie.

C'est ce que démontrent les expériences suivantes :

Expérience n° 1. — Le 4 juillet 1894, sur un lapin pesant 1800 grammes j'attache aux pattes de devant une corde qui passe dans un anneau fixé au fond d'un tonneau plein d'eau et mesurant 85 ctm. de hauteur. — Une autre corde est aussi fixée aux pattes de derrière.

A 2 heures 34 minutes il est plongé dans le tonneau. En tirant sur le bout libre de la corde fixée aux pattes de devant, je le fais descendre rapidement et le maintiens au fond. La hauteur de la pression d'eau qu'il supporte est de 65 ctm. La corde fixée aux pattes de derrière est tenue dans la main gauche et me sert pour savoir quand l'animal aura des convulsions. Au bout de 20 secondes de submersion quelques convulsions qui se renouvellent après 45 secondes et très fort à 2 heures 35 minutes. Il s'écoule quelques secondes de repos, et à 2 heures 35 minutes 10 secondes, les convulsions reprennent et continuent à se manifester faiblement et par intervalles pendant une minute. Dans la même durée il s'échappe à diverses reprises des bulles d'air à la surface de l'eau. A 2 heures 36 minutes 20 secondes, c'est-à-dire après 2 minutes 20 secondes ce lapin est retiré de l'eau et ne donne plus aucun signe de vie. Il était mort depuis plusieurs secondes.

A l'ouverture de la poitrine, les poumons s'affaissent de manière à ne plus remplir que la moitié de la cavité pectorale. Des ligatures sont appliquées sur les veines caves. Le cœur et les poumons pèsent 43 grammes. Ils sont congestionnés surtout en arrière où ils présentent une coloration d'un rouge vineux. A la coupe il s'écoule un liquide finement écumeux qui remplit aussi la trachée. Le C. D. est dilaté ; le C. G. contient peu de sang.

Après la section de la veine cave inférieure au-dessous de la ligature, il s'écoule dans la poitrine 40 grammes de sang.

Durée de l'asphyxie : deux minutes un quart.

Expérience n° 2. — Un petit lapin pesant près d'un kilogramme est placé dans un bocal bien bouché dans lequel arrive de l'eau à une pression d'environ 2 mètres de hauteur. Un orifice ménagé dans le bouchon laisse sortir l'air au fur et à mesure que l'eau arrive. Cet orifice est bouché lorsque le flacon est plein. Il est 2 heures 17 minutes. Quinze secondes ne sont pas écoulées que le lapin éprouve des convulsions violentes qui se renouvellent et durent une minute, et quelques secondes après lesquelles il reste complètement inerte ne présentant plus que quelques rares et faibles mouvements inspirateurs qui s'éteignent au bout d'un quart de minute.

A l'autopsie les poumons reviennent sur eux-mêmes, ils sont fortement congestionnés, violacés et ecchymosés à la surface. A la pression ils offrent une certaine résistance et ne crépitent pas ; à la coupe ils ne laissent sourdre qu'une faible quantité de fine écume.

Durée de l'asphyxie : une minute trois quarts.

Expérience n° 3. — A 2 heures 37 minutes un lapin de

même poids est plongé dans un seau plein d'eau où il est maintenu par un cordon attaché aux pattes et passant dans l'anneau d'un poids situé au fond du seau. On voit, presque aussitôt, des gaz s'échapper fréquemment par le nez, et le lapin a quelques convulsions. Pendant la deuxième minute ses mouvements respiratoires sont faciles à constater et ne sont pas fréquents. Après deux minutes il reste immobile et ne fait plus par la bouche que quelques rares tentatives d'inspiration qui ne tardent pas à cesser. Les poumons, moins congestionnés que les précédents, plus friables à la pression et crépitants, laissent écouler à la coupe davantage d'écume.

Durée de l'asphyxie : deux minutes un quart.

Il est à remarquer dans ces expériences que le lapin n° 1 dont la pression périphérique s'était élevée de 15 ctm. a succombé plus rapidement que les autres ; que ses poumons étaient plus congestionnés, contenaient peu d'eau et n'étaient pas friables.

La durée de l'asphyxie a été la même pour le n° 1 et le n° 3, en raison sans doute du peu de différence dans la hauteur de la pression périphérique qu'ils subissaient.

Par ces remarques qui montrent que la submersion soulève au point de vue de l'asphyxie une foule de questions, j'ai surtout pour but, non de les résoudre, mais de les signaler, et d'indiquer, selon moi, la voie à suivre pour arriver à des résultats précis.

Je la considère aussi comme un sujet de pathologie très complexe dont la solution exige un grand nombre d'expériences où il faut tenir compte d'une foule de conditions, telles que l'âge et la force de l'animal, sa capacité pulmonaire, son état de réplétion ou de vacuité de l'estomac, la profondeur du milieu où se trouve le submergé, la densité et la température du liquide, la durée de l'asphyxie, l'état des poumons, etc., etc.

Mais je ne doute pas que des expériences bien conduites n'arrivent à vérifier les divers modes d'asphyxie que j'admets dans la submersion et à déterminer les conditions nécessaires à leur

22.

manifestation; et je suis aussi convaincu qu'une semblable étude fournirait, en médecine légale, de précieuses données aux médecins experts.

ARTICLE III.

ASPHYXIE PAR ANHÉMOPULSION PNEUMO-CARDIAQUE.

Ce mode d'asphyxie est causé par des obstacles à la circulation dans le système phlébaortique siégeant sur un endroit quelconque de la partie de ce trajet qui s'étend des capillaires respiratoires à l'origine de l'aorte.

Comme dans le cours de ce trajet le sang est mis en mouvement par deux causes différentes : l'une le resserrement du poumon qui le chasse dans le V. G. ; l'autre, les contractions de ce ventricule qui le lance dans l'aorte, j'aurais donc à examiner successivement, dans deux paragraphes, les entraves à ce mouvement comme causes d'asphyxie.

§ I. — *Asphyxie par anhémopulsion pulmonaire.*

Je désigne ainsi l'asphyxie qui se produit à la suite d'obstacles s'opposant à l'arrivée dans le V. G. du sang des capillaires respiratoires et de celui contenu dans l'ensemble des veines pulmonaires et dans l'O. G.

Les causes de l'anhémopulsion pulmonaire dans le V. G. peuvent être rangées en deux catégories. Dans la première je place celles qui, en provoquant l'asystolie des poumons, amoindrissent ou anéantissent la force qui chasse le sang dans le C. G. Dans la seconde se trouvent celles qui apportent un obstacle à l'entrée dans le V. G. du sang des poumons.

A. — Anhémopulsion par asystolie pulmonaire. J'ai démon-

tré que conformément à la seconde loi de la circulation pulmonaire, le resserrement des poumons envoie dans le C. G. une
partie du sang qu'ils contiennent de même qu'il chasse au
dehors une partie de l'air des conduits aérifères.

La quantité de sang envoyé et d'air expulsé est subordonnée
à l'étendue du mouvement de retrait du poumon, ou pour mieux
dire, à son *coefficient diasto-systolique.* Plus ce viscère se dilate
et plus il se resserre, plus sa circulation est active et abondante.

L'asystolie pulmonaire est liée, ainsi que je l'ai exposé
page 294, à l'hyperdiastolie, c'est-à-dire qu'elle exprime l'état
de poumons qui, à la suite d'inspirations successives se rem-
plissent d'air, de sang et quelquefois d'autres liquides, sans
parvenir à expulser complètement les fluides qu'ils ont reçus.
Pour peu que cet état se prolonge, les poumons se dilatent de
plus en plus et reviennent de moins en moins sur eux-mêmes,
de sorte qu'ils chassent de moins en moins d'air au-dehors et
de sang dans le V. G., ce qui entraîne lentement ou rapidement
un arrêt de la circulation qui détermine l'asphyxie.

Les causes de l'asystolie pulmonaire sont toutes celles qui
s'opposent à la sortie du contenu des conduits aérifères et concourent ainsi à amoindrir et à annihiler l'action de l'élasticité et
de la contractilité du poumon ainsi que celle des muscles expirateurs.

Je citerai, comme exemple, les accès d'asthme dus à un
rétrécissement momentané des petites bronches. Ce rétrécissement, dont le mécanisme est encore mal connu, en s'opposant à la sortie de l'air, dilate les poumons, entrave leur systole et ralentit la circulation pulmonaire. A force de se répéter,
ils causent un emphysème qui finit souvent par amener à la
longue la mort en asphyxiant le malade par anhémopulsion pulmonaire.

Quand il existe des liquides dans les petites bronches provenant, soit du dehors comme dans la submersion, soit du dedans
par suite de secrétions bronchiques, d'exsudations séreuses,

de ruptures vasculaires, ou d'ouvertures d'abcès, ces liquides se mêlant à l'air forment une écume qui circule difficilement dans les petites bronches. Aussi, pour peu qu'ils soient abondants et qu'ils s'accumulent dans les vésicules pulmonaires, les bronchioles et les petites bronches, les poumons se dilatent de plus en plus et reviennent de moins en moins sur eux-mêmes. Ce défaut de systole occasionne une anhémopulsion qui ne tarde pas à causer la mort par asphyxie.

C'est ce qui se passe dans la période inconsciente de l'asphyxie d'un grand nombre de submergés chez lesquels on constate, à l'autopsie, que les poumons sont à l'étroit dans la cavité thoracique ; c'est aussi ce qui a lieu dans la bronchite capillaire, et ce que l'on observe chez beaucoup d'agonisants dont Piorry attribuait la mort à l'asphyxie par *écume bronchique.*

Ce contenu des voies aériennes, qu'il est préférable de désigner sous le nom d'*hydroangiairie,* met une foule de moribonds dans l'état des submergés et cause la mort par le même mécanisme.

En rapprochant ce § de celui décrit page 293 et suiv., on voit que dans ces cas, il finit par y avoir à la fois anhémospasie et anhémopulsion.

B. — *Anhémopulsion pulmonaire par obstacle à l'entrée du sang dans le ventricule gauche.*

L'anhémopulsion pulmonaire est parfois due à des obstacles qui empêchent plus ou moins l'entrée du sang dans le ventricule gauche et même aussi dans l'oreillette. Parmi ces obstacles qui, tout en s'opposant à l'arrivée du sang dans le V. G. entravent la pneumosystole et finissent même par amener l'asystolie pulmonaire, de la même façon que se produit l'asystolie des ventricules dans les cas d'entraves à la sortie du sang contenu dans leurs cavités, je m'arrêterai sur deux exemples que j'ai déjà signalés : *l'occlusion momentanée et partielle des*

orifices des veines pulmonaires et de l'orifice auriculo-ventricu-
laire gauche, et le rétrécissement de cet orifice.

Je renvoie à la page 31 où j'ai montré la disposition normale des parois de l'O. G. et de ses orifices, et à la page 198 où j'ai indiqué qu'à la suite d'un soulèvement de la pointe du cœur, décrivant un arc de cercle dont le centre serait à la jonction de la veine cave inférieure avec l'O. D., la base de ce viscère se rapproche de la colonne vertébrale et de la paroi postérieure de l'O. G., dont les parois latérales se relâchent et forment des plis saillants en dedans.

Parmi ces plis il en est deux situés chacun près de la base du V. G., et qui vont, comme deux rideaux, à la rencontre l'un de l'autre et ferment en partie l'entrée auriculaire de ce ventricule. Les autres sont placés près des orifices des veines pulmonaires et sont surtout prononcés à gauche.

Quand la pointe du cœur est soulevée de plusieurs centimètres ils commencent à se fermer. Si le soulèvement va jusqu'à 4 et 5 ctm., alors ils se prononcent davantage et apportent à la circulation un obstacle dont les effets se font sentir d'autant plus vivement, qu'en général cet obstacle se manifeste presque subitement.

Ce fait se remarque surtout dans les fièvres pernicieuses où la rate acquiert parfois en quelques minutes un développement considérable.

J'ai recueilli à cet égard un grand nombre d'observations qui prouvent que, quand il y a hypersplénodiastolie et soulèvement de la pointe du cœur, il se produit une occlusion partielle de l'orifice auriculo-ventriculaire gauche, suivie de congestion des poumons, de dyspnée quelquefois excessive, de dilatation du C. D., d'hyphémie artérielle, et parfois de la mort.

Aussitôt que la rate diminue de volume et que le cœur reprend sa place, ces phénomènes morbides se dissipent comme par enchantement.

Je me contente de signaler ces faits sans relater ici les observations qui ont leur place dans mon travail sur la rate.

En dehors des fièvres intermittentes, ce viscère se dilate dans une foule d'autres circonstances, notamment après des boissons abondantes ou à la suite de pneumatose gastrique. Quelle que soit la cause de sa dilatation, quand elle est considérable et rapide elle imprime au cœur le même déplacement suivi, lorsqu'il est prononcé et qu'il dure, des mêmes phénomènes asphyxiques.

Le rétrécissement de l'orifice auriculo-ventriculaire gauche ou mitral en s'opposant partiellement à l'entrée du sang dans ce ventricule est une cause puissante d'*anhémopulsion pulmonaire* et finalement d'asphyxie.

Après le fait si remarquable que j'ai cité page 86 et suiv. auquel je renvoie le lecteur, je crois inutile d'entrer ici dans des détails sur cette cause anhémopulsive. Je ferai seulement remarquer que dans l'anhémopulsion pulmonaire, *soit qu'elle soit due à des obstacles à la sortie du contenu des conduits aérifères ou à la sortie du sang de l'ensemble des veines pulmonaires*, il se produit, dans ces deux ordres de faits pathologiques, deux phénomènes qui justifient un nouveau rapprochement entre les conduits aérifères et les canaux sanguins pulmonaires : c'est l'expiration prolongée et le développement des poumons.

A ces causes d'anhémopulsion je pourrais ajouter les concrétions sanguines développées dans le V. G.; les compressions de l'O. G. par un anévrysme de l'aorte situé au niveau de sa face postérieure ou par un corps étranger arrêté dans l'œsophage au même niveau, ainsi que celles que cette cavité doit subir dans les épanchements considérables du péricarde. Alors le cœur peut, dans la supination dorsale, abandonner la face interne du sternum, se rapprocher de la colonne vertébrale, et sa base exercer sur l'O. G. une compression qui entrave partiellement le cours du sang. De plus, dans la péricardite, l'oreillette s'affaisse, ainsi que l'ont démontré Fr. Franck et Lagrolet dans leurs expériences sur les épanchements artificiels dans la cavité du péricarde.

§ II. — *Asphyxie par anhémopulsion cardiaque.*

Pour que la circulation s'effectue dans la dernière partie du système circulatoire phlébaortique il ne suffit pas que le sang venant des poumons soit poussé dans le V. G. par la systole pulmonaire, il faut encore qu'il soit chassé dans l'aorte par les contractions de ce ventricule.

Si l'impulsion de l'ondée sanguine est incomplète soit par affaiblissement de cet organe ou par sténosie de l'orifice aortique, ou si, par suite d'insuffisance valvulaire, une partie du sang rebrousse chemin dans l'O. G. ou dans le V. G. l'asphyxie peut se manifester.

Toutefois, les phénomènes asphyxiques sont subordonnés, sous le rapport de leur mode de manifestation et de leur degré, à la manière dont se produit l'obstacle circulatoire et à son importance. Ainsi, un sujet porteur d'une légère sténose aortique peut très bien n'éprouver aucun accident si son cœur conserve toute son énergie musculaire. Mais, si cet organe s'affaiblit par du surmenage physique et intellectuel, par divers excès et surtout par l'abus des boissons, alors, sous l'influence d'efforts plus ou moins intenses ou plus ou moins répétés, l'individu éprouve de la gêne pour respirer, et le médecin constate une dilatation du V. G. et de l'O. G. ainsi que dans la congestion du poumon, de la dilatation du C. D., de la congestion du foie ; enfin, tous les signes d'une hypertension veineuse avec hyphémie artérielle se révélant à la palpation du pouls et au sphygmomètre.

Ces phénomènes sont l'expression d'une asphyxie légère qui, en général, se dissipe facilement par un traitement approprié. Seulement, après un temps plus ou moins long dont la durée varie suivant l'hygiène du malade, les mêmes phénomènes se répètent avec plus ou moins d'intensité, révélant toujours une asystolie du V. G. ; état qui peut, à la longue, être dû à une dégénérescence graisseuse consécutive à une hypertrophie compensatrice de ce ventricule.

J'ai dit plus haut que c'est à la suite d'efforts — parfois d'émotions morales — que ces phénomènes apparaissent. Le mode d'action de l'effort est facile à expliquer attendu que dans ces cas où il y a hyphémie artérielle l'effort l'augmente par suite de l'interruption qu'il apporte dans la circulation du champ respiratoire ; ensuite, lorsqu'il cesse, le sang arrivant en grande quantité dans le V. G. le dilate, accroît l'asystolie, concourt à diminuer la pression artérielle et à accentuer la dyspnée. Quant aux émotions, leurs effets s'expliquent par l'action relâchante qu'elles exercent sur les fibres musculaires cardiaques par l'intermédiaire du pneumo-gastrique.

En général, dans l'exemple que je viens de donner les phénomènes asphyxiques ne se manifestent qu'à certains moments et d'une façon modérée. Ce n'est souvent qu'après un temps assez long et lorsque le V. G est épuisé que l'asphyxie se révèle par des signes évidents pour de vulgaires observateurs.

Je dirai en passant que ceci prouve que dans les maladies du cœur il faut tenir compte non seulement de la lésion, mais aussi et surtout de la force de ce viscère. Aussi, dans ces cas, ma préoccupation est toujours d'élever la puissance au-dessus de la résistance. Comme d'ordinaire notre action sur la résistance est bornée sauf à l'égard de la masse du sang, nos efforts doivent donc tendre à augmenter et à maintenir la force contractile du cœur.

Si, au contraire, l'asystolie cardiaque se manifeste rapidement, comme dans l'influenza—voir le cas cité page 197—aussitôt l'asphyxie éclate et la mort ne tarde pas à en être la conséquence si l'on ne parvient pas à ranimer les contractions cardiaques.

Il arrive même dans l'anhémopulsion cardiaque que les phénomènes asphyxiques n'ont pas le temps de se produire. Ce fait se voit, par exemple, dans l'insuffisance aortique où l'hyphémie artérielle déjà prononcée, peut augmenter brusquement sous l'influence de causes diverses, être suivie d'une ischémie bulbaire qui provoque un arrêt subit de ses fonctions. On dit alors que le malade est mort par syncope. C'est un mode d'asphyxie qui, vu sa rapidité, ne permet l'apparition que du phénomène final de cette scène pathologique.

Parmi les maladies du cœur qui provoquent l'asphyxie — *bien variable en degré et en durée d'évolution* — par anhémopulsion cardiaque, je citerai la péricardite aiguë et chronique, les lésions fibreuses ou calcaires du péricarde, la symphyse cardiaque, la myocardite aiguë, la dégénérescense du cœur, sa dilatation, l'endocardite, l'"insuffisance mitrale, le rétrécissement et l'insuffisance aortiques.

Il me paraît inutile d'entrer dans l'exposé des phénomènes morbides de ces diverses maladies cardiaques pour expliquer ce mode d'asphyxie qui se comprend à merveille. Je ferai seulement remarquer que dans ces cas, l'asphyxie quand elle se manifeste, a lieu par insuffisance d'action et arrêt du C. G ; ce qui nous ramène à la théorie de Goodwin et de Bichat, avec cette énorme différence que pour eux l'arrêt du cœur gauche était dû à l'influence nocive du sang noir, tandis que dans les cas que j'indique, c'est à des lésions matérielles et primitives de ce viscère qu'il faut imputer les phénomènes asphyxiques.

Me voici arrivé au terme de l'examen des causes qui déterminent l'asphyxie par obstacle à la circulation du sang dans le système phlébaortique. Cette étude montre que l'asphyxie, loin d'être comme on le croit la conséquence d'un défaut d'hématose, est un état morbide complexe qui a lui-même des origines complexes difficiles à démêler et à mettre en lumière, et dont le traitement nécessite un ensemble de moyens variés en rapport avec ses causes.

CHAPITRE VIII.

LE MAL DE MONTAGNE.

Voilà un état morbide qui a déjà bien passionné les savants. Admis par les uns, nié par les autres, il a été, de la part de ceux qui l'admettent, l'objet d'un grand nombre d'interprétations dont la plus généralement acceptée aujourd'hui pour le malheur des aéronautes, est celle de *l'anoxyhémie* émise par Jourdanet et défendue par Paul Bert.

Ce chapitre sera divisé en deux articles.

ARTICLE I.

COUP D'ŒIL HISTORIQUE SUR LES ASCENSIONNISTES. — DESCRIPTION DES SYMPTÔMES QUI CONSTITUENT LE MAL DE MONTAGNE. — C'EST UN MAL CONTINGENT. — REVUE DES DIVERSES INTERPRÉTATIONS ÉMISES POUR L'EXPLIQUER. — THÉORIE ET ERREURS FUNESTES DE PAUL BERT. — LEUR RÉFUTATION. — INTERPRÉTATION DES PHÉNOMÈNES QUI CONSTITUENT LE MAL DE MONTAGNE. — ANALOGIE DE CES PHÉNOMÈNES AVEC CEUX DE L'ÉPIDIAPHRATOPIE.

§ I. — *Coup d'œil historique sur les ascensionnistes.*

Au XV\ siècle Dacosta désigna sous le nom de *mal des montagnes,* l'ensemble des phénomènes morbides éprouvés par ceux qui les gravissent. Dans la relation de son voyage au Pérou en 1745, Bouguer décrivit ces phénomènes qui, dans l'Amérique du Sud, sont qualifiés, suivant les régions, de *Soroche, mal de Puna, veta, marco des Cordillères, asthme des montagnes.*

Depuis, un grand nombre de savants ont visité diverses parties élevées du globe et nous ont laissé la relation de leurs voyages. Je citerai, pour le Chimborazo, de Humboldt, Boussingault et Hall, V. Jacquemont, Moorcroft, Gérard et Fraser pour l'Himalaya, sans oublier les frères Schlagintweit qui se sont élevés sur terre à la hauteur de 5.835 mètres, pression 32 ctm. ; et d'Orbigny et Weddel pour les Cordillères du haut Pérou.

De toutes les régions élevées celle qui a été le plus explorée et sur laquelle nous possédons le plus d'observations c'est le *Mont-Blanc* qui fut visité pour la première fois, en août 1786, par le docteur Paccard et le guide Jacques Balmat de Chamonix.

La nouvelle de cette audacieuse entreprise tenta le grand physicien de Saussure qui exécuta la première ascension scientifique au commencement d'août 1787.

En 1820 le conseiller russe Hamel fut chargé par son gouvernement de faire une ascension scientifique du Mont-Blanc qui échoua tragiquement par l'ensevelissement de trois guides sous la chute d'une avalanche.

Un anglais Barry gravit le Mont-Blanc en 1834 et laissa sur son expédition une intéressante relation.

Les expéditions de Martins, Bravais et Lepileur eurent lieu en 1844 et permirent à leurs auteurs, après bien des périls, de faire des observations considérées comme les plus exactes qui aient été exécutées depuis de Saussure.

La même ascension fut faite en 1857 et 1858 par Hirst, Huxley et Tyndall qui la renouvela en 1859 et passa avec ses compagnons une nuit sur le sommet.

En 1860, le docteur Lortet de Lyon et Marcet gravirent deux fois le Mont-Blanc et firent leurs observations au moyen de thermomètres et d'appareils enregistreurs de la respiration et du pouls.

La première expédition photographique eût lieu par les frères Bisson en 1861.

Le Mont-Blanc fut gravi en 1863 par le docteur Pelletan, de Paris, qui n'a pas publié ses observations ; en 1863, par Kolb, de Berlin, qui étudia la neige rouge, par Piachaud, de Genève, qui fit une relation de ses constatations physiologiques, et en 1866, par Chauveau, de l'Institut, qui a publié tardivement, sur son ascension, dans la *Revue Rose*, 24 mars 1894, une remarquable et savante relation.

En août 1874 Albert Tissandier fit une ascension dont le récit figure dans la *Nature*, n° du 10 octobre 1874.

Depuis, Vallot de Paris est devenu un habitué du Mont-Blanc dont il a voulu surprendre les secrets en faisant construire un observatoire à 4.400 mètres d'altitude au pied des Bosses du Dromadaire.

Le célèbre astronome de l'Observatoire de Paris Janssen, qui a aussi visité le Mont-Blanc, désire faire mieux en voulant en construire un sur le sommet.

Je citerai encore l'infatigable Durier qui en a fait, à 60 et 62 ans, l'ascension sans éprouver le mal de montagne ; et aussi Infeld, Guglielminetti accompagnés d'Egli-Sinclair qui a publié sur ce sujet dans la *Revue Rose*, 10 février 1894, une étude fort intéressante.

Dans le journal la *Nature* (1) on donne le récit des ascensions de W. Conway dans le *Karakorum* où il gravit avec ses compagnons, le 25 août 1892, un pic qu'il nomme *Pioneer Peak*, situé à 7.012 mètres d'altitude, la plus élevée que l'homme ait jamais atteint.

§ II. — *Description des symptômes qui constituent le mal de montagne. C'est un mal contingent.*

Le mal de montagne est connu depuis que l'homme a gravi un lieu élevé ou monté plusieurs étages. Il ne faut pas être profond observateur pour constater que dans ces ascensions

(1) La *Nature*, 3 février 1894.

on éprouve de *l'anhélation*, une *fatigue* musculaire, et une *accélération* marquée du pouls. Cependant, c'est surtout depuis le récit attachant que de Saussure a publié dans ses *Voyages dans les Alpes* tome II, p. 482, que le mal de montagne a attiré l'attention des savants.

Arrivé sur le Grand-Plateau à une hauteur de 3.900 mètres « mes guides, écrit-il, se mirent d'abord à excaver la place dans laquelle nous devions passer la nuit ; mais ils sentirent bien vite l'effet de la rareté de l'air. Ces hommes robustes, pour qui sept ou huit heures de marche que nous venions de faire ne sont absolument rien, n'avaient pas soulevé cinq ou six pelletées de neige qu'ils se trouvaient dans l'impossibilité de continuer : il fallait qu'ils se relayassent d'un moment à l'autre. Moi-même qui suis si accoutumé à l'air des montagnes, j'étais épuisé de fatigue en préparant mes instruments. »

Le jour suivant ayant atteint les Rochers-Rouges, attitude 4,200 mètres, de Saussure était essoufflé. Arrivé 300 mètres au-dessous du sommet, il espérait le gravir en trois quarts d'heure ; mais il éprouva les plus grandes difficultés. Tous les 15 ou 16 pas il était obligé de s'arrêter pour reprendre haleine, en restant debout appuyé sur un bâton, parfois il était forcé de s'asseoir éprouvant un besoin invincible de repos. Ses jambes refusaient de le porter, sa vue se troublait et il se sentait sur le point de s'évanouir.

Il crut qu'en faisant halte tous les 1 à 6 pas il abrégerait les moments de repos, mais il n'en fut rien ; tous les 15 à 16 pas il fut toujours forcé de se reposer comme s'il les avait faits d'un d'un seul trait, éprouvant une défaillance qui était surtout intense après 8 ou 10 secondes de repos. Il n'avait de soulagement qu'en aspirant à pleins poumons l'air frais apporté par le vent.

Ayant atteint la cime où il fit un séjour de quatre heures et demie, de Saussure ne put remplir qu'une partie de son programme. De même que sur le Grand-Plateau il constata que la suspension involontaire de la respiration qui accompagnait chacune de ses observations lui occasionnait de la dyspnée, le forçait à se reposer et à respirer fréquemment comme s'il avait marché trop vite,

« Quand il fallait, dit-il, disposer mes instruments, je me trouvais à chaque instant obligé d'interrompre mon travail, pour ne m'occuper que du soin de respirer. Lorsque je demeurais parfaitement tranquille, je n'éprouvais qu'un peu de malaise, une légère disposition de mal de cœur. Mais, lorsque je prenais de la peine ou que je fixais mon attention pendant quelques moments de suite, et lorsque me baissant je comprimais ma poitrine, il fallait me reposer et haleter pendant deux à trois minutes. » Ses guides éprouvaient les mêmes sensations et l'appétit leur manquait tout à fait.

Beaucoup d'autres savants ont éprouvé en gravissant le Mont-Blanc des symptômes analogues à ceux de de Saussure.

Bravais, Martins et Lepileur font de leur ascension une description qui correspond à celle de ce savant physicien.

Tyndall était, dans une de ses ascensions, tellement épuisé qu'il se coucha aux Rochers-Rouges et s'endormit. Son compagnon Hirst, effrayé de voir que sa respiration s'était suspendue, le réveilla aussitôt. Il éprouvait, outre la fatigue, de violentes palpitations qui se faisaient surtout sentir lorsqu'il faisait halte après avoir fait 15 à 20 pas. Alors, son cœur battait si violemment qu'on l'entendait à distance.

Au Corridor, à l'altitude de 4.300 mètres, Pitschner et son guide Balmat eurent de l'essoufflement, des défaillances, des nausées et éprouvèrent un sommeil invincible.

Lortet, qui ne croyait pas au mal de montagne, arrivé au Grand-Plateau avec Martins, ne tardèrent pas tous les deux, tout en montant lentement, à souffrir d'assoupissement et de maux de tête ; leur pouls s'éleva à 160 et 170 ; ils manquaient d'appétit et d'haleine. Lortet, sur la Calotte, se sentit incapable d'avancer.

Dans le récit de son ascension, Albert Tissandier écrit : « Nous marchons bien lentement, cependant les pentes sont si raides que je suis forcé de m'arrêter constamment pendant quelques secondes afin de reprendre haleine. Je suis essoufflé comme un coureur après une course rapide. »

« A la hauteur de 4.400 mètres la respiration commence à devenir quelque peu haletante et pénible..... mes deux guides m'observent à ce moment et me disent que souvent les voyageurs à cette altitude, prennent un teint particulier, parfois leurs yeux se troublent et les forces manquent. »

Egli-Sinclair (1) a fait un récit intéressant de son ascension en compagnie de Guglielminetti et de leur chef Imfeld. Arrivé dans la cabane des Bosses, à 4,400 mètres, il ne peut y rester et sort tellement il se sent essouflé. « Je m'assis devant la cabane, dit-il, mais je me sentis encore pis et je dus faire de profondes et fréquentes inspirations sans atteindre la sensation de rassasiement de l'air. » Ce qui le frappe, c'est l'essoufle-ment : « un essoufflement qui se présente après les efforts accomplis, qui se prolonge et s'augmente, ne pouvant alors être occasionné par la fatigue. »

« Nous fûmes bien aises, écrit-il, d'avoir à notre service des gens qui ôtaient nos bottes, nos guêtres et mettaient nos pieds dans des sabots, ce qui nous eût été bien pénible à faire. De cette manière nous étions préparés à prendre notre soupe ; était-elle bonne ou mauvaise, nous ne saurions le dire, nous n'avions pas de goût. Le vin rouge avait une saveur d'encre, le blanc celle de vinaigre ; seul le café noir ne nous dégoûta pas. »

Egli-Sinclair revient souvent sur ce fait que lui et ses compa-gnons continuent à être tourmentés par le manque d'air ; que c'était trop de mettre en ordre leurs habits ; qu'à chaque instant il leur fallait se reposer pour reprendre haleine, et que lorsqu'il s'agissait de commencer quelque chose, chacun s'écriait : « Laissez-moi en repos ».

Le quatrième jour de leur séjour, leur respiration restant accélérée, est toujours difficile, rien qu'en montant dans le lit de camp, en mettant son habit ou en se courbant. Alors ils doivent faire de profondes inspirations.

(1) Loc. cit., p. 175 et suiv.

Dans son ascension du pic *Pioneer Peak* (1) altitude
7,012 mètres W. Conway dit que la raréfaction de l'air, l'extrême stagnation produisent un malaise physique presque intolérable lorsque le corps prend une position forcée ou que la
corde l'enserre légèrement.

Les ascensionnistes ont remarqué que le mal de montagne
commence à une hauteur qui varie suivant les régions et qu'en
général il ne se manifeste qu'un peu au-dessus des neiges
perpétuelles.

Ainsi dans les Alpes il n'apparaît guère avant 3.000 mètres ;
dans les Andes de Bolivie et du Pérou il faut dépasser
4.000 mètres et monter encore plus sur l'Himalaya ou sur la
Cordillère équatoriale ; ce qui prouve qu'il y a aussi, dans le
mal de montagne une question de température.

En résumé, je dirai avec Paul Bert (2) que le mal de montagne « est d'abord une sensation de fatigue disproportionnée
avec le chemin parcouru ou le travail exécuté ; les jambes
semblent de plomb, on a « un coup aux genoux » disent les
guides alpins. Puis la respiration devient courte, pénible,
anhelante ; le pouls s'accélère ; le cœur bat isolément et ses
pulsations retentissent dans la tête. Des bourdonnements
d'oreilles, des éblouissements, des vertiges surviennent alors ;
le malaise général, la faiblesse deviennent tels que sous peine
de défaillance, le voyageur doit s'arrêter.

En même temps, d'autres accidents du côté des voies digestives, nausées ou vomissements ont, se joignant au dégoût et à
l'affaissement général, mérité à cet ensemble de symptômes
ce nom caractéristique de *mal des montagnes* qui rappelle le
mal de mer.

Au début des accidents il suffit de quelques instants de repos
pour les voir complètement disparaître. Cette subite réappari-
tion des forces et du bien-être distingue bien nettement ces

(1) Loc. cit.
(2) *Revue scientifique*, n° 15 juillet 1876, p. 49.

malaises singuliers d'avec la fatigue vulgaire. Mais à de plus grandes hauteurs, alors qu'apparaissent les symptômes graves et entre autres les hémorragies nasales et pulmonaires, le repos est impuissant pour ramener l'état parfait de santé. Il soulage cependant toujours ; les voyageurs racontent d'une voix unanime qu'on est beaucoup moins malade étant à cheval qu'à pied ; sur les hautes plaines du nord de l'Himalaya une marche un peu rapide, l'ascension de la moindre colline, un fardeau un peu lourd épuisent, jettent à terre, frappent parfois de mort. »

Le mal de montagne n'est pas un mal nécessaire ; tous ceux qui gravissent les lieux élevés ne l'éprouvent pas. C'est tellement vrai que la jeune génération des ascensionnistes n'y croit pas. Ils prétendent que l'état morbide ainsi appelé est la conséquence d'une irritation nerveuse due au manque de sommeil, à la mauvaise nourriture, à la crainte.

En voulant ainsi généraliser l'innocuité des ascensions ils commettent une grossière erreur de fait et de logique. Plus sage est Chauveau. Bien qu'il ne connaisse pas, par *expérience personnelle* le mal de montagne, il y croit parce qu'il sait que d'autres l'ont éprouvé.

Durier est un heureux alpiniste qui, malgré son âge, ne le connaît pas davantage par sa propre expérience.

Il ne faut pas s'étonner de l'innocuité de l'air raréfié sur certaines personnes, surtout lorsque l'on sait que des peuples vivent activement sur des lieux élevés.

« Quand on a vu, écrit Boussingault à de Humboldt, le mouvement qui a lieu dans des villes comme Bagota, Micuipampa, Potosi, etc., qui atteignent 2,600 à 4,000 mètres de hauteur ; quand on a été témoin de la force et de la prodigieuse agilité des torréadors dans un combat de taureaux à Quito, à 3,000 mètres ; quand on a vu enfin des femmes jeunes et délicates se livrer à la danse, pendant des nuits entières, dans des localités presque aussi élevées que le Mont-Blanc, là où le

23.

célèbre de Saussure trouvait à peine assez de forces pour consulter ses instruments et où ses vigoureux montagnards tom-
baient en défaillance en creusant un trou dans la neige ; si
j'ajoute encore qu'un combat célèbre celui de Pichineha, s'est
donné à une hauteur peu différente de celle du Mont-Rose
(4,736 mètres), on m'accordera, je pense, que l'homme peut
s'accoutumer à respirer l'air raréfié des plus hautes montagnes. »

Ces faits qu'il faut bien admettre puisqu'ils sont évidents
sont surtout liés, ainsi que je le démontrerai plus bas, au plus
ou moins de développement de l'appareil thoraco-pulmonaire.

§. III. — *Revue des diverses interprétations émises pour expliquer le mal de montagne. — Théorie et erreurs funestes de
Paul Bert. — Leur réfutation.*

A. — Les indigènes expliquent le mal des montagnes en
invoquant, les uns des causes surnaturelles ; les autres des
émanations métalliques sortant du sol ou toxiques répandues
par des fleurs, des mousses, etc.

Je passe sur ces explications pour arriver à celles des savants
dont quelques-unes ne valent guère mieux.

De Saussure avait d'abord pensé que sous l'influence des
rayons solaires sur la neige, cette dernière vicie l'air en lui
enlevant son oxygène. S'il en était ainsi comment expliquer le
mal de ballon ?

Cunningham l'attribue à l'électricité, force qui ne sert que
trop souvent à masquer l'ignorance des savants.

Lortet invoque le froid sans expliquer son mode d'action.
Toutefois, il est certain que cet agent joue un rôle secondaire
dans le mal de montagne.

D'autres l'attribuent à la fatigue. Il est aussi certain que les

mouvements ascensionnels sont un facteur puissant de ce mal ;
la preuve, c'est que quand on gravit une montagne à cheval ou
qu'on se fait porter, ou qu'on s'élève en ballon, on ne l'éprouve
qu'à une altitude beaucoup plus élevée. Mais, ce fait indéniable
n'autorise pas à invoquer la fatigue comme cause, attendu que
cette sensation, réellement éprouvée, se dissipe après quelques
instants de repos. Or, peut-on admettre une équivalence entre
une sensation qui s'évanouit si rapidement et la fatigue occasionnée par une dépense de forces musculaires ?

Selon Szigmondy le mal de montagne aurait pour cause un
dérangement d'estomac. Il y a dans cette opinion quelque
chose de vrai ainsi que je le signalerai plus bas.

La théorie qui a été la plus généralement admise, et pour un
temps appuyée par de Saussure, est celle qui met en cause
l'abaissement de la pression atmosphérique. Sous cette
influence le corps se trouve comme dans une grande ventouse ;
la peau et les muqueuses se congestionnent, parfois sont le
siège d'hémorragies ; la face devient vultueuse et des accidents
cérébraux se manifestent, attribués par les uns à l'anémie et
par d'autres à la congestion.

Cette théorie, fondée en principe, a été abandonnée parce
qu'elle n'est ni assez explicative, ni assez complète pour rendre
compte de l'ensemble des faits observés.

Il est des personnes qui ont soutenu que sous l'influence de
la diminution de pression, les gaz du sang se dilataient et
entravaient sa circulation dans les capillaires du poumon. C'est
une hypothèse que rien n'a vérifié. D'autres ont prétendu que
les gaz des intestins, en se dilatant et en refoulant le diaphragme, causaient l'essoufflement et les palpitations.

Je regrette de ne pas connaître et par conséquent de ne
pouvoir citer les noms des auteurs de cette explication qui
sont ceux qui ont le mieux entrevu la vérité.

Gavarret, consulté par Le Roy, de Méricourt (1), soutient

____

(1) *D^{re} enc. des sc. méd.* art. altitude, p. 412.

« que la majeure partie des troubles fonctionnels caractéristiques du *mal des montagnes* doit être rapportée à une véritable intoxication par l'acide carbonique dissous en trop forte proportion dans le sang. Pour dire ici toute notre pensée, nous ajouterons qu'une intoxication de même nature, résultat nécessaire d'une dépense de forces excessive, est une des principales causes des accidents graves observés chez les *animaux surmenés* ».

Avec Gavarret nous avons une théorie chimique du *mal de montagne :* l'intoxication par l'acide carbonique.

Avec Jourdanet et Paul Bert nous en avons une autre, toujours chimique : l'insuffisance de l'oxygène dans le sang, l'*anoxyhémie*.

Comment concilier ces deux thèses ?

Pour faire de l'acide carbonique surtout en excès il faut un *combustible* le carbone, et un *principe comburant*, l'oxygène. Or, s'il est dans le sang en quantité insuffisante, où le carbone va-t-il le chercher ?

Me bornant pour le moment à ces réflexions, je vais exposer la théorie de l'anoxyhémie. Déjà, de Saussure avait soutenu que sur le Mont-Blanc l'air étant raréfié de près de moitié, il n'entre guère en poids, à chaque inspiration que la moitié de la quantité que l'on respire normalement : d'où diminution de l'oxygène absorbé et hématose insuffisante.

Jourdanet s'étant établi sur le plateau de l'Anahuac avait remarqué que les habitants sont anémiques bien qu'à l'analyse de leur sang on trouve les proportions normales de globules.

Il cherchait la cause de cette anémie lorsqu'une opération à laquelle il prit part, la lui fit, dit-il, découvrir. Dans cette opération il remarqua la couleur peu rutilante du sang qui s'échappait d'une artère et l'idée lui vint d'une désoxygénation de ce liquide. « A partir de ce moment, écrit-il, je vis une cause rationnelle expliquant tous les phénomènes dont l'originalité avait frappé mon esprit. Ce n'était pas une aglobulie qu'il fallait chercher dans mes anémiques, ce n'était pas une diminution de l'oxygène du sang par suite de l'abaissement des globules chargés de l'y retenir, mais bien une absence plus directe de ce gaz, faute d'une pression suffisante qui put assurer sa condensation (1) ».

Dans son livre sur le *Mexique* et l'*Amérique tropicale* le même auteur va jusqu'à écrire à propos du *mal de mer des Cordillères* (p. 88) : « La faiblesse, dit-il, produite par la saignée est évidemment la conséquence d'une privation subite d'oxygène par la perte d'une certaine quantité de globules, de même que *le mal des montagnes* provient d'une soustraction plus directe du même gaz. De sorte que, nous n'en doutons pas, *une ascension au-delà de 3.000 mètres équivaut à une désoxygénation barométrique du sang, comme une saignée en est une désoxygénation globulaire.* »

Ainsi la couleur peu *rutilante* du *sang* qui s'échappe d'une artère, pendant une opération — le sujet était-il ou non chloroformé ? — va devenir le point de départ de toute une théorie qui règne aujourd'hui dans la science bien qu'elle ait causé dans la pratique de fâcheuses conséquences. Jourdanet ne s'inquiète pas plus que ceux qui adoptent ses idées, comment il se fait qu'avec un sang incomplètement hématosé, l'habitant des hauts lieux peut déployer la force signalée ci-dessus par Boussingault ; et il ne voit pas que les faits déposent contre sa théorie.

Bien plus, il attribue la faiblesse provoquée par une saignée, non à la perte d'une partie du liquide nourricier, mais à celle de l'oxygène.

L'étonnement est permis en lisant de telles assertions, surtout quand on sait que l'on ranime avec du sang noir un animal asphyxié.

B. — Paul Bert (2), après avoir condamné sans critique sérieuse la théorie qui attribue le mal de montagne à l'abaisse-

---

(1) *Revue scientifique,* tome XVI, p. 559.
(2) Loc. cit., p. 50.

ment de la pression atmosphérique, se fait le défenseur de celle de Jourdanet qu'il fait sienne par ses expériences : « Mes expériences, dit-il, ont prouvé que de Saussure et M. Jourdanet avaient raison ; elles ont donné la preuve de la sagacité qu'avait déployée ce savant médecin en reconnaissant chez les habitants du plateau de l'Anahuac l'influence nocive de la dépression qui, dissimulée dans l'état de santé, se révèle à la moindre maladie. Je ne saurais ici vous indiquer la longue série d'expériences qui m'ont amené à affirmer que les accidents de la décompression rapide ou lente sont simplement dus à la moindre quantité d'oxygène contenu dans le sang, ne sont autre chose, en un mot, qu'une espèce d'asphyxie, au sein de l'air pur et vivifiant des montagnes.

Mais je puis répéter devant vous une expérience que sa simplicité permettra de reproduire partout où se trouve une machine pneumatique, et qui démontre de la manière la plus nette que la diminution de la pression barométrique n'est mécaniquement pour rien dans les phénomènes qu'elle occasionne par une voie chimico-physique, en ne permettant pas au sang de se charger suffisamment d'oxygène.

Un moineau est placé sous une cloche pneumatique A (fig. 4) communiquant avec un tube manométrique G. E. Par le tube B. on diminue graduellement la pression. Quand le manomètre n'indique plus que 30 ctm. de pression réelle dans la cloche, l'oiseau donne des signes de malaise assez graves ; à 20 ctm. il titube, trébuche, tombe sur le flanc ; à 18 ctm. il s'agite violemment et mourrait en quelques secondes si je le laissais dans cette situation. Je me hâte de placer en *a* un indice qui vous indique la hauteur à laquelle était parvenue la colonne de mercure, et ouvrant le robinet D. je fais rentrer dans la cloche, non de l'air, mais de l'oxygène, contenu dans le sac de caoutchouc O. Immédiatement, vous le voyez, l'oiseau revient à lui ; je le laisse un peu respirer, puis je fais recommencer la dépression dans les mêmes conditions. Or, nous passons la pression de 30 ctm., de 25 ctm. sans encombre ; ce n'est que vers 20 ctm. que l'oiseau paraît un peu mal à l'aise ; nous voici à 13 ctm. en *a'*, pression bien moindre que la première fois et bien évidemment sa vie n'est nullement en danger. Si je laissais encore une fois rentrer de l'oxygène je pourrais pousser plus loin la dépression.

Il est donc bien évident que ce n'est pas la diminution de la pression mécanique qui occasionne les accidents, mais bien la moindre tension de l'oxygène dans l'air dilaté, tension qui empêche l'oxygène de pénétrer en quantité suffisante dans le sang. »

Paul Bert ne se contente pas d'expérimenter sur des oiseaux ; il expérimente sur lui-même, sur Sivel et Crocé-Spinelli. Grâce à la généreuse intervention du Dr Jourdanet il fait installer dans le laboratoire de physiologie de la Sorbonne de vastes appareils pour étudier les effets de l'air comprimé et de l'air dilaté. La chambre à air dilaté se compose de deux cylindres en tôle boulonnée dans laquelle une pompe actionnée par la vapeur permet de faire progressivement le vide.

« Je me suis placé, écrit-il (loc. cit., p. 51), dans cet appareil, muni d'un grand sac de caoutchouc qui renfermait de l'oxygène. Puis, la pompe entrant en marche, j'ai éprouvé les accidents classiques de la décompression : accélération de la respiration et du pouls que le moindre mouvement augmentait ; dégoûts, nausées, troubles sensoriels et intellectuels. Je me sentais indifférent à toutes choses et incapable d'agir ; une fois, ayant compté les battements du pouls pendant un tiers de minute, puis voulant faire la multiplication par trois, je ne pus y arriver et fut contraint d'écrire sur mon papier : trop difficile ! Eh bien ! tous ces accidents disparaissaient comme par enchantement lorsque je respirais l'oxygène de mon sac, et ils se reproduisaient lorsque je revenais à l'air ordinaire. »

Paul Bert montre par ses tracés que son pouls augmentait avec la diminution de pression. Ainsi, de 60 il s'élevait à 84 pulsations lorsque la pression était descendu à 42 ctm. qui est à peu près celle du Mont-Blanc. Deux ou trois respirations d'oxygène le firent tomber à 71. Sous l'influence d'un mouvement il s'éleva à 100 pour redescendre à 70 après la respiration de l'oxygène.

Ce physiologiste subit dans son appareil une dépression qui tomba à 246 millimètres sans éprouver, dit-il, la moindre sensation de malaise, ce qu'il attribue à la respiration de l'oxygène. Je note que cette faible pression est aussi celle qui existe au sommet le plus élevé de l'Himalaya, à la hauteur qu'ont atteint les aéronautes Glaisher et Conwell.

« Deux autres personnes, ajoute-t-il (loc. cit. p. 53), sont entrées comme moi dans les cylindres, ont éprouvé et les mêmes accidents et la même action bienfaisante de l'oxygène ; c'étaient MM. Crocé-Spinelli et Sivel. M. Crocé fort sensible à la décompression, avait les lèvres et les oreilles noires et ne voyait presque plus son papier lorsqu'il se décida à avoir recours à l'oxygène ; l'effet fut instantané pour lui qui put aussitôt écrire et pour moi qui regardais avec anxiété son oreille violacée et m'apprêtais à ouvrir les robinets d'air.

C'est, forts de ces expériences, qu'ils partirent pour l'ascension du 22 mars 1874 dans laquelle ils s'élevèrent à 7.500 mètres (30 centimètres de pression) ; la faiblesse, les troubles de la vue, les nausées dont ils furent atteints à un degré très supportable du reste, disparaissaient à chaque « coup d'oxygène qu'ils buvaient » suivant l'expression de Sivel. »

Leur confiance dans les expériences et les assurances de Paul Bert est tellement grande, que ces infortunés aéronautes accompagnés de Gaston Tissandier vont gaiement dans le Zénith, trouver la mort à 8.600 mètres, victimes, je ne le conteste pas, de leur dévouement à la science ; mais j'ajoute sans hésitation : victimes aussi de grosses erreurs scientifiques !

La catastrophe du Zénith, loin d'éclairer Paul Bert, d'ébranler sa confiance dans sa théorie, ne fit que l'accroître. Grâce à sa haute situation officielle elle se répandit rapidement et est aujourd'hui admise par la généralité des savants. J'en donne comme preuve les passages suivants extraits de l'article respiration (1) de Mathias Duval : « Les belles expériences de Paul Bert ont démontré en effet que, quand la pression diminue, la quantité d'oxygène dans le sang diminue également ; cette diminution devient manifeste dès 20 centimètres d'abaissement de pression, c'est-à-dire dans des conditions à peu près égales à celles où vivent les habitants du haut-plateau mexicain d'Anahuac.

Ces faits nous rendent compte des troubles éprouvés par les aéronautes ou par les voyageurs dans l'ascension des hautes montagnes. »

« Les expériences de Paul Bert ont aussi parfaitement montré que le moyen de combattre les effets de la diminution de pression consiste à respirer de l'oxygène pur... »

Je cite aussi ce dernier extrait de l'article respiration (2) par G. Carlet. A propos de l'aéronaute, du voyageur en montagnes etc. il dit : « Nous emprunterons au mémoire de Bert les solutions de toutes ces questions si mal comprises avant lui, et qu'il a, tout d'un coup, éclairées d'une vive lumière. Nous renverrons d'ailleurs, au mot *altitude* pour compléter, les détails sur lesquels nous ne pouvons nous étendre ; mais nous prévenons le lecteur que nous serons souvent en désaccord avec les auteurs de ce mot, par suite des recherches toutes récentes de Bert qui ont renversé de fond en comble une théorie inexacte qui s'y trouve développée ».

Je ne m'arrêterai par sur la thèse d'Egli-Sinclair qui veut prouver authentiquement la théorie de Jourdanet et Paul Bert, en prétendant que l'hémoglobine qui est le signe de la présence de l'oxygène dans le sang, diminue chez les personnes atteintes du mal de montagne et constitue la cause de ce mal. Cette thèse sera réduite à néant par la réfutation de la théorie précitée.

C. — La théorie *anoxyhémique* de Paul Bert, malgré ses

____

(1) *Nouveau D^{re} de méd. et de chir. pratiques.* t. 31, p. 280 et 281, Paris, 1882.

(2) *D^{re} ency. des sc. méd.* art. respiration, p. 631. Paris, 1876.

funestes conséquences et bien qu'elle soit complètement erronée, jouit d'une telle autorité qu'il importe de ne rien négliger pour en démontrer la fausseté.

Pour ce physiologiste dans l'asphyxie, dans le mal de montagne et de ballon qu'il considère aussi comme un état asphyxique, les questions relatives à la pression de l'air et à la circulation du sang ne sont rien ; la seule et grande cause de ces maux c'est la diminution, c'est l'absence de l'oxygène du sang. Hors, de cette thèse tout n'est qu'erreur.

Bichat, bien qu'étant le promoteur de la théorie de l'asphyxie par anoxyhémie avait reconnu — il est difficile de faire autrement tellement l'évidence frappe les yeux — que dans eet état morbide il existe un obstacle à la circulation du sang qui a son point de départ dans le poumon. Paul Bert, faisant bon marché de cette constatation universellement reconnue, n'hésite pas dans sa définition de l'asphyxie (1) à affirmer ainsi que je l'ai déjà dit que le *sang continue à circuler librement dans ses vaisseaux, sans autre altération que celles dues à une hématose incomplète.*

Les résurrections opérées par son maître Cl. Bernard en insufflant de l'azote ou de l'hydrogène dans les poumons d'animaux asphyxiés ne le frappent pas davantage ; ils les considèrent seulement comme des faits curieux, sans se demander comment la vie peut renaître avec un sang privé d'oxygène et rien que par une respiration artificielle avec un gaz inerte ?

Dans sa conférence à la Société des Amis des Sciences dont j'ai extrait les passages ci-dessus, il signale des hémorragies nasales et pulmonaires comme faisant partie du mal de montagne ; les lèvres et les oreilles noires de Crocé comme des symptômes de la décompression de l'air, sans se douter que ces phénomènes accusent un embarras de la circulation du sang.

Il sait que, malgré sa théorie, les hauts plateaux du globe

______

(1) *Nouveau D*^{re} *de méd. et ch. pratiques,* art. asphyxie, p. 548. Paris, 1865.

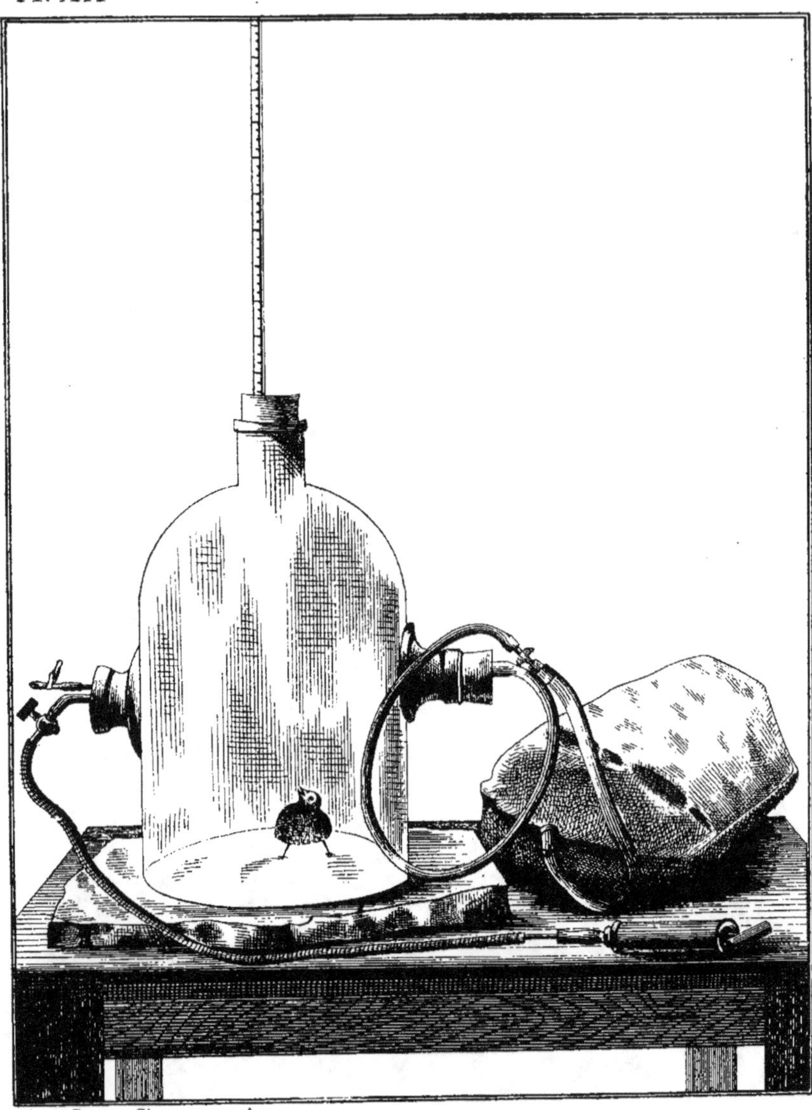

Imp. Sueur-Charruey, Arras

sont habités par des gens bien portants ; mais il soutient avec Jourdanet que l'influence nocive de la dépression de l'air, dissimulée par l'état de santé, se révèle à la moindre maladie. Que signifie donc une influence nocive que la santé dissimule ?

Ensuite, si l'anoxyhémie par dépression de l'air est la cause du mal de montage et de ballon, pourquoi les uns l'éprouvent-ils, tandis que d'autres y échappent ?

Si la diminution de l'oxygène du sang cause rapidement des phénomènes qui entraînent, d'après Paul Bert, la mort par asphyxie, comment se fait-il qu'un homme peut respirer de l'azote pendant 8 minutes et davantage sans éprouver aucun de ces phénomènes ? Comment se fait-il que des animaux puissent respirer l'azote pendant une demi-heure et plus, être même rappelés à la vie avec ce gaz et continuer à vivre un temps assez long en ne respirant que ce même gaz ?

Enfin si la question du plus ou moins de pression de l'air n'est *physiquement* pour rien dans les phénomènes de la vie, comment expliquer qu'un lapin meurt en moins d'une minute pour avoir respiré un air supérieur ou inférieur de 4 ctm. de mercure à l'air ambiant ?

La théorie de Paul Bert ne peut résister aux faits que je lui objecte et dont elle ne saurait rendre compte. Toutefois s'il est des esprits qui conservent encore des doutes j'espère qu'ils se dissiperont facilement en lisant ce qui suit.

Expériences chez les animaux qui respirent un air raréfié sur les effets produits par la restitution de la pression ordinaire, soit avec l'azote ou un autre gaz.

L'expérience de Paul Bert sur un moineau faite devant la Société des Amis des Sciences et relatée plus haut, je l'ai répétée le 7 décembre 1893 dans les conditions indiquées par ce physiologiste (1), avec cette différence que le sac en caoutchouc contient de l'azote au lieu d'oxygène. (Voir pl. XII).

(1) *Revue scientifique*, année 1876, p. 51, fig. 4.

Je fais raréfier l'air de la cloche au moyen d'une pompe aspirante. Lorsque la pression est descendue au-dessous de 40 ctm. je remarque que la respiration de l'oiseau se précipite ; elle s'accélère de plus en plus à mesure que la pression diminue. Par moment il prend l'attitude d'un oiseau qui dort et son sommeil est interrompu par une série d'inspirations précipitées. A 27 ctm. il est tout-à-fait haletant et s'affaisse. Craignant qu'il ne succombe j'ouvre le robinet du sac d'azote. Aussitôt ce gaz se précipite dans la cloche et immédiatement l'oiseau change brusquement d'attitude : il se dresse sur ses pattes, fait des mouvements, met le bec en haut et regarde ayant l'air surpris de la vie qui renaît en lui. Je le retire de la cloche et le mets dans une cage où il succombe le lendemain.

Le 10, je répète la même expérience sur un moineau. La pression étant à 75 ctm. je fais manœuvrer la pompe à 3 heures 12 minutes. En trois minutes elle descend à 33 ctm. ; la respiration de l'oiseau est accélérée. A 3 heures 18 minutes la pression marque 21 ctm. ; le moineau tombe sur le flanc, la tête sur la table, agité par quelques mouvements convulsifs. Je fais entrer de l'azote dans la cloche en ouvrant le robinet du sac. Peu après je vois le siège du moineau se relever ; la tête restée basse commence aussi à se redresser après une minute. Après deux minutes ce moineau est complètement relevé. La pression de la cloche est revenue à 75 ctm.

Au bout de 20 minutes je fais recommencer la dépression. Après moins de 2 minutes la pression est à 41 ctm, le moineau tombe sur le côté. Aussitôt j'élève la pression en faisant entrer dans la cloche du gaz d'éclairage. Le moineau se ranime, fait un bond dans la cloche et meurt dans une convulsion.

Le 14, nouvelle expérience, à 3 heures 42 minutes aspiration de l'air de la cloche. Au bout de 2 minutes la pression qui était à 76 ctm. est descendue à 40 ctm. ; la respiration du moineau est accélérée. Après 4 minutes pression à 26 ctm. ; respiration toujours rapide, le moineau est somnolent et incline la tête. Après 5 minutes pression 22 ctm. il tombe sur le côté et respire très rapidement. J'ouvre un robinet qui permet l'entrée dans la cloche du gaz d'éclairage contenu dans le sac en caoutchouc. Aussitôt le moineau se redresse, fait quelques sauts, vole dans la cloche et meurt au bout de 30 secondes. Son cerveau injecté offre à sa surface et à la coupe une coloration rouge brique.

Voilà des expériences qui réduisent à néant celle de Paul Bert, et démontrent péremptoirement que les accidents de la décompression de l'air ne sont pas dus à la faible tension de l'oxygène. En effet, s'il en était ainsi, je n'aurai pas pu ranimer, comme je l'ai fait, des oiseaux en rétablissant avec de l'azote la pression normale dans l'intérieur de la cloche. Je les ai même ranimés avec le gaz d'éclairage. Il est vrai que ça n'a été que pour un instant ; ce qui ne peut étonner en sachant que ce gaz pur tue un lapin en 25 secondes.

Ces expériences prouvent en outre que le mal de montagne et de ballon est bien dû à la diminution de la pression de l'air ; seulement le mode d'action de cette diminution de pression est à trouver.

Paul Bert fait remarquer dans son expérience que l'oiseau qui était très mal à la pression de 18 ctm. a pu après l'entrée de l'oxygène, subir une dépression atteignant 13 ctm. sans que sa vie ait été en danger. Ce fait ne prouve nullement que ce soit l'oxygène qui lui ait permis de supporter un plus grand abaissement de pression. Il dépend du plus ou moins de rapidité que l'on met dans le soutirage de l'air de la cloche et de l'habitude. Déjà en 1802, Varin, dans sa thèse, écrivait : « Si l'on raréfie l'air avec lenteur, l'animal peut vivre à une pression barométrique beaucoup moindre que celle sous laquelle il succombe quand l'air est promptement soutiré. Sigaud-Lafond a vu des chats asphyxiés dès que le mercure arrivait à 32 centimètres, tandis qu'en les habituant à l'expérience il parvenait à les faire vivre à une pression bien inférieure, à 18, 16 et même 13 centimètres ».

Quant aux expériences de Paul Bert dans les appareils qu'il a installés dans le laboratoire de la Sorbonne, je ne suis pas en mesure d'en vérifier l'exactitude. Toutefois elles ne peuvent aucunement infirmer les conclusions qui découlent des expériences que je viens de citer sur les heureux effets du rétablissement de la pression de l'air avec de l'azote.

Que Paul Bert ait senti les accidents de la décompression se dissiper par *enchantement*, dit-il, en respirant l'oxygène de son sac, je m'explique très bien cet effet.

D'abord je ferai remarquer que si Paul Bert a vu son pouls baisser en respirant de l'oxygène alors que la pression était à 42 ctm. (celle de la hauteur du Mont-Blanc) cela ne prouve pas grand'chose, attendu que Chauveau a fait cette ascension sans éprouver le mal de montagne, tandis que Paul Bert restait au repos dans son appareil. Il est vrai que Chauveau a une grande capacité respiratoire ; mais je pense, si mes souvenirs sont exacts, que Paul Bert avait la poitrine très développée et devait aussi jouir d'une grande capacité pulmonaire.

Quant à la pression de 246 millimètres elle a été supportée par d'autres avec cette différence qu'il s'y ajoutait le froid que n'éprouvait pas le physiologiste de la Sorbonne dans son cylindre.

Cependant, je ne fais pas difficulté d'admettre le bien-être causé par la respiration de l'oxygène et voici comment je l'explique :

Le mal de montagne et de ballon est dû surtout, ainsi que je vais le démontrer plus bas, à une *anhémospasie* thoraco-pulmonaire que l'on peut combattre, au moins en partie, par de profondes inspirations. Or, quand on respire un gaz avec la conviction dont devait être animé Paul Bert, qu'il va dissiper les maux que l'on éprouve, il est certain qu'on se livre tout entier à l'action aspiratrice et que l'on fait volontiers de fortes inspirations. A cette influence psychique il faut ajouter celle que l'oxygène exerce sur le centre respirateur par l'impression qu'il produit sur la muqueuse des voies aériennes, Fourcroy a remarqué que quand on plonge un animal dans une cloche pleine d'air vital ; on voit sa respiration s'accélérer, la dilatation de la poitrine devenir plus considérable, le cœur et les artères se contracter plus énergiquement.

Dans de semblables conditions il n'est pas étonnant, surtout quand on possède une grande capacité respiratoire que, quelques profondes inspirations en attirant dans le C. D. et les poumons le sang accumulé dans le système veineux et en le chassant par l'expiration dans le C. G., procurent une amélioration rapide ; je dirai même qu'il ne peut en être autrement.

Tout en admettant l'action bienfaisante causée par la respiration de l'oxygène et *ainsi expliquée*, il convient de faire aussi la part de l'enthousiasme de Paul Bert. Ce physiologiste ne paraît pas, dans ses écrits, avoir été animé de cet esprit de *doute expérimental* si sagement recommandé par son illustre maître Cl. Bernard, dans *son introduction à l'étude de la médecine expérimentale*.

Pour s'en convaincre il suffit de rappeler ce qu'il disait après la catastrophe du Zénith à la Société des Amis des Sciences : « Le tube à oxygène pendait à une certaine distance au-dessus de leur tête ; sentant qu'ils n'avaient que très peu de ce cordial gazeux, ils le réservaient pour le moment où le mal les attaquerait trop fortement, et lorsqu'ils voulurent saisir et porter à leur bouche l'ajutage qui les aurait sauvés, leurs bras étaient paralysées (1) ».

§ IV. — *Interprétation des phénomènes qui constituent le mal de montagne. — Analogie de ces phénomènes avec ceux de l'épidiaphratopie.*

Le symptôme le plus pénible éprouvé par les ascensionnistes c'est l'anhélation, c'est-à-dire une respiration courte et fréquente. Elle est courte par suite de la difficulté et de l'obstacle

(1) Loc. cit., p. 53.

que le refoulement du diaphragme apporte à la dilatation de la cavité thoracique. Par l'effet de la dilatation incomplète de cette cavité, il en résulte qu'il entre peu d'air dans les poumons et que l'action hémospasique est faible.

Elle est fréquente parce que le besoin de respirer n'est pas satisfait. Il ne l'est pas parce que consécutivement à l'anhémospasie thoraco-pulmonaire il se produit une hyphémie artérielle et une hyphémie du bulbe qui provoque la dyspnée.

Ce trouble dans la fonction hémodynamique de la respiration est suivi d'un changement de rapport entre la tension artérielle et veineuse. Ainsi, et bien que ce fait physiologique soit très variable, l'on peut dire que, en moyenne, la tension du sang dans les veines avoisinant le cœur est à celle des artères correspondantes comme 1 : 15, tandis que dans le mal de montagne il se produit, par suite de l'embarras de la circulation du système phlébaortique, un effet inverse. C'est la tension veineuse qui l'emporte sur la tension artérielle.

Cet excès de tension veineuse s'accuse par la coloration d'un bleu noirâtre des extrémités des lèvres et des oreilles et parfois par des hémorragies.

Chez ceux qui s'élèvent très haut, la coloration foncée de la peau rappelle celle des individus qui ont l'orifice de l'artère pulmonaire rétréci.

L'hyphémie artérielle se traduit par de nombreux phénomènes parmi lesquels je citerai la rapidité, la dépressibilité, la faiblesse et la petitesse du pouls ; la fatigue musculaire, les troubles des sens, la somnolence, la faiblesse intellectuelle, la dyspnée, les défaillances et la syncope.

La rapidité du pouls est signe, d'après la loi de Marey, d'un abaissement de la tension artérielle. Cette diminution de pression a été aussi constatée par les tracés sphygmographiques.

Il suffit de faire monter rapidement plusieurs escaliers à un individu, ou de le faire courir pour observer au sphygmomètre une diminution de la pression artérielle. J'ai pu, avec celui de Ch. Verdin, constater sur un jeune homme de 28 ans que le pouls

radial s'écrasait sous une pression de 700 grammes immédiatement après une course de 350 mètres, tandis que, avant la
course, il fallait une pression de 950 grammes.

Sur un jeune homme de 20 ans l'écrasement du pouls radial
qui avait lieu sous une pression de 700 grammes, n'en deman-
dait plus que 550 immédiatement après une course de 300 mètres.

La faiblesse et la petitesse du pouls indiquent que les artères
contiennent et reçoivent peu de sang.

La fatigue musculaire qui se dissipe après quelques instants
de repos pour ne pas tarder à reparaître avec l'ascension est un
symptôme d'anémie artérielle. Ce fait qui a suggéré tant d'hypothèses, s'explique très bien par cette loi de Brown-Séquard
relative aux conditions de l'activité musculaire : *La rapidité de
la circulation du sang et la richesse de ce liquide en substances
réparatrices favorisent la réparation du muscle et le rendent
capable d'un nouveau travail.*

Il est certain que cette loi trouve son application dans la
fatigue musculaire du mal de montagne. En effet, dans ce cas,
par suite de l'hyphémie artérielle la circulation musculaire est
faible et lente ; ce qui entraîne une insuffisance de matériaux
réparateurs et une épuration incomplète des muscles, d'où sensation de fatigue. Cela est si vrai que le même fait s'observe
chez le cheval dans la claudication intermittente. Dans cette
affection, due à une oblitération des artères iliaques, la circulation qui se fait par les artères collatérales n'apporte dans
les muscles qu'une quantité de sang limitée et fort inférieure à
celle qu'ils reçoivent par les artères iliaques. Lorsque le cheval
marche, les muscles ne recevant pas la quantité de sang nécessaire à leur action, finissent bientôt par s'épuiser et l'animal
est forcé de s'arrêter. Pendant ce repos les muscles se réparent
et recouvrent leur activité pour la perdre de nouveau après
quelques contractions.

Pour achever de convaincre le lecteur je citerai un fait qui se
passe dans l'hémospasie, méthode de traitement par laquelle

on attire, dans une partie plus ou moins étendue du corps, une masse de sang que l'on soustrait à la circulation des autres parties. Ainsi, cette méthode, inventée par Junod, appliquée sur un étudiant en médecine dont les deux extrémités inférieures étaient emboîtées dans un récipient de cristal où l'on fait le vide, a produit une telle anémie des parties supérieures que le pouls était devenu insensible à la radiale. « *Les forces se trouvent réduites*, écrit Brochin, *au point de pouvoir à peine soulever le bras* (1). »

Cette fatigue musculaire ne se borne pas aux muscles qui concourent au mouvement ascensionnel ; elle existe aussi pour les muscles inspirateurs et s'ajoute aux autres difficultés de la respiration. Je profite de cette remarque pour dire, en passant, que le plus ou moins de contractilité des muscles respiratoires est un facteur puissant dont il faut toujours tenir compte lorsqu'il s'agit d'apprécier les mouvements diasto-systoliques communiqués aux poumons par le thorax.

Les pulsations qui retentissent dans la tête rappellent celles qu'éprouvent les sujets atteints d'insuffisance aortique et sont l'effet de la même cause, c'est-à-dire d'une forte dépression artérielle. Les troubles des sens, éblouissements, obscurcissements de la vue, bourdonnements d'oreilles, perversion du goût, sont aussi des phénomènes dus à une anémie cérébrale. Il n'est pas possible d'en douter surtout quand l'on sait qu'ils sont parfois suivis de défaillances et de syncope et qu'ils figurent parmi ceux observés dans l'expérience hémospasique précitée.

Quant au sommeil, à la faiblesse intellectuelle, aux défaillances et aux syncopes il suffit d'en parler pour que l'anémie cérébrale s'impose immédiatement à la pensée comme cause.

Les troubles gastriques, dégoût, nausées, vomissements me paraissent dus à la congestion veineuse passive du foie et de l'estomac causée par l'anhémospasie thoraco-pulmonaire.

(1) *D^{re} Encyc. des Sc. médicales*, art. hémospasie, p. 510. Paris, 1888.

En rapprochant ces phénomènes de ceux que l'on observe dans l'épidiaphratopie, c'est-à-dire dans les cas de refoulement du diaphragme provoqué, par exemple, par une pneumatose gastro-intestinale, on ne peut faire sans être frappé de leur identité. C'est, dans les deux cas, une respiration courte et fréquente, une dyspnée anxieuse, un pouls petit, très rapide et pouvant devenir d'une faiblesse extrême, un faciès qui prend une teinte livide, une peau d'une coloration violette ou noirâtre, et de nombreux signes d'anémie cérébrale qui, parfois, se terminent par la mort.

Chez les sujets atteints de thoracosténosie par épidiaphratopie il n'est pas nécessaire de les faire gravir une montagne pour en observer le mal. Il suffit de les inviter à monter de suite plusieurs escaliers pour les anhéler complètement et les fatiguer.

La météorisation aiguë des ruminants offre aussi une grande analogie avec le mal de montagne.

ARTICLE II.

EXPOSÉ ET MODES D'ACTION DES CAUSES QUI PRODUISENT LE MAL DE MONTAGNE. — EXPLICATION DE SA CONTINGENCE.

Ce mal n'est pas dû à une cause unique comme l'ont pensé la plupart des savants qui se sont occupés de cette question. Il est la conséquence de causes multiples parmi lesquelles je citerai dans l'ordre de leur importance *l'abaissement de la pression atmosphérique, l'effort et le froid.*

§ I. — *Abaissement de la pression atmosphérique.*

L'abaissement de la pression atmosphérique détermine le mal de montagne en agissant sur l'organisme suivant divers modes d'action que je rangerai sous trois chefs.

*A. — Hyphémie cérébrale par abaissement de la pression
atmosphérique.*

Lorsque cette pression diminue l'ensemble des vaisseaux de
l'organisme, surtout les petits vaisseaux capillaires et veinules
subissent une décompression qui fait affluer le sang dans leurs
canaux. Il se passe, proportion gardée, ce qui a lieu sur la
peau lorsqu'on y applique une ventouse ou sur un ou plusieurs
membres avec les appareils de Junod.

Cet afflux de sang a pour effet de faire baisser la tension
artérielle, et comme le cerveau situé dans une boîte à parois·
rigides échappe à la décompression, c'est surtout à son détriment que se font les déplacements de sang, d'où hyphémie
cérébrale.

Paul Bert, parlant en physiologiste, a nié ces faits qui ne
peuvent être méconnus par des médecins. Il suffit de rappeler
que chez les personnes faibles qui ont gardé le lit pendant
quelque temps, une syncope se produit fréquemment lorsqu'on
les fait lever. C'est en raison de la faible tension artérielle et
de l'action de la pesanteur qui permet au sang de descendre,
aux dépens du cerveau, dans les artères sous-cardiaques que
la syncope se produit.

Le même fait a lieu quelquefois rien que sous l'action d'un
bain de pieds très chaud qui attire et retient le sang dans les
vaisseaux de ces extrémités.

Il se manifeste aussi sous l'influence d'une saignée faite
debout parce qu'alors la tension artérielle baissant, le sang
descend par l'action de la pesanteur, dans l'aorte thoraco-abdominale et ses branches, toujours au détriment du cerveau.

La dépression atmosphérique est surtout sensible chez ceux
qui ont la tension artérielle faible, tels que les sujets atteints
d'insuffisance aortique. J'ai cité dans le cours de ce travail

l'exemple d'un de ces malades qui, alors que la pression atmosphérique était descendue à 738^{mm}, éprouvait un malaise général
avec perte de mémoire et se sentait toujours sur le point de
défaillir. Il m'a suffi de le faire coucher en situation horizontale
avec les membres inférieurs en l'air pour faire disparaître ces
accidents; d'autres fois je suis arrivé aux mêmes résultats en
roulant des bandes autour de ses membres.

Enfin j'ajouterai qu'avec l'appareil, déjà cité de Junod,
appliqué sur les membres inférieurs on produit facilement la
syncope.

Par contre, tout le monde sait que le meilleur moyen de
ranimer un individu en syncope, c'est de le coucher à plat et de
maintenir ses membres élevés. L'efficacité de ce moyen s'explique facilement attendu qu'il a pour effet de restituer au cerveau, par l'action de la pesanteur, le sang qui lui fait défaut.

Ces faits sont, je pense, suffisants pour établir que l'abaissement de la pression atmosphérique exerce sur le cerveau une
action hyphémique.

*B. — Théorie de l'expansion gazeuse abdominale. — Anhé-
mospasie par thoracosténosie due à l'abaissement de la
pression atmosphérique.*

La dépression de l'air a pour effet de dilater les gaz abdominaux. Cette dilatation qui est subordonnée au degré d'altitude,
provoque par le refoulement du diaphragme une thoracosténosie et une anhémospasie qui constituent les lésions anatomiques dominantes du mal de montagne.

Ces propositions vont être démontrées par les faits et les
expériences que je vais rapporter.

1° Force expansive des gaz.

On appelle ainsi la tendance qu'ont les gaz à prendre toujours
un plus grand volume. Cette force se démontre en plaçant,

sous la cloche d'une machine pneumatique, une vessie à moitié remplie d'air, munie d'un robinet et dont les parois ont été humectées et assouplies. Tant que la pression de l'air de la cloche et celle de l'air contenu dans la vessie se font équilibre, la vessie ne change pas de volume. Mais si l'on commence à faire le vide dans la cloche, la pression de l'air sur la paroi extérieure de la vessie s'affaiblissant, celle-ci se gonfle de plus en plus comme si on l'insufflait, fait qui prouve la force expansive des gaz. Si on laisse rentrer l'air dans la cloche, la vessie reprend son volume primitif.

2° *Loi de Mariotte.*

Cette loi, découverte par l'abbé Mariotte physicien français, se formule ainsi : *La température restant la même, le volume d'une masse donnée de gaz est en raison inverse de la pression qu'elle supporte.*

Je ne ferai pas l'exposé des expériences qui démontrent cette loi si connue. Je me bornerai à rappeler qu'elle exprime le rapport qui existe entre la *force expansive* des gaz et la pression qu'ils subissent, c'est-à-dire, par exemple, qu'un gaz, occupant à la pression d'un atmosphère un volume égal à un décimètre cube, double de volume si la pression se réduit à un demi-atmosphère ; de même son volume diminue de moitié si la pression s'élève à deux atmosphères.

3° *Application de la force élastique des gaz au mal de montagne.*

Le tube digestif contient des gaz de diverse nature : azote, acide carbonique, hydrogène pur, oxygène, hydrogène protocarboné, hydrogène sulfuré. Ces gaz existent dans toutes les parties sous-diaphragmatiques du tube digestif, estomac, intestin grêle et gros intestin. Quelques auteurs ont soutenu que leur présence dans l'estomac était un fait exceptionnel. Je pense plutôt que le contraire est l'exception. Il suffit pour s'en convaincre de remarquer combien les éructations sont fréquentes.

Ces gaz proviennent de trois sources : par déglutition, par fermentation des matières alimentaires et par exhalation ou secrétion à la surface de la muqueuse digestive.

Le volume de l'ensemble des gaz contenus dans les parties sous-diaphragmatiques du tube digestif varie suivant les sujets, varie sur un même individu suivant la nature des aliments, l'époque de la digestion, son plus ou moins de facilité, et suivant aussi l'état de santé ou de maladie du sujet.

J'ai cherché vainement dans les auteurs une moyenne relative à ce volume. Toutefois, je pense n'être pas au-dessus de la vérité en avançant qu'un adulte porte dans son tube digestif un volume de gaz qui peut être évalué en moyenne à 1,500 centimètres cubes ou un litre et demi. D'ailleurs, en admettant qu'il y ait dans cette donnée approximative une inexactitude, elle importe peu pour l'explication du mal de montagne.

Normalement la force expansive de ces gaz est maintenue à l'état de puissance par le *tonus* des parois du tube digestif, et par la pression atmosphérique qui s'exerce sur la surface des parois abdominales et sur le diaphragme à travers les canaux aérifères.

Si la *tonicité* de la tunique musculeuse digestive s'affaiblit comme dans les fièvres adynamiques, les gaz obéissant à leur force expansive se dilatent et causent une pneumatose qui peut se dissiper, si l'on parvient à rendre du *tonus* et de la contractilité à la fibre musculaire.

Cette force expansive se manifeste surtout par l'abaissement de la pression atmosphérique. Ainsi, d'après la loi de Mariotte, un individu, porteur avant de gravir le Mont-Blanc d'un litre et demi de gaz intestinaux, en aura, arrivé au sommet, près de trois litres en admettant que le *tonus* musculaire n'apporte pas d'obstacle à l'expansion gazeuse. Le même individu en aurait plus de quatre litres et demi sur le sommet de l'Himalaya où le baromètre marque 246 millimètres.

Tout en signalant le *tonus* musculaire comme pouvant entraver, rien qu'en partie, l'expansion gazeuse, je pense que si son action est réelle elle doit être bien faible. J'en juge ainsi en m'appuyant sur la faiblesse musculaire *anémique* des ascensionnistes, faiblesse qui s'étend forcément aux muscles de la vie végétative et, en me basant sur les expériences que je rapporterai plus bas.

A l'expansion des gaz abdominaux par l'abaissement de la pression atmosphérique, ne s'y joint-il pas un autre facteur, c'est-à-dire, sous l'influence de la décompression, une exhalation gazeuse à la surface de la muqueuse digestive ? Le fait me paraît probable ; toutefois je ne le signale que sous forme d'hypothèse à vérifier.

D'après ces données on comprend comment, chez les ascensionnistes, le volume des gaz gastro-intestinaux peut doubler et même tripler ; on s'explique que Szigmond ait pu attribuer le mal de montagne aux dérangements de l'estomac attendu que ces dérangements sont souvent accompagnés de pneumatose gastrique ; on juge que par suite de cette augmentation de volume il y a un refoulement considérable du diaphragme vers la cavité pectorale, et que ce refoulement cause une thoracosténosie forcément suivie d'anhémospasie avec toutes ses conséquences. Je n'ai jamais été en situation d'observer des ascensionnistes pour constater le refoulement du diaphragme et la thoracosténosie. Mais les symptômes qu'ils subissent accusent l'évidence de ces faits.

Ainsi, la thoracosténosie m'est démontrée par la respiration courte et précipitée des ascensionnistes ; par la suffocation qu'ils éprouvent lorsqu'ils se baissent parce qu'alors ils compriment forcément leurs organes abdominaux et accentuent le refoulement du diaphragme ; par l'anhémospasie thoraco-pulmonaire qui se traduit par des signes indiquant une hyphémie artérielle et une hypertension veineuse.

Le doute est d'autant moins permis à cet égard qu'il suffit de faire gravir à un pneumatosé une côte ou un escalier pour observer chez lui le mal de montagne.

D'ailleurs, s'il reste quelques hésitations dans l'esprit du lecteur, sa conviction sera faite par les expériences que je vais citer.

4° Expérience démontrant que l'abaissement de la pression atmosphérique provoque l'expansion des gaz abdominaux, le refoulement du diaphragme, la thoracosténosie et la mort avec les phénomènes observés chez les ascensionnistes et les aéronautes.

Le 2 janvier 1894, un petit lapin pesant 800 grammes est placé sous une cloche ; la pression atmosphérique est à 77.

Je fais fonctionner la pompe aspirante. Au bout d'une minute la pression est descendue à 44, l'animal respire très vite.

Après deux minutes la pression est à 36 ; les mouvements respiratoires, courts et très précipités, s'exécutent 120 fois par minute ; les oreilles sont fortement injectées et présentent une teinte lie de vin.

La pression est à 33 au bout de trois minutes ; la respiration toujours très rapide ; les oreilles de plus en plus congestionnées offrent une teinte noirâtre comme celles de Crocé dans l'appareil de Paul Bert.

Après quatre minutes la pression est à 28 ; le lapin s'agite ; ses oreilles sont toujours très injectées. Cinq minutes se sont écoulées lorsque la pression est descendue à 23 ; l'animal met le museau en l'air et respire toujours très vite.

Ce n'est qu'au bout de dix minutes que la pression est à 18 ; le lapin éprouve quelques convulsions et s'incline sur le côté ; ses oreilles se décongestionnent ; sa cavité abdominale est énormément dilatée. Trente secondes s'écoulent, pression à 17; l'animal s'affaisse et sa respiration se ralentit. Après onze minutes pression 155 millimètres ; il est complètement couché sur le côté et ne fait plus que quelques rares inspirations.

Enfin, treize minutes après le début de l'expérience la pression est à 14 ; le lapin fait encore quelques rares tentatives d'inspiration en ouvrant largement la bouche et bientôt ne donne plus signe de vie.

Je fais rentrer l'air dans la cloche et je remarque que l'abdomen qui était distendu comme un tonneau s'affaisse immédiatement.

A l'ouverture du thorax je suis frappé par la coloration des muscles qui sont d'un pâle violet et ne donnent pas une goutte de sang à l'incision ; le diaphragme est soulevé ; la cavité thoracique rétrécie ; les poumons s'affaissent.

Après avoir placé double ligature sur la veine cave inférieure et sur les vaisseaux supérieurs, j'enlève les poumons avec le cœur ; le tout pèse 11 grammes. Les cavités du C. D. sont modérément distendues par le sang ; celles du C. G. complètement vides ; les poumons sont d'un rouge violacé excepté vers leurs bords antérieurs où la coloration est restée rose pâle.

Le foie congestionné pèse 41 grammes ; à la coupe il s'écoule du sang. Mais, le fait le plus remarquable, c'est la distension des vaisseaux veineux sous-diaphragmatiques.

La veine cave est remplie de sang ainsi que ses branches ; les veines rénales sont très dilatées ; les reins offrent une coloration d'un rouge vineux et laissent écouler du sang à la coupe.

La veine porte est également distendue ; les parois du tube digestif présentent une teinte lie de vin et leurs vaisseaux veineux sont très injectés.

Par contre, la surface du cerveau est pâle sans traces d'injection ; à la coupe il n'apparaît pas une seule goutte de sang ; cet organe est complètement exsangue. La face externe de l'os occipital est d'un rouge foncé.

Après avoir ouvert ce lapin je l'ai replacé sous la cloche. Il m'a été facile de constater que au fur et à mesure de l'abaissement de la pression, l'estomac et le gros intestin se distendaient, et qu'à 40 ctm. leur volume paraissait plus que doublé.

Réflexions. — Cette expérience démontre la réalité des faits suivants qu'il importe de mettre en évidence :

a. — Conformément à la loi de Mariotte l'abaissement de la pression atmosphérique provoque une expansion des gaz abdominaux qui reprennent leur volume primitif lorsque la pression redevient normale.

b. — Cette expansion refoule le diaphragme vers la poitrine et cause une thoracosténosie.

c. — Cette thoracosténosie ne permet qu'une très faible dilatation du thorax, d'où respiration courte et précipitée.

d. — Par cette dilatation très limitée ayant lieu par les côtes qui portent un peu le sternum en haut et en avant, il n'y a que les lames antérieures des deux poumons qui se dilatent et se resserrent ; ce qui explique leur couleur rose pâle constatée à l'autopsie, couleur qui montre que ces parties ont échappé, par la continuité de leur fonctionnement, à la congestion qui a envahi le reste du poumon forcément frappé d'immobilité par le rétrécissement du thorax.

e. — La congestion veineuse des oreilles, la réplétion du système veineux surtout sous-diaphragmatique, la vacuité du C. G. et des artères, la pâleur des muscles et l'anémie complète du cerveau, indiquent qu'il y a eu un arrêt de la circulation dans le système phlébaortique.

f. — Cet arrêt est l'effet d'une anhémospasie due à la thoracosténosie. De même qu'une pompe ou une seringue ne peuvent aspirer que peu de liquides si la montée du piston est limitée, par exemple au $\frac{1}{6}$ de sa course, de même les mouvements inspirateurs ne peuvent attirer dans la poitrine qu'une faible quantité d'air et de sang, si la dilatation du thorax est réduite comme dans l'expérience précitée.

Comme preuve que le mal de montagne et de ballon est bien dû à une pneumatose gastro-intestinale provoquée par la décompression de l'air, je vais encore citer l'expérience suivante :

4° Expérience sur deux lapins dont l'un légèrement pneumatosé meurt à 24 ctm. de pression tandis que l'autre continue à vivre.

Le 8 mars 1894, sur un lapin pesant 1,500 grammes j'injecte

60 ctm. cubes d'air dans le gros intestin et lui applique un ruban rose au cou. Je le désigne sous le nom de *lapin rose*.

Un second lapin, pesant 1,250 grammes, de même couleur, se distingue du premier par l'application d'un ruban bleu. Je l'appelle *lapin bleu*. Ce dernier est moins vigoureux.

Ces deux lapins sont placés sous une cloche dont la pression de l'air est à 76.

A 2 heures 21 minutes je commence à faire le vide. Après deux minutes la pression est tombée à 47 et je remarque que la respiration du lapin rose est plus précipitée que celle de son compagnon.

A 25 ctm. de décompression je constate que le ventre du lapin rose est très gonflé ; il s'agite et se pose sur le bleu.

A 2 heures 31 minutes la pression est à 21 ; le lapin rose respire la bouche ouverte et est agité par des mouvements convulsifs ; puis sa respiration devient rare ; il s'affaisse et meurt bien que la pression soit remontée à 25. Il est 2 heures 34 minutes.

Le lapin bleu, bien que supportant le poids de son voisin, continue à vivre et à respirer précipitamment par le nez. Il est aussi agité mais sans convulsions.

Après la mort du rose, je laisse rentrer l'air peu à peu dans la cloche ; le lapin bleu continue à respirer précipitamment.

Retiré de la cloche et mis en liberté, il marche et continue de vivre.

A l'ouverture de la poitrine du lapin rose je vois que la cavité thoracique est bien diminuée par le soulèvement du diaphragme qui n'est distant que de 3 ctm. de l'extrémité interne des clavicules ; les poumons reviennent sur eux-mêmes ; pâles et rosés au niveau des lames antérieures, ils sont congestionnés surtout en arrière ; les cavités droites du cœur sont remplies de sang.

Voulant observer les effets de la décompression de l'air sur le soulèvement du diaphragme et le rétrécissement du thorax, je remets le lapin sous la cloche et fais commencer le vide.

Lorsque la pression est descendue à 50, on voit que le ventre s'est développé et que le diaphragme est soulevé. Peu à peu le volume de l'abdomen augmente en même temps que la cavité thoracique se rétrécit de plus en plus par le soulèvement du diaphragme.

A 30 ctm. de décompression ce muscle est tellement refoulé que la cavité du thorax est presque effacée, et que le cœur en est chassé par l'ouverture que j'y ai faite; tout l'abdomen est très distendu.

Je laisse rentrer l'air dans la cloche; aussitôt le ventre s'affaisse ainsi que le diaphragme et la cavité thoracique redevient béante.

Réflexions. — Cette nouvelle expérience confirme non seulement l'exactitude des faits établis par la précédente, mais elle ajoute de nouvelles preuves à ma théorie de l'*expansion gazeuse abdominale* comme principale cause du mal d'altitude : 1° en démontrant que sur deux lapins soumis à un même abaissement de pression (21 ctm.) la décompression exerce une action mortelle sur celui — bien qu'il soit le plus fort — dont le tube digestif contient une plus grande quantité de gaz, tandis que l'autre échappe à la mort; 2° en mettant sous les yeux la thoracosténosie causée par l'expansion gazeuse abdominale.

La distension par le sang des cavités droites du cœur est un phénomène qui peut surprendre dans l'anhémospasie par thoracosténosie; mais il ne faut pas oublier que par le fait de l'anhémospasie thoraco-pulmonaire, le sang s'accumule dans le système veineux où sa tension devient tellement grande dans le voisinage de la poitrine, qu'elle suffit pour le faire pénétrer dans le cœur droit et distendre ses cavités au point que leurs parois se rompent quelquefois chez les ruminants atteints de météorisation.

A l'expansion gazeuse comme cause d'épidiaphratopie il faut encore ajouter la congestion des organes sous-diaphragma-tiques, foie, *rate*, etc., dont le volume augmente avec l'intensité et la durée de l'anhémospasie et contribue à créer un cercle vicieux de cause à effet.

A ce propos, je pense que chez bien des ascensionnistes il doit se produire, comme chez les coureurs, une hypersplénodiastolie qui doit participer dans une large mesure à la gêne de la respiration.

C. — Anhémospasie thoracique par ralentissement de la circulation veineuse dû à l'abaissement de la pression atmosphérique.

Le mouvement hémospasique qui fait arriver le sang veineux dans l'O. D. est subordonné non seulement au degré de dilatation inspiratrice du thorax, mais aussi à la pression veineuse. Si un mouvement inspirateur étendu détermine une grande tendance au vide et si la pression veineuse est élevée, le sang veineux arrivera en grande quantité dans l'O. D. Si, au contraire, l'inspiration est faible et la tension veineuse nulle, le sang ne sera aspiré qu'en petite quantité. Dans ces conditions de mouvement des liquides comme dans d'autres analogues, ce qui fait, toutes choses étant égales d'ailleurs, la rapidité du mouvement et l'importance du débit, c'est la différence de pression qui existe entre le milieu qui reçoit le liquide et celui qui le fournit. Plus cette différence est grande, plus la vitesse augmente ; plus elle est faible, plus la vitesse se ralentit.

Ces propositions ne sont d'ailleurs qu'une conséquence de la loi de Torricelli sur l'écoulement des liquides.

J'ai, au chapitre v, soutenu la thèse de Barry sur l'influence de la pression atmosphérique sur la circulation veineuse et signalé l'importance de son rôle. C'est surtout dans les cas de décompression de l'air que cette importance se manifeste. Alors, on voit les origines des veines, capillaires, ramuscules, petites veines se dilater et donner à la peau, surtout à celle des extrémités et aux muqueuses une coloration d'un rouge noirâtre qui devient d'autant plus foncée que la dépression s'accentue davantage. Ce fait est la conséquence d'une inégalité de pression entre le sang contenu dans ces vaisseaux et l'air ambiant.

Pour comprendre comment il se produit il faut tenir compte d'autres faits. D'abord, lorsque les capillaires et les veines ne contiennent pas de sang, l'aire de ces vaisseaux disparaît sous l'influence de la pression atmosphérique qui provoque l'aplatissement de leurs parois.

Ce n'est que par la présence du sang que leur calibre se forme et se dessine. Il varie suivant la pression du sang et celle de l'atmosphère.

La pression du sang est faible dans les capillaires : il suffit d'appliquer sur une région vasculaire de la peau une ventouse et d'élever la pression intérieure de l'air de 3 à 4 ctm. pour voir la peau pâlir immédiatement. Si au contraire, on baisse la pression de l'air dans la même proportion, on constate que la peau rougit. Cette rougeur, d'abord d'un rouge plus ou moins vif, est dû, d'une part à la tension artérielle qui fait cheminer le sang dans les capillaires, d'autre part à la diminution de la pression atmosphérique qui permet à la tension sanguine de dilater à l'aise les parois des petits vaisseaux. Sous l'influence de cette dilatation par le sang accumulé, celui-ci ralentit son cours et s'arrête ; d'où coloration violacée succédant à la coloration rouge.

Sur un individu soumis à l'action de l'air décomprimé il se produit sur l'ensemble des surfaces cutanées et muqueuses un phénomène analogue. La pression atmosphérique baissant permet à la tension artérielle de chasser facilement le sang dans les capillaires et les veines, de les dilater aisément tout en diminuant la tension de leur contenu.

De ces faits, il résulte forcément que la circulation veineuse se ralentit et que l'aspiration a moins d'effet sur le cours du sang.

Pour se convaincre de cette vérité il suffit de répéter une

expérience que j'ai faite plusieurs fois, toujours avec les mêmes résultats.

Je place sur un support, sous une cloche, un ballon de Petersen rempli d'eau et dont le tube passe à travers un bouchon placé dans une tubulure latérale. L'extrémité extérieure du tube porte un robinet qui s'adapte à l'aspirateur de Dieulafoy. La tension de l'eau contenue dans le ballon fait équilibre à la pression atmosphérique qui est à 76. Dans ces conditions je place dans le robinet du tube en caoutchouc l'une des canules de l'aspirateur et j'y fais le vide. A un moment donné j'ouvre le robinet et constate qu'en deux secondes l'aspirateur est rempli avec l'eau contenue dans le ballon.

Je recommence l'expérience, mais cette fois après avoir abaissé la pression de l'air de la cloche à 50 ctm. Alors j'observe qu'il faut près de quatre secondes pour que l'aspirateur soit rempli.

Cette expérience montre qu'à actions aspiratrices égales, la quantité de liquide aspiré varie suivant la pression qu'il subit. D'après cela il est facile de comprendre que chez les individus soumis à la décompression, l'action hémospasique, déjà rendue faible par l'expansion gazeuse abdominale, est encore affaiblie davantage par la diminution de la pression aérienne qui s'exerce sur les capillaires et les veines.

Toutefois je ferai remarquer que ceci n'a lieu que pendant une partie de la durée de la décompression. Pour peu qu'elle se prolonge et s'accentue, la tension veineuse augmente par suite de l'arrivée continue du sang artériel et de l'insuffisance des mouvements inspirateurs. Mais alors, cette insuffisance devient telle que la pression veineuse ne peut atténuer ses fâcheux effets.

§ II. — *Du rôle de l'effort dans la production du mal de montagne.*

L'expérience a prouvé que le mal de montagne se montre plus tôt et plus fort chez les ascensionnistes qui gravissent à pied les lieux élevés que chez ceux qui vont à cheval ou portés par des guides.

La raison de cette différence est qu'il se joint à l'expansion gazeuse abdominale, une autre cause qui est l'effort.

Parmi les efforts des ascensionnistes les uns ont lieu pour gravir les montagnes ; les autres pour y préparer leur installation, faire leurs observations, etc., etc.

Cette différence dans l'objet des efforts correspond à une différence dans leur mode d'action qui justifie la division de leur étude en deux groupes. Dans le premier je rangerai *l'effort ascensionnel;* et dans le second ce que j'appelle *l'effort sur place.*

A. — *Effort ascensionnel.*

Tout individu qui a le ventre développé, le diaphragme élevé, la capacité respiratoire faible, est essoufflé pour gravir un escalier, tandis que sa respiration en souffre peu s'il le monte à reculons.

Ces effets différents suivant le mode d'ascension m'ont toujours frappé ; j'en ai cherché la raison que j'ai fini par trouver.

Dans une ascension d'escalier faite, la poitrine en avant, le sujet fléchit la cuisse sur l'abdomen pour placer le pied sur une marche plus élevée. La flexion de la cuisse est accompagnée d'une flexion de la moitié correspondante du bassin sur la colonne vertébrale et de son élévation latérale vers les fausses côtes. Ce fait est facile à constater en palpant les os iliaques d'un individu qui monte un escalier ; on peut aussi l'observer en le couchant à plat sur le dos et en lui faisant fléchir les cuisses. De plus on remarque que la région lombaire qui souvent, lorsque les jambes sont allongées, permet de passer la main entre elle et le plancher, s'y applique complètement lorsque les cuisses sont fléchies.

De ces faits auxquels se joint la contraction des muscles abdominaux, il faut conclure que la flexion de la cuisse pour gravir une marche d'escalier est un phénomène qui rétrécit la

25.

cavité abdominale et exerce sur le diaphragme, par l'intermédiaire des viscères qui y sont contenus, une poussée qui refoule ce muscle dans la cavité pectorale.

Ceci n'est pas une simple vue de l'esprit, mais un fait facile à observer. Sur un adulte en situation verticale je trace sur le dos, à 10 ctm. de la ligne épineuse, la limite inférieure des deux poumons ; puis je lui fais fléchir la cuisse comme pour monter la marche d'un escalier. A ce moment je vois, par la percussion, que la limite des deux poumons s'est élevée de 3 ctm., preuve certaine d'un refoulement du diaphragme. En montant un escalier à reculons le même effet ne peut se produire attendu que dans ce mode d'ascension le bassin ne se fléchit pas sur la colonne vertébrale.

Eh bien ! ce qui se passe pour monter un escalier a lieu à plus forte raison pour gravir une montagne. Aussi, je n'hésite pas à affirmer que chaque mouvement ascensionnel occasionne un rétrécissement de la cavité abdominale suivi, contre le diaphragme, d'une poussée qui s'associe à l'expansion gazeuse pour augmenter la thoracosténosie ; ce qui explique pourquoi le mal de montagne apparaît plus tôt chez ceux qui les gravissent à pied.

A cette cause je dois en ajouter une autre. Dans l'ascension d'une montagne l'individu fait nécessairement un effort pour fournir un point d'appui solide aux muscles de l'abdomen et des membres. Cet effort consiste dans une immobilisation totale ou partielle du thorax, suivant la difficulté de l'ascension et surtout le plus ou moins d'habitude des ascensionnistes. Cette immobilisation totale ou partielle cause, dans la circulation du système phlebaortique, un arrêt ou un ralentissement qui aggravent, ainsi que je le démontrerai plus bas, le mal de montagne.

B. — Effort sur place.

Par effort sur place j'entends ceux que font les ascensionnistes, soit pour enlever la neige, soit pour installer leur tente, disposer leurs appareils, faire leurs observations, soit pour porter un fardeau, se lever, s'habiller, se coucher, etc.

Ainsi, je rappelle qu'à la hauteur de 3,900 mètres les guides de de Saussure étaient essoufflés et épuisés pour enlever quelques pelletées de neige ; lui-même sur la cime l'était aussi lorsqu'il se baissait ou quand il disposait ses instruments ; et même chaque fois que pour faire une observation, il suspendait involontairement sa respiration.

D'autres ont éprouvé les mêmes effets.

Egli–Sinclair raconte qu'ils étaient bien aises d'avoir des aides pour enlever leurs bottes, leurs guêtres, ce qui leur eût été bien pénible à faire. La dyspnée augmentait rien qu'en montant dans leur lit de camp, en mettant leurs habits ou en se couchant.

A la hauteur de 7,012 mètres W. Conway éprouvait un malaise intolérable quand le corps prenait une position forcée ou que la corde l'enserrait légèrement.

Sur les hautes plaines de l'Himalaya on tombe épuisé, frappé parfois de mort subite, à la suite d'une marche un peu rapide, ou de l'ascension de la moindre colline, ou pour avoir porté un fardeau un peu lourd.

L'augmentation de la gêne respiratoire à la suite de ces divers mouvements s'explique facilement attendu qu'ils ont tous pour effet de diminuer plus ou moins la cavité abdominale, de refouler davantage le diaphragme, d'augmenter la thoracosténosie ainsi que l'anhémospasie. Or, on comprend que dans ces cas l'embarras de la circulation phlebaortique augmentant, il faut nécessairement que tous les phénomènes qui en découlent s'aggravent.

A l'anhémospasie par thoracosténosie il faut encore ajouter l'effort. Ce phénomène qui est bien variable en intensité, a pour effet, lorsqu'il est complet, de suspendre la respiration. Alors il y a un refoulement du diaphragme qui, chez l'adulte, fait remonter en arrière, la limite inférieure du poumon de 5 ctm. Outre l'anhémospasie causée par l'effort à l'égard du sang veineux qui doit pénétrer dans l'O. D., ce phénomène exerce, par *aérohypertasie*, sur les capillaires du champ respiratoire, une compression qui arrête le cours du sang. Or, dans ces conditions où il y a déjà hyphémie artérielle, un tel arrêt ne fait qu'abaisser de plus en plus la tension du sang des artères et qu'aggraver les symptômes qui en sont la conséquence, dyspnée, faiblesse, etc. Si cette tension est déjà très faible, cet arrêt cause une anémie artérielle promptement mortelle ainsi que le fait a déjà été observé.

Quand l'effort est incomplet la respiration n'est pas suspendue, mais les mouvements sont ralentis et prolongés. Cette modification dans le rythme normal produit toujours un ralentissement de la circulation pulmonaire qui accentue l'hyphémie artérielle; d'où dyspnée plus intense et aggravation des autres symptômes. La suspension momentanée de la respiration cause, de la même façon, les mêmes effets ainsi que de Saussure l'a observé sur lui-même.

§ III. — *De l'action du froid dans le mal de montagne.*

Les ascensionnistes ont remarqué que l'altitude à laquelle ce mal se manifeste varie suivant les montagnes. Dans les Alpes il se fait sentir vers 3,000 mètres; sur les Andes du Pérou et de Bolivie il faut dépasser 4,000 mètres pour l'éprouver; c'est à une altitude plus élevée qu'on le ressent sur la Cordillère équatoriale ou sur l'Himalaya. Ces différences dans l'altitude où apparaît le mal de montagne, suivant les régions montagneuses, ont été attribuées à la différence des hauteurs où commencent les neiges perpétuelles; et cela avec d'autant plus de raison que c'est un peu au-dessus de ce niveau que les symptômes de ce mal se manifestent.

Ces faits prouvent que le froid exerce une influence causale sur le mal de montagne et qu'il en accélère la manifestation.

Comment expliquer cette action ?

D'abord, je ferai observer qu'il y a une certaine analogie entre les symptômes du mal de montagne et ceux causés par le froid dont les principaux sont l'affaiblissement de l'action musculaire, la fatigue excessive avec besoin insurmontable de repos et de sommeil, la lividité de la peau et des muqueuses, le pouls petit et imperceptible, les troubles de la vue, le délire suivi de la mort, parfois avec convulsions. La différence à signaler est que l'homme soumis au refroidissement n'accuse pas, et pour cause, ce besoin excessif de respirer que l'on éprouve dans le mal de montagne.

Toutefois, je dois dire que Walther dans ses expériences sur le refroidissement artificiel des animaux a constaté que la respiration était complètement abolie ou extrêmement accélérée, mais superficielle (1).

Ces symptômes sont, comme la plupart de ceux du mal de montagne, l'expression d'une hyphémie suivie d'anémie musculaire et cérébrale prouvée par les faits suivants : on lit dans l'article que je viens de citer, p. 162, qu'Ellis raconte dans son voyage de 1747 à la baie d'Hudson que plusieurs matelots eurent le visage, les oreilles et les pieds gelés ; la chair, dans cet état de congélation, était *blanche* et dure comme de la glace.

A. Laveran, dans le même article, rapporte qu'Ogston a trouvé le cerveau exsangue dans deux autopsies d'individus morts par le froid, et que Walther, ayant placé des lapins blancs dans un mélange réfrigérant, a vu le fond de l'œil se décolorer complètement, puis des convulsions et la mort survenir.

Si je signale ces faits, ce n'est pas parce que je pense que le froid s'associe au mal de montagne pour exercer généralement une action funeste, bien que cela arrive quelquefois ; mais pour montrer son mode d'action. — Or ce mode d'action, sans aller jusqu'à causer la mort, contribue à aggraver le mal

____

(1) *D*ʳᵉ *ency. des sc. méd.* art. froid., p. 170, E. Laveran.

de montagne. Voici comment : Il existe entre les fibres musculaires lisses, périphériques et internes, une *corrélation d'état*, c'est-à-dire que toute cause externe qui fait contracter ou relâcher les fibres lisses périphériques, provoque aussi par voie réflexe une contraction ou un relâchement des fibres lisses internes, et réciproquement. C'est ce que j'appelle la *loi de l'identité des états physiologiques des fibres lisses internes et périphériques.*

Cette loi que je démontre dans mon travail sur la physiologie de la rate, se vérifie de bien des façons. Je me bornerai, pour répondre au titre de ce paragraphe, à ne parler que du froid.

L'action du froid sur la peau cause une contraction des fibres lisses de cet appareil — derme et artérioles — suivie par voie réflexe du même effet sur les fibres lisses des artérioles internes.

Ce fait est prouvé par bien des symptômes du froid qui sont ceux d'une anémie cérébrale, par la décoloration de la rétine, par l'état anémique des muscles et du cerveau constaté à l'autopsie.

Vu cette action on s'explique comment, chez les ascensionnistes dont les organes s'anémient par suite de l'embarras de la circulation du système phlebaortique, le froid contribue à augmenter les symptômes dus à cette anémie en la favorisant par la contraction des artérioles.

Tout en anémiant les tissus cet agent a aussi pour effet d'abaisser la tension artérielle. Cette thèse, qui peut paraître étrange attendu que la contraction des petits vaisseaux est suivie d'hypertension artérielle, s'explique par l'action du froid sur les vaisseaux pulmonaires et par l'embarras qu'il cause dans cette circulation. — Cette action, je la prouve par les expériences suivantes que j'extrais du travail précité : « On observe les mêmes effets sur les artérioles des poumons qui se resserrent sous l'influence d'une impression de froid sur la peau. Pour constater ce phénomène il suffit de tracer sur la poitrine au moyen de la plessimétrie, la limite droite de l'oreillette du même nom et de faire passer le long du dos une éponge imbibée d'eau froide. Immédiatement la chair de poule se manifeste et la percussion révèle une augmentation de volume de l'O. D. dont la limite passe, suivant l'intensité de l'impression du froid, de un à plusieurs ctm. en dehors de la limite primitive. Au moment où j'écris ces lignes je renouvelle l'expérience sur un jeune homme de 17 ans fort et bien développé. — Je trace la limite de son O. D. et je fais promener sur la peau du dos une éponge imbibée d'eau à 15°. Le sujet éprouve une impression légère de froid qui ne modifie en rien le rythme respiratoire, mais suffisante pour provoquer presque aussitôt la chair de poule. Au même instant je constate que la limite de l'O. D. passe deux ctm. en dehors de la précédente. Cette dilatation dure peu et disparaît avec la manifestation de la réaction ».

Si une légère impression de froid sur une région limitée de la peau peut produire de semblables effets sur la circulation pulmonaire, on comprend qu'un froid intense, s'exerçant sur toute la surface cutanée et respiratoire, détermine dans les artérioles du poumon une contraction forte et durable qui augmente l'embarras de la circulation phlebaortique déjà causé par la thoracosténosie, et contribue à hâter la manifestation du mal de montagne.

A ce mode d'action du froid il faut encore ajouter celui qu'il exerce sur le rythme respiratoire par l'intermédiaire des muscles. En effet, le froid a pour effet d'affaiblir la contraction musculaire et même de la paralyser. Or, pour lutter contre le mal de montagne il est nécessaire d'avoir de bons muscles inspirateurs et de pouvoir faire de profondes inspirations. Si donc, et cela n'est pas douteux, le froid engourdit, paralyse les muscles de la respiration comme les autres, il modifie indirectement le rythme des mouvements respiratoires, les affaiblit et concourt avec la thoracosténosie à entraver de plus en plus la circulation du système phlebaortique.

§ IV. — *Explication de la contingence du mal de montagne et confirmation de la théorie de l'expansion gazeuse abdominale.*

Il est certain que le mal de montagne ne se manifeste pas au même degré chez tous les ascensionnistes, et qu'il en est qui ne l'éprouvent pas.

D'après ce que j'ai souvent observé dans ma pratique médicale, c'est-à-dire, marche, montée et course faciles chez les individus qui ont la poitrine développée et le tronc élevé, tandis que dans les mêmes conditions l'essoufflement se produit très vite chez ceux qui ont le tronc court, le ventre développé et le diaphragme refoulé, j'en avais conclu que le privilège de gravir une montagne sans éprouver le mal de ce nom devait tenir à une grande capacité respiratoire.

Aussi, en lisant dernièrement (1) le récit de Chauveau sur son ascension au Mont-Blanc j'ai été heureux d'y voir des faits confirmant ma manière de voir. Cet habile physiologiste commence son récit en disant : « Je crois au *mal de montagne*, quoique je ne l'aie jamais éprouvé. » Plus bas, page 354, il nous apprend « qu'avec sa forte musculature il a une capacité respiratoire un peu exceptionnelle : couramment il donne au spiromètre environ 6 litres d'air expiré. »

Voilà la raison pour laquelle il ne connaît pas le mal de montagne par *expérience personnelle*. Le fait d'une *grande capacité respiratoire* a d'ailleurs frappé Chauveau qui y revient à la fin de son article ; seulement il reste fidèle à la théorie de l'*anoxyhémie*.

L'habitation des lieux élevés, sans dommage pour les individus qui y résidant s'y livrent à la même activité que les habitants des plaines, m'avait fait penser qu'ils doivent avoir un

(1) *Revue rose*, n° du 24 mars 1894.

thorax développé. J'ai trouvé dans d'Orbigny (1) la confirmation de cette pensée. Cet auteur écrit : « L'élévation du lieu de l'habitation exerce une action très positive sur les peuples montagnards. Aussi tous ces peuples sont-ils les plus petits sans que leur taille influe sur toutes leurs parties : car nous voyons chez eux le *tronc beaucoup plus large que chez les peuples des plaines.*

Il est même un caractère qui nous paraît tenir essentiellement à la rareté de l'air, nous voulons parler du *grand développement* de la poitrine. »

Après avoir dit que les Péruviens habitent entre 3,000 et 4,700 mètres, il ajoute : « L'air est plus ou moins modifié selon le niveau ; mais sur les plateaux nul doute qu'il n'en faille une plus grande quantité qu'au niveau de l'océan pour que l'homme y trouve tous les éléments de la vie. Il en résulte que par la plus grande dilatation de leurs cellules, les poumons prennent un développement énorme et que la cavité qui les contient est plus vaste que dans l'état normal. p. 112. »

« Des tribus, dit-il, des mêmes nations descendues depuis longtemps dans les plaines nous offrent une preuve de cette influence ; elles sont toujours bien plus larges de corps. A mesure qu'on descend des montagnes vers les plaines chaudes, on voit les formes s'allonger, la poitrine diminuer d'ampleur. Nous croyons donc pouvoir conclure de ces observations que la *raréfaction de l'air* amène des proportions plus larges, tandis que l'humidité chaude tend au contraire à les allonger. p. 115. »

A propos des *Incas* nation autrefois si puissante et qui avait fait à l'époque où elle fut attaquée par les Espagnols, de grands progrès dans la civilisation, les arts et même les sciences, d'Orbigny écrit : « Beaucoup de recherches ont dû nous faire attribuer ce grand volume de leur poitrine à l'influence des régions élevées sur lesquelles ils vivent et aux modifications

(1) *L'Homme américain,* par d'Orbigny, 2 v., 1838.

apportées par l'extrême dilatation de l'air. Nous avions voulu nous assurer si, comme nous devions le supposer *a priori*, les poumons eux-mêmes par suite de leur plus grande extension n'avaient pas subi de modifications notables.

Habitant la ville de Pay, 3,717 mètres et informé qu'à l'hôpital il y avait constamment des Indiens des plateaux très populeux plus élevés encore, 3,900 à 4,400 mètres, nous avons eu recours à la complaisance de notre compatriote M. Burnier, médecin de cet hôpital. Nous l'avions prié de nous permettre de faire l'*autopsie* de quelques cadavres et nous avons, comme nous nous y attendions, reconnu avec lui aux poumons des dimensions extraordinaires, ce qu'indiquait la forme extérieure de la poitrine. p. 269. »

Même page il résume ainsi ses observations : « nous avons cru reconnaître :

1° Que les cellules sont plus dilatées ;

2° Que leur dilatation augmente le volume des poumons ;

3° Que par suite il faut à ceux-ci une plus grande cavité pour les contenir ;

4° Que dès lors la poitrine a une capacité plus grande que dans l'état normal ;

5° Enfin que ce grand développement de la poitrine allonge le tronc au-delà des proportions ordinaires et le met presque en désharmonie avec la longueur des extrémités. »

D'après ces faits il est facile de s'expliquer :

1° Pourquoi il est des ascensionnistes qui n'éprouvent pas le mal de montagne. Il suffit, pour y échapper, d'avoir comme Chauveau une grande capacité respiratoire. La raison de cette immunité est bien simple. En effet, admettons que, sur la cime du Mont-Blanc, par suite de la décompression de l'air, l'expansion gazeuse abdominale refoule le diaphragme et diminue la cavité thoracique de deux décimètres cubes. La capacité respiratoire sera réduite d'autant et le sujet qui expirait 6 litres d'air à la pression normale, n'en expirera plus que 4 sur le sommet de cette montagne. Mais cette capacité, bien supérieure à celle d'une foule d'individus, est suffisante pour permettre d'accomplir la fonction la plus importante de la respiration, c'est-à-dire d'aspirer le sang veineux dans l'O. D. et les poumons : *Hémospasie* — ; et de le chasser dans le C. G : *Hémopulsion.*

Une fois que ces mouvements sanguins, qui constituent la fonction hémodynamique de la respiration, s'exécutent facilement il ne peut y avoir ni hyphémie ni anémie artérielle, et par conséquent il ne se produit pas de dyspnée, de défaillances, ni cette fatigue musculaire particulière aux ascensionnistes.

2° Comment des peuples habitent des altitudes élevées sans éprouver par ce fait aucun malaise. En effet, les données fournies par d'Orbigny sur le grand développement de la poitrine et des poumons des individus appartenant à la race andopéruvienne, permettent d'affirmer qu'ils jouissent d'une énorme capacité respiratoire. Aussi, bien que la décompression de l'air produise le ralentissement de la circulation veineuse et entrave l'action hémospasique du thorax, cet effet, fâcheux chez les ascensionnistes, n'existe pas chez les peuples dont je viens de parler, attendu qu'il est prévenu complètement par la grande force aspiratoire des parois de la poitrine. C'est le cas de faire l'application des propositions que j'ai émises plus haut et que je rappelle en disant que c'est la différence de pression, qui existe entre le milieu qui fournit le liquide et celui qui le reçoit, qui fait, toutes choses étant égales d'ailleurs, la vitesse de son mouvement et l'importance de son débit. En un mot, la vitesse et la quantité du sang attiré dans la poitrine par la dilatation du thorax sont subordonnées à l'écart qui existe entre la pression du sang veineux et celle intra-thoracique. Or, il est à peine besoin de faire remarquer qu'avec un grand thorax comme avec un grand soufflet, on peut, en les dilatant, produire dans leurs cavités une grande tendance au vide qui exerce une action aspiratrice intense, même sur du sang

ou sur des liquides qui ont subi une forte dépression atmosphérique.

Le développement du thorax des Péruviens et autres races
qui habitent les plateaux élevés est l'expression d'une adaptation au milieu. Par l'effet de l'altitude et de la raréfaction
de l'air il se produit, ainsi que je l'ai démontré, un embarras
de la circulation du système phlébaortique suivi d'hyphémie
artérielle. Le centre respirateur hyphémié, comme d'autres
organes, subit une excitation qui se traduit par un violent besoin
de respirer et force l'individu à faire de grands efforts inspirateurs. Sous l'influence de la répétition des mêmes mouvements la poitrine ne tarde pas à se développer ainsi que les
poumons et à acquérir les proportions qui ont frappé d'Orbigny.
Cela est si vrai que, d'après le même observateur, chez les
tribus qui sont descendues depuis longtemps dans les plaines,
on voit que leur poitrine a diminué d'ampleur.

Cette adaptation a lieu aussi sous l'influence du même besoin,
chez les guides et chez tous ceux qui, par profession, sont
habitués à gravir les montagnes. Il y a pour cet exercice, comme pour bien d'autres, un entraînement à subir. Je cite comme
exemple les expériences de Marey à l'école militaire de Vincennes. Ce savant, à qui la physiologie doit de nombreuses
découvertes, a démontré que la course modifie graduellement
la respiration en produisant un accroissement considérable de
l'ampliation de la poitrine et un ralentissement marqué des
mouvements thoraciques. Ainsi, après un entraînement de
quatre à cinq mois, la course ne produit plus d'essoufflement,
l'amplitude des mouvements respiratoires a plus que quadruplé,
et les jeunes soldats respirent environ deux fois plus d'air
qu'avant l'entraînement.

A ces faits qui expliquent la contingence du mal de montagne et corroborent la théorie de l'expansion gazeuze abdominale, il y a lieu d'en ajouter d'autres qui, bien que secondaires, n'en ont pas moins leur importance. Je veux parler du
plus ou moins de force musculaire du sujet, surtout de celle

de son diaphragme ; de la réplétion ou de la vacuité de son tube digestif principalement au point de vue des gaz ; de la facilité de ses digestions ; de la résistance ou de la dilatabilité de ses parois abdominales. On comprend que ces faits divers peuvent, suivant leur nature et leur association, hâter ou retarder la manifestation du mal de montagne qui est surtout subordonné au degré de refoulement du diaphragme.

CHAPITRE IX.

LE MAL DE BALLON.

Les développements que je viens de donner à l'étude du mal de montagne me permettront d'être court sur le mal de ballon, attendu que les théories de l'hyphémie cérébrale par abaissement de la pression atmosphérique, de l'expansion gazeuse abdominale, du ralentissement de la circulation veineuse et de l'action du froid, sont entièrement applicables à la manifestation de ce mal.

Je vais dans ce chapitre et sous divers paragraphes parler des hautes ascensions en ballon et de la catastrophe du Zénith ; décrire le mal de ballon, ses causes et celles de la mort de Sivel et de Crocé-Spinelli ; démontrer l'inanité décevante de l'oxygène contre le mal de ballon et de montagne, et indiquer les conditions à remplir pour le prévenir autant qu'il est possible.

§ I. — *Des hautes ascensions en ballon. Catastrophe du Zénith.*

Parmi les nombreuses ascensions en ballon qui ont eu lieu depuis la découverte des frères Montgolfier, je ne m'arrêterai que sur quelques-unes faites dans un but scientifique.

Le 20 août 1804 Biot et Gay-Lussac partirent du Conservatoire des arts et métiers dans un ballon gonflé d'hydrogène pur. Ils s'élevèrent à la hauteur de 4.000 mètres.

Le 20 septembre suivant Gay-Lussac fit seul une nouvelle ascension qui l'éleva à 7016 mètres, hauteur qui n'avait pas encore été atteinte. Il signale comme symptômes le froid, une respiration sensiblement gênée, et un pouls à 120 au lieu de 66, son chiffre normal.

En juin et juillet 1850 Barral et Bixio exécutèrent deux ascensions en ballon. Dans l'une d'elles ils traversèrent un nuage de glace à la hauteur de 7004 mètres et souffrirent beaucoup du froid.

James Glaisher, directeur de l'observatoire météorologique de Greenwich, commença en 1861 une série d'ascensions aérostatiques au moyen desquelles il s'entraîna peu à peu vers des hauteurs de plus en plus élevées et en 1862, à la trentième, il arriva avec Coxwel à 8.838 mètres au-dessus du niveau de la mer. Il raconte : « Tout à coup je me sentis incapable de faire aucun mouvement. Je voyais vaguement M. Coxwell dans le cercle et j'essayai de lui parler mais sans parvenir à remuer ma langue impuissante. En un instant des ténèbres épaisses m'envahirent ; le nerf optique avait perdu subitement sa puissance. J'avais encore toute ma connaissance et mon cerveau était aussi actif qu'en écrivant ces lignes. Je pensais que j'étais asphyxié, que je ne ferai plus d'expériences et que la mort allait me saisir..... D'autres pensées se précipitaient dans mon esprit quand je perdis subitement connaissance, comme lorsqu'on s'endort.... Ma dernière observation eut lieu à 1 heure 54, à 9000 mètres d'altitude. Je suppose qu'une ou deux minutes s'écoulèrent avant que mes yeux cessassent de voir les petites divisions des thermomètres et qu'un même laps de temps se passa avant mon évanouissement. Tout porte à croire que je m'endormis à 1 heure 57 d'un sommeil qui pouvait être éternel (1) ». Pendant

(1) Extrait du journal la *Nature*, p. 327. 1ᵉʳ semestre 1874.

ce moment si tragique, si terrible, M. Coxwel voulut s'efforcer d'arrêter la marche de l'aérostat qui montait toujours vers des régions plus élevées. Il se hisse dans le cercle pour tirer la corde de la soupape, il s'aperçoit avec effroi que ses mains deviennent noires comme celles d'un cholérique, que des cristaux de glace se déposent partout autour de l'orifice de l'appendice et que ses forces l'abandonnent. Il veut lever les bras, mais ses membres sont inertes. Heureusement que sa tête et son corps sont encore doués de la faculté de se mouvoir ; dans un effort suprême il saisit avec les dents la corde de la soupape, la tire avec violence et fait ainsi échapper une quantité de gaz suffisante pour que l'aérostat revienne bientôt vers des niveaux inférieurs.

Le 22 mars 1874, Crocé-Spinelli et Sivel partirent de l'usine à gaz de la Villette avec l'aérostat l'*Étoile polaire* dans le but de vérifier les effets de la respiration de l'oxygène à une grande hauteur. Ils étaient munis de ballons disposés par Paul Bert, contenant les uns 120 litres dont 50 °/₀ d'oxygène ; les autres 80 litres dont 75 °/₀ d'oxygène. Ils s'élevèrent à la hauteur de 7,400 mètres ; mais à l'altitude de 5,000 mètres Sivel se sentant faiblir, retrouve des forces en respirant le gaz de ses ballons et son pouls qui donnait 140 pulsations, tombe à 120 (1).

Après avoir fait le 23 mars 1875 un voyage aérien de longue durée avec le ballon le *Zénith* en compagnie de Sivel, Crocé-Spinelli, Albert Tissandier et Jobert, Gaston Tissandier en fait un autre en grande hauteur avec le même ballon, accompagné de Crocé-Spinelli et de Sivel.

C'est le jeudi 15 avril 1875, à 11 heures 35 minutes, que ces trois aéronautes s'élevèrent dans l'atmosphère au moyen de l'aérostat le *Zénith*, muni de trois ballonnets remplis d'un mélange d'air contenant 70 °/₀ d'oxygène et dont les tubes se rendaient dans un flacon laveur rempli d'un liquide aromatique.

(1) La *Nature*, p 302. 1ᵉʳ semestre 1874.

Gaston Tissandier a fait sur cette funeste ascension, dans son très intéressant journal la *Nature* (1) un récit émouvant et instructif comprenant de nombreux faits dont beaucoup méritent d'être retenus.

Dans l'*Année scientifique* 1876, page 167 et suivantes, Louis Figuier a raconté cette catastrophe avec de nombreux détails. C'est à ces deux auteurs que j'emprunte les faits suivants : A l'état normal le pouls de Crocé donnait à la minute de 74 à 85 pulsations; celui de Sivel de 76 à 86; celui de Tissandier de 70 à 80.

Sivel avait mangé avant l'ascension; Crocé et Tissandier n'avaient que peu d'aliments dans l'estomac.

Au moment du départ Sivel s'écria : « Celui-là de nous trois sera heureux qui reviendra. »

Crocé, plus confiant, avait déterminé son ami Tissandier à les accompagner. Il lui disait : « D'ailleurs il faut que vous respiriez l'oxygène dans les hautes régions pour affirmer comme nous que cela est efficace, que cela est nécessaire. »

A 3,000 mètres le pouls de Crocé est à 120, celui de Tissandier à 110, d'après son carnet transcrit par Figuier. A 2,700 mètres Crocé écrit sur le sien qu'il est un *peu oppressé*.

A 4,602 mètres Tissandier aurait eu, d'après son récit, le même nombre de pulsations qu'à 3,000 mètres. Crocé aurait eu également à 5,300 mètres 120 pulsations comme à 3,000 mètres et Sivel 155.

A 6,500 mètres, d'après les notes écrites sur le carnet de Tissandier, oppression, mains légèrement gelées, Crocé souffle. Ils respirent l'oxygène des ballonnets; Sivel et Crocé ferment les yeux; ils sont pâles. Un peu de mieux survient; Crocé dit en riant à Tissandier : « Tu souffles comme un marsouin. »

A 7,000 mètres, Tissandier veut mettre ses gants de fourrure et s'aperçoit que l'action de les prendre dans sa poche nécessite un effort qu'il ne peut plus faire. Il écrit sur son carnet des

______

(1) P. 337 et suiv. 1er semestre 1875.

lignes peu lisibles et sans en conserver ensuite un souvenir bien précis. Il respire de l'oxygène et en éprouve un excellent effet. Sivel est assoupi ; il est aussi pâle que Crocé. A 7,400 sommeil.

A 7,500 mètres, Sivel se ranime et jette du lest ; Crocé assis tient à la main le flacon laveur du gaz oxygène, il a la tête légèrement inclinée et semble oppressé ; Tissandier se sent engourdi, son corps et son esprit s'affaiblissent peu à peu ; il devient indifférent au danger qu'il court.

Sivel coupe trois sacs de lest et s'assied comme Crocé au fond de la nacelle ; Tissandier reste debout appuyé dans l'angle ; il se sent si faible qu'il ne peut même pas tourner la tête pour regarder ses compagnons. « Bientôt, dit-il, je veux saisir le tube à oxygène, mais il m'est impossible de lever le bras. »

Le ballon monte toujours ; il veut s'écrier : « Nous sommes à 8,000 mètres ! » mais sa langue est comme paralysée ; tout à coup il ferme les yeux, tombe inerte et perd le souvenir. Il est 1 heure 30 minutes. A 2 heures 8 minutes il se réveille ; le ballon descend rapidement ; il coupe un sac de lest ; écrit quelques notes, notamment que Sivel et Crocé sont encore évanouis au fond de la nacelle.

Quelques moments après il se sent secouer par le bras, reconnaît Crocé qui s'est ranimé et lui dit : « Jetez du lest, nous descendons. » C'est à peine s'il peut ouvrir les yeux ; il ne voit pas si Sivel est réveillé. Toutefois, il se rappelle que Crocé a détaché l'aspirateur qu'il a lancé par-dessus bord, et qu'il a jeté du lest, des couvertures, etc. « Tout cela, dit-il, est un souvenir extrêmement confus qui s'éteint vite, car je retombe dans mon inertie plus complètement encore qu'auparavant, et il me semble que je m'endors d'un sommeil éternel. »

A 3 heures 30 environ il rouvre les yeux, se sent étourdi, affaissé, mais son esprit se ranime ; il constate que le ballon descend avec une vitesse effrayante, tire Sivel par le bras ainsi que Crocé et leur crie, en vain, de se réveiller.

« Mes deux compagnons. écrit-il, étaient accroupis dans la nacelle, la tête cachée sous leurs couvertures de voyage. Je rassemble mes forces et j'essaie de les soulever. Sivel avait la figure noire, les yeux ternes, la bouche béante et remplie de sang. Crocé avait les yeux à demi fermés et la bouche ensanglantée. »

Le reste du récit de cette ascension où ces infortunés s'élevèrent à la hauteur de 8,601 mètres n'offrant pas d'intérêt au point de vue de cette étude, je le passe sous silence.

§ II. — *Description des symptômes du mal de ballon.* — *Causes de ces phénomènes morbides et de la mort de Crocé-Spinelli et de Sivel.*

Par les faits rapportés dans le § précédent le lecteur peut juger que la littérature médicale n'est pas heureusement bien riche en observations sur le mal de ballon. Toutefois, ils sont suffisants pour en exposer les symptômes et les interpréter.

D'abord, c'est l'oppression, la respiration courte, soufflante et la rapidité du pouls. Ensuite, la pâleur de la face suivie de la congestion veineuse des muqueuses visibles et des extrémités avec hémorragies par la bouche, le nez et les oreilles. Par contre, une hyphémie artérielle qui se traduit par du refroidissement, de la faiblesse musculaire et même de la paralysie, des troubles de la vue, du délire, de la somnolence, de l'anéantissement avec le sentiment d'une fin prochaine, enfin une perte de connaissance, signe d'une anémie cérébrale qui peut être mortelle.

L'aéronaute n'ayant pas à gravir, ni aucun effort à faire pour s'élever n'éprouve pas cette fatigue musculaire. Aussi les troubles de la respiration et de la circulation se manifestent chez lui à une plus grande altitude. Le Dr Cartaz a rapporté à ce sujet, dans le journal la *Nature* (1) une expérience curieuse du

(1) N° du 16 juin 1894.

Dr Regnard : Dans une cloche où l'on peut faire le vide se trouve une sorte de cage à écureuil mise en mouvement par un moteur électrique. Deux cochons d'Inde sont placés dans la cloche ; l'un est libre, l'autre dans la cage. Quand cette cage qui a la forme d'une roue tourne, l'animal est forcé de courir et de monter sans cesse. Le mouvement de rotation est calculé de telle sorte que l'animal élève son propre poids d'environ 400 mètres par heure. On fait le vide lentement dans la cloche.

Tant que la dépression n'indique qu'une altitude de 3,000 mètres les animaux paraissent également calmes ; mais en continuant à faire le vide on voit que le cobaye de la roue tombe fréquemment, qu'il se laisse rouler et est essoufflé, tandis que l'autre reste calme.

A 4,600 mètres il tombe sur le dos, ne remue plus les pattes et respire d'une façon haletante.

Le cobaye libre est parfaitement tranquille, et ce n'est qu'à la dépression de 8.000 mètres d'altitude qu'il éprouve les mêmes symptômes que son compagnon. En laissant rentrer l'air ils reviennent à eux ; toutefois le cobaye à la roue reste malade plusieurs jours.

Cette expérience, tout en confirmant ce que j'ai écrit dans le chapitre précédent à propos des efforts ascensionnels, est loin de prouver, comme le prétend son auteur, que le mal de montagne et de ballon soit occasionné par la désoxygénation du sang.

Les causes de ce mal sont dues principalement à l'abaissement de la pression atmosphérique. L'oppression est causée, comme celle qui se montre chez les lapins placés dans une cloche où l'on fait le vide, par l'expansion gazeuse abdominale qui refoule le diaphragme et diminue considérablement l'amplitude des mouvements inspirateurs. La respiration soufflante qui faisait dire par Crocé à Tissandier, — tu souffles comme un marsouin — est une expiration brusque et bruyante provoquée par l'expansion des gaz abdominaux qui fait immédiatement suite à la compression qu'ils subissent par l'action inspiratrice du diaphragme.

Les mains noires de Coxwell comme celles d'un cholérique, la figure noire de Sivel, sa bouche ensanglantée ainsi que celle de Crocé sont des phénomènes accusant une congestion des capillaires et des veines due à un ralentissement suivi quelquefois d'un arrêt de la circulation du sang veineux.

Ce ralentissement du cours du sang et son arrêt sont occasionnés par la thoracosténosie qui affaiblit, ainsi que je l'ai démontré dans le chapitre précédent, l'action hémospasique du thorax, et aussi par la diminution de la pression que l'air exerce sur les capillaires et les veines.

Je ferai remarquer que la décompression de l'air se fait aussi sentir sur les capillaires du champ respiratoire et qu'en devenant une cause de leur congestion elle se joint à toutes celles qui ont pour effet d'entraver la circulation du système phlébaortique.

Vouloir expliquer, comme l'a fait Paul Bert, ces phénomènes par la désoxygénation du sang, c'est méconnaître complètement leur signification. En effet, si le sang, tout en étant désoxygéné, continuait à circuler librement dans les vaisseaux, jamais il ne se produirait cette coloration noire des extrémités, de la face et des lèvres, ainsi que ces hémorragies, tous symptômes qui sont les signes d'une hémostase. Ce qui se passe dans la pose d'une ventouse vient à l'appui de cette thèse. Je rappelle qu'au début de son application la peau se soulève en prenant une coloration d'un rouge souvent vif. Si la ventouse reste appliquée un quart d'heure, peu à peu cette coloration se modifie ; elle devient d'un rouge violet et vers la fin elle est noirâtre.

Ces faits, tout en montrant que le sang retenu dans les vaisseaux cutanés par la décompression de l'air contenu dans la ventouse perd peu à peu ses qualités et devient noir comme le sang privé d'oxygène, expliquent ce qui a lieu dans les ascensions à grande hauteur.

Tous les autres phénomènes, vitesse et petitesse du pouls, faiblesse et paralysie musculaire, troubles de la vue, somnolence, délire, anéantissement, perte de connaissance, trahissent une hyphémie artérielle quelquefois suivie d'une anémie mortelle. Le tout se comprend facilement en se rappelant qu'outre l'action du froid sur les artérioles internes, la décompression de l'air provoque de plusieurs façons des entraves à la circulation du sang dans le système phlébaortique, parfois des arrêts qui, forcément, hyphémisent et même anémient le système artériel.

Aussi, est-ce incontestablement à l'anémie du cerveau qu'il faut attribuer la faiblesse de l'attention et des souvenirs, les troubles de la vue, la somnolence, le délire, la perte de connaissance et quelquefois la mort.

Dans mes expériences sur les moineaux que je faisais mourir par la décompression de l'air et que j'examinais le lendemain après les avoir laissés dans le milieu raréfié, j'ai toujours constaté que le cerveau était exsangue.

Dans la catastrophe du Zénith la mort de Sivel et Crocé ne peut être attribuée qu'à une anémie cérébrale déterminée par les causes précitées. Ils ont d'abord été hyphémiés, ce que Gaston Tissandier nous apprend en écrivant sur son carnet : « Sivel et Crocé sont pâles, pâles », puis anémiés, ce que nous indiquent le sommeil de Sivel, le délire de Crocé qui jette par-dessus bord ses instruments d'observation, et enfin chez les deux un assoupissement carotique suivi de mort.

Dans ces fins si douloureusement tragiques il y a quelques remarques à faire. D'après le récit de Gaston Tissandier il faut conclure que Sivel a succombé le premier. Pour expliquer ce fait il suffit de rappeler que Sivel avait mangé avant l'ascension, et que la présence des aliments dans l'estomac, tout en favorisant la formation des gaz, se sera ajoutée à l'expansion gazeuse abdominale pour accentuer le refoulement du diaphragme et causer une mort plus rapide.

Gaston Tissandier conservait sa connaissance alors que ses deux compagnons avaient perdu la leur. Ce privilège, dont il a joui pendant quelques moments et qu'il a perdu par l'élévation du Zénith, peut s'expliquer par une supériorité de capacité respiratoire ou par un petit volume de gaz abdominaux.

§. III. — *Inanité décevante de l'oxygène contre le mal de ballon et de montagne.*

Quand je pense à la catastrophe du *Zénith* et que je vois des hommes pleins de vie, de valeur et de courage, affronter, confiants dans les assertions erronées d'un savant, les périls d'une exploration scientifique dans les hautes régions de l'atmosphère et y trouver la mort, je ne puis, en présence de ce dénouement tragique, me défendre d'un sentiment pénible qui me fait déplorer la crédulité des uns, la présomption des autres, et dire combien il y a de choses vaines dans la science !

En face de la mort de ces deux malheureux aéronautes il était indiqué d'examiner de nouveau la théorie de l'anoxyhémie, et de vérifier si elle possédait réellement l'exactitude que lui accordaient ses auteurs. Mais on se garde bien de se livrer à cette vérification qui aurait été l'expression d'un doute sur la valeur de la théorie. Aussi, Paul Bert préfère expliquer ces funestes accidents en disant que le tube à oxygène pendait à une certaine distance au-dessus de leur tête, que sachant qu'ils avaient très peu de cordial gazeux, ils le réservaient pour les moments où le mal les attaquerait trop fortement, et que lorsqu'ils voulurent saisir et porter à leur bouche l'ajutage qui les aurait sauvés leurs bras étaient paralysés.

Je ne puis passer sans faire remarquer que ces raisons sont mauvaises et contraires, au moins en ce qui concerne Crocé, au récit de Gaston Tissandier. Ce dernier dit bien que, à un moment donné, il veut saisir le tube à oxygène mais qu'il lui est impossible de lever le bras. Il ne dit pas que ses compagnons se soient infructueusement livrés à la même tentative. Il raconte au contraire que, à 7.500 mètres, Crocé assis tenait à

la main le flacon laveur du gaz oxygène, qu'il avait la tête légèrement inclinée et semblait oppressé. S'il avait le flacon en
main, c'est donc qu'il avait eu la force de le prendre. L'ayant
en main, pourquoi n'aurait-il pas respiré l'oxygène par le tube
qui en sortait, et qui nous dit qu'il ne l'a pas fait et constaté
l'inanité du moyen de Paul Bert ?

Quant au tube à oxygène pendant au-dessus de leur tête et
difficile à saisir, je ne m'explique pas cette assertion du physiologiste de la Sorbonne, attendu que sur la figure du *Zénith*
donnée par le journal la *Nature* je remarque qu'un des flacons
est contenu dans la nacelle qu'il déborde en partie.

Je sais bien qu'à mes critiques on peut objecter que dans
l'ascension du 22 mars 1874, à l'attitude de 5,000 mètres,
Sivel se sentant faiblir s'était trouvé mieux après avoir respiré
le gaz de ses ballons, et que son pouls était descendu de 140 à
120 ; que dans celle du 15 avril 1875 à la hauteur de 7,000 mètres Gaston Tissandier a écrit sur son carnet : *Je respire oxygène, excellent effet.*

Quelle valeur peut-on attribuer à ces récits ? Qu'à l'altitude
de 5,000 mètres où il n'y a pas de danger Sivel se soit trouvé
mieux en respirant de l'oxygène, ce mieux s'explique par les
profondes inspirations que l'on fait en aspirant un gaz avec la
conviction qu'il doit vous faire bien. D'ailleurs le changement
dans sa circulation a été faible, attendu que le pouls n'est
tombé qu'à 120.

Je dirai la même chose pour Gaston Tissandier qui a pu
éprouver un excellent effet de la respiration de l'oxygène par
le fait des fortes inspirations qu'il aura faites. A l'action de la
volonté il faut ajouter l'excitation inspiratrice causée par l'oxygène sur la muqueuse des voies aériennes, surtout lorsque ce
gaz est chargé de vapeurs aromatiques. En outre, si cet aéronaute se trouvait bien de respirer de l'oxygène, pourquoi n'en
a-t-il pas continué l'usage surtout lorsqu'il voyait ses compagnons affaissés au fond de la nacelle ?

Mais, ce qui est plus grave, que peuvent faire en faveur d'une théorie quelques affirmations de bien-être lorsque deux morts viennent, par leur fin tragique, déposer contre elle !

Dans ces affirmations il faut aussi faire la part de la grande confiance que ces aéronautes avaient en l'efficacité de l'oxygène. Les médecins savent combien la confiance des malades favorise l'action des médicaments; elle va même jusqu'à donner de la vertu à des substances inertes.

Celle de Gaston Tissandier était si profonde qu'elle reste entière, même après la catastrophe. J'en donne comme preuve la fin de son récit : « J'ai la persuasion, écrit-il, que Crocé-Spinelli et Sivel vivraient encore malgré leur séjour si prolongé dans les hautes régions, s'ils avaient pu respirer l'oxygène. Ils auront, comme moi, subitement perdu la faculté de se mouvoir. Les tubes adducteurs de l'air vital auront échappé de leurs mains paralysées! »

Cette dernière phrase est une supposition qui paraît d'autant plus gratuite que Tissandier rapporte avoir vu Crocé tenir en main le flacon laveur du gaz oxygène, et que, dans sa conférence à la Société des Amis des Sciences Paul Bert dit qu'ils n'ont pu saisir et porter à leur bouche l'ajutage qui les aurait sauvés. Ainsi, pour l'un les tubes leur ont échappé des mains ; pour ce dernier ils n'ont pu les saisir.

Ce manque de précision et de concordance dans des cas aussi graves, enlève à ces explications tout caractère scientifique, et donne lieu de penser que leurs auteurs ont obéi à la préoccupation de garder intact le pouvoir merveilleux dont ils avaient gratifié bénévolement l'oxygène.

Dans le chapitre précédent j'ai démontré péremptoirement que c'est à la décompression de l'air, et non à la faible tension de l'oxygène comme le voulait Paul Bert, qu'il faut attribuer le mal des hautes régions. Il m'a suffi, en répétant l'expérience de ce physiologiste, de restituer à l'air de la cloche sa pression normale, non avec l'oxygène, mais bien avec de l'azote, pour voir les oiseaux revenir immédiatement à la vie.

Depuis j'ai fait une autre expérience qui démontre encore

mieux, s'il est possible, l'inanité de la théorie de Paul Bert.

Expérience. — Je prends un flacon d'une contenance de trois litres. L'ouverture est hermétiquement fermée (Voir pl. XIII), par un large bouchon dans lequel je pratique deux orifices : l'un reçoit un petit bouchon en caoutchouc muni d'un tube en T ; le second, servant à l'entrée d'un moineau, est obturé par un autre bouchon.

Le flacon est rempli d'oxygène pur. Le 25 juillet 1894 je fais l'expérience. Le tube en T est relié, par l'une de ses extrémités, à un baromètre au moyen d'un tube en caoutchouc ; par l'autre il s'adapte à une pompe aspiratrice.

A 2 heures 23 minutes un moineau est introduit dans le bocal par un orifice qui est aussitôt hermétiquement fermé. Il se met à piauler ; la pression est à 77.

Je fais commencer le vide à 2 heures 25' ; en 30 secondes la pression descend à 42 ; le moineau respire rapidement et après avoir fait quelques mouvements, reste dans un état de somnolence.

A 2 heures 26' pression 33 ; l'oiseau respire vite. A 2 heures 265 secondes la pression tombe à 28 ; le moineau toujours somnolent ferme les yeux, ses plumes se hérissent et sa respiration est toujours précipitée.

A 2 heures 28' pression 23 ; il allonge le cou, ouvre le bec et est agité par des convulsions générales.

La pression est à 21 à 2 heures 29' ; le moineau dont la respiration continue d'être accélérée est somnolent, sa tête s'affaisse.

Enfin à 2 heures 30', c'est-à-dire 5 minutes après le début de l'expérience, la pression est descendue à 18 ; le moineau tombe sur le côté agité par des convulsions générales ; ses inspirations deviennent rares. Voyant qu'il est sur le point de succomber, je laisse rentrer peu à peu, en 2 minutes, l'air dans le bocal. Aussitôt le moineau se ranime et se redresse sur les pattes. Il recommence à piauler au bout d'une demi-heure et se rétablit complètement.

Pl. XIII

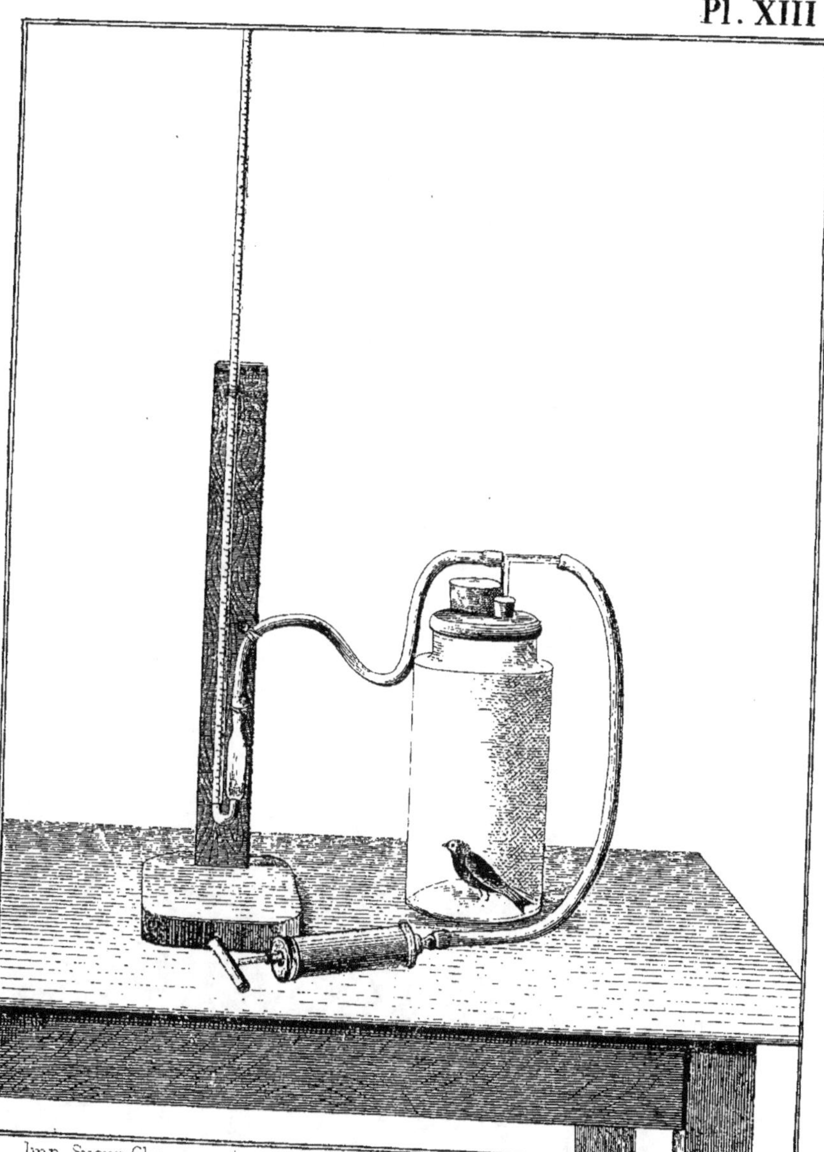

Imp. Sucur-Charruey, Arras.

Avant de mettre en relief la signification de cette expérience je rappelle que pour Paul Bert « la diminution de la pression barométrique n'est mécaniquement pour rien dans les phénomènes qu'elle occasionne par une voie chimico-physique, en ne permettant pas au sang de se charger suffisamment d'oxygène ».

Il prétend que cette thèse est démontrée *de la manière la plus nette* par une expérience déjà rapportée qui consiste à diminuer la pression de l'air contenu dans une cloche où se trouve un oiseau qui est près de succomber à 18 ctm. de pression, et à le ranimer par l'entrée de l'oxygène dans la cloche.

J'ai déjà prouvé que dans les mêmes circonstances, on ranime pareil animal en restituant à l'air de la cloche sa pression normale avec de l'azote.

L'expérience précédente démontre qu'un moineau placé dans de l'oxygène pur souffre de l'abaissement de la pression comme s'il était dans de l'air subissant la même décompression ; et que quand la pression du gaz oxygène est descendue vers 20 à 18 ctm., l'oiseau présente les mêmes phénomènes et est sur le point de mourir comme s'il se trouvait dans de l'air aussi raréfié.

S'il en est ainsi — et l'expérience ne permet pas d'en douter — à quoi peut servir aux aéronautes souffrant du mal de ballon de respirer un air contenant 70 % d'oxygène, puisque la respiration de l'oxygène pur n'empêche pas un oiseau d'éprouver les effets mécaniques de la décompression de ce gaz et d'en mourir !

Aussi, que penser de cette théorie de l'anoxyhémie qui, née sur le plateau de l'Anahuac de l'observation d'un fait puéril, est venue se développer en France et y produire ses fruits dangereux, si ce n'est qu'elle doit être complètement abandonnée et répudiée formellement par les aéronautes.

Que dire de ces ballonnets d'oxygène à l'efficacité desquels ils ont cru avec la même foi que les orientaux à la vertu de leurs talismans. si ce n'est que ces derniers peuvent donner aux porteurs une force morale qui leur soit salutaire en certaines circonstances, tandis que les premiers ne sont qu'un leurre décevant et funeste, qui, malgré la confiance qu'ils ont inspiré, ne peuvent suspendre l'action, ni de la loi de Mariotte, ni des lois de l'hydraulique, ni de celles qui subordonnent la nutrition des éléments anatomiques et la conservation de leurs propriétés vitales à la présence et à la circulation du sang, ni enfin mettre les aéronautes à l'abri du danger de la décompression de l'air, comme l'a prouvé la mort de Crocé-Spinelli et de Sivel, infortunées victimes d'une fausse théorie scientifique !

§ IV. — *Conditions que doivent remplir les aéronautes et les ascensionnistes pour prévenir, autant que possible, le mal de ballon et de montagne.*

Des études contenues dans ce chapitre et dans le précédent il en découle quelques indications et quelques moyens qu'il importe de mettre en relief, d'autant plus qu'ils ne seront pas sans utilité pratique. Toutefois, tout en les signalant à l'attention des intéressés, je les invite à soumettre au moins quelques-uns d'entre eux au contrôle de l'expérience.

La première condition à remplir c'est d'avoir une poitrine bien développée, de faire facilement de profondes inspirations, de jouir d'une grande capacité respiratoire, de pouvoir courir et monter aisément sans être essoufflé.

Tout individu qui a le tronc court, le ventre développé, le diaphragme élevé, la capacité vitale des poumons dépassant à peine trois litres et qui s'essouffle facilement, ne doit jamais songer à s'élever en ballon, ni à gravir une montagne.

La deuxième, c'est de subir un entraînement consistant surtout en inspirations profondes. Sous l'influence de ces mouvements fréquemment répétés pendant une durée de plusieurs mois, il n'est pas douteux qu'il se produise un agrandissement de la cavité thoracique, une augmentation de la capacité vitale des poumons, et un accroissement de volume et de force des muscles inspirateurs, notamment du diaphragme dont l'action est si nécessaire pour lutter contre l'expansion gazeuse abdominale.

Pour prouver l'efficacité de ce moyen il suffit de rappeler ce que j'ai écrit à la fin du chapitre précédent concernant les expériences de Marey, à l'école militaire de Vincennes.

J'ajouterai qu'avant de faire sa grande ascension où il faillit perdre la vie, le célèbre aéronaute Glaisher avait jugé prudent de s'entraîner peu à peu en faisant plusieurs ascensions préparatoires à des hauteurs de plus en plus élevées.

Quant à ceux qui doivent gravir les montagnes, il est nécessaire qu'ils s'habituent à monter sans efforts, c'est-à-dire tout en exécutant leurs mouvements respiratoires, afin d'éviter dans la circulation phlébaortique l'arrêt ou le ralentissement qui se produisent pendant l'effort.

La troisième, c'est de diminuer le volume du tube digestif et de prévenir la formation des gaz en se soumettant à un régime alimentaire très nutritif sous un petit volume, en s'abstenant de farineux et en buvant peu ; de tenir le ventre libre, de ne faire aucune ascension que trois à quatre heures après avoir mangé, alors que la digestion stomacale est terminée et de ne pas se serrer le ventre.

La quatrième, c'est d'éviter les excès de tout genre qui ont pour effet d'affaiblir le pouvoir excito-moteur des centres nerveux, et par conséquent de diminuer l'action musculaire en général et celle des fibres lisses viscérales en particulier; d'augmenter la tonicité de ces fibres, d'éveiller même leur contractilité par l'emploi de la strychnine ou de la quinine, de l'antipyrine, de la phénacétine, etc., etc. Par l'action de ces agents on réveille la contractilité de la tunique musculeuse du tube digestif, ce qui est un moyen de lutter contre l'expansion des gaz abdominaux et même de favoriser leur expulsion ; de plus, on maintient la rate en état de systole.

La cinquième, c'est de réagir contre la congestion veineuse et le ralentissement de la circulation du sang veineux causés par la décompression de l'air, en appliquant sur la peau des membres supérieurs depuis les doigts jusqu'aux épaules des gants avec manches en tissu élastique, et sur les membres inférieurs depuis les doigts de pied jusqu'au bassin un caleçon en même tissu.

La sixième qui concerne principalement les aéronautes et dont plusieurs en ont d'ailleurs reconnu l'importance, c'est de pouvoir manœuvrer leur ballon de manière à s'élever ou à ne descendre que lentement et à volonté. Cette recommandation est basée sur ce fait général que tout changement brusque, dans les milieux extérieur ou intérieur dans lesquels s'exercent les activités vitales, provoque des troubles qui peuvent être suivis de l'arrêt de ces activités ; tandis que quand le changement ne se produit que peu à peu, il s'établit entre les modifications de milieu et les phénomènes vitaux, une accommodation, une accoutumance qui font que ces derniers sont moins troublés dans leur manifestation.

La septième, c'est de se munir de sel volatil ou de vinaigre aromatique anglais pour exciter au besoin, par la muqueuse de Schneider, le centre respiratoire; de cordiaux qui, outre leur action excito-motrice sur les parois stomacales, ont la faculté d'exalter momentanément les propriétés vitales, surtout celles du système nerveux et d'augmenter passagèrement les forces ; d'une sonde œsophagienne ou d'un tube de Foucher en cas de pneumatose gastrique. L'usage de ce tube peut s'accepter d'autant plus facilement qu'aujourd'hui nombre de dilatés font eux-mêmes le lavage de leur estomac.

La huitième, — et celle-ci est la plus importante — c'est de s'arrêter et descendre lorsque, vers l'altitude de 7000 mètres, la respiration devient soufflante et que l'on est oppressé, que les mouvements sont pénibles, que l'on éprouve des difficultés à lever les bras, que la vue se trouble et que l'on sent le besoin de dormir avec fermeture des paupières. Alors le danger est proche ! malheur à qui le méconnaît ! ces phénomènes indiquent une hyphémie très prononcée du cerveau qui ne tarde pas, pour peu que la décompression de l'air s'accentue par l'élévation du ballon, à être suivie d'une anémie facilement mortelle.

D'ailleurs, ainsi que l'a très bien dit M. Faye, dans sa lettre au président de l'académie des sciences, quel avantage sérieux peut-on retirer de ces ascensions à longue portée qui mettent la vie en péril ? Quelle confiance peut-on accorder à des observations faites par des personnes qui, tout en conservant la conscience de leur existence, subissent un tel affaiblissement dans leurs facultés intellectuelles qu'elles ne conservent qu'un souvenir confus et incomplet de ce qu'elles ont senti ?

Aussi, s'il est un précepte que les aéronautes et les ascensionnistes doivent oublier encore moins que les savants, c'est celui que l'on doit, si je me rappelle bien, au chancelier Bacon :

On ne commande à la nature qu'en lui obéissant !

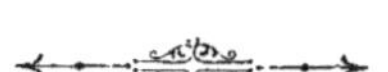

TABLE DES MATIÈRES

ARTICLE II.

CHAPITRE VII.

ARTICLE I.

CHAPITRE VIII.

Le mal de montagne.

ARTICLE I.

CHAPITRE IX.

Le mal de ballon.

TABLE DES PLANCHES.

Arras : Imprimerie Sueur-Charruey, rue des Balances, 10.